艾滋病项目管理教程

主　编　方鹏骞
副主编　高忠明　柳东如

华中科技大学出版社
中国·武汉

图书在版编目(CIP)数据

艾滋病项目管理教程/方鹏骞主编．—武汉：华中科技大学出版社，
2010年3月（2021.12重印）
ISBN 978-7-5609-5936-8

Ⅰ.①艾…　Ⅱ.①方…　Ⅲ.①艾滋病-防治-项目管理-教材　Ⅳ.①R512.91

中国版本图书馆CIP数据核字(2009)第241163号

艾滋病项目管理教程　　　　　　　　　　　　方鹏骞　主编

策划编辑：车　巍	封面设计：陈　静
责任编辑：荣　静	
责任校对：汪世红	责任监印：周治超

出版发行：华中科技大学出版社（中国·武汉）　　电话：(027)81321913
　　　　　武汉市东湖新技术开发区华工科技园　　　邮编：430223

录　　排：华中科技大学惠友文印中心
印　　刷：广东虎彩云印刷有限公司

开　本：710mm×1000mm　1/16　　印张：19　　　　　　　字数：378 000
版　次：2010年3月第1版　　　　　印次：2021年12月第8次印刷　　定价：50.00元
ISBN 978-7-5609-5936-8/R·153

（本书若有印装质量问题，请向出版社发行部调换）

序

前联合国秘书长安南先生指出：在当前，我们面临两个重大的威胁——恐怖主义和艾滋病。艾滋病在全球的广泛流行，严重危及人类健康，对人类社会的生存、发展、行为方式、道德伦理以及现有传染病防控体系提出了全新的挑战。为了防止艾滋病的迅猛蔓延，全球围绕艾滋病防控展开了一系列的工作。华中科技大学同济医学院方鹏骞教授在我国应对艾滋病流行的关键时刻主持编写了《艾滋病项目管理教程》一书，对艾滋病项目管理的相关内容进行了系统阐述，具有十分重要的理论意义和现实意义。

我从事艾滋病防治工作多年，深感艾滋病给人类社会带来的严重危害。自首例艾滋病病例发现到今天的二十多年时间里，艾滋病病毒的魔爪已伸向了世界的各个角落。据世界卫生组织相关统计数据表明，截至2008年9月，全球已有3 300万人感染艾滋病病毒，艾滋病感染率还在不断地攀升。现实告诉我们，艾滋病的预防和控制面临着严峻的形势，艾滋病的蔓延更是对从事艾滋病预防和控制的工作人员提出了重大的考验，提高自身的业务能力和管理协调能力、巧用管理技巧无疑是每个艾滋病防治工作者所应该具备的素质和条件。艾滋病项目管理从计划编制、监督指导、财务管理及效果评估等方面入手，使艾滋病防控工作的开展更具有计划性、现实性和可操作性，因此，广大艾滋病防治工作者应该学习、了解或掌握。

《艾滋病项目管理教程》从国家艾滋病防治管理政策规划入手，回顾了艾滋病在我国的流行趋势，并对国家和地方的相关政策进行了归纳和总结，以便于广大读者清晰了解我国艾滋病防治管理的大政方针和实施要点。该书在艾滋病项目管理中引入了多部门合作的概念，这无疑是一个亮点。当今社会不仅是一个高速发展的社会，更是一个具有高度关联性的社会，人与人之间、各个团体及组织之间的联系日益密切，艾滋病防治不是一件一蹴而就的事情，而是一个系统的工程，需要多方的协作努力来共同完成，该书的观点将会对艾滋病项目管理中的多部门合作起到重要的启示作用。另外，该书还对计划编制、项目的督导和评估、项目财务管理及艾滋病项目管理等内容进行了详细的论述，这对于从事艾滋病防治工作的一线工作者来说，将会是一个指向标，对其工作的顺利开展具有积极的指导作用。

该书不仅是一项学术成果，更是编者对艾滋病防控工作热情的体现。尽管该书还有些不够完善的地方，但其对艾滋病项目管理工作的开展还是具有重要指导意义的，值得广大艾滋病防控工作者学习和参考。

张 瑜

（湖北省卫生厅副厅长）

2009年10月

前　言

防治艾滋病已成为全球关注的热点,截至 2008 年 9 月 30 日,我国累计报告艾滋病例 264 302 例,其中病人 77 753 例、报告死亡 34 864 例。2008 年 1—9 月,共报告发现艾滋感染者和病人 44 839 例,报告死亡 6 897 例。据联合国艾滋病规划署估计,在全球范围内,约有 3 300 万人感染艾滋病。目前,我国艾滋病疫情处于总体低流行、特定人群和局部地区高流行的态势,主要呈现四个特点:一是艾滋病疫情上升速度有所减缓;二是性传播已成为主要传播途径;三是艾滋病疫情的地区分布差异大;四是艾滋病流行因素广泛存在。由于我国人口基数大,艾滋病病毒感染者的绝对数很大,艾滋病防治形势不容乐观。据专家预测,如果不采取积极有效的措施,到 2010 年,我国艾滋病病毒感染者将超过 1 000 万人。

目前突出的问题是,在中国,有针对性的预防艾滋病项目覆盖面还比较低。有效的预防需要开展覆盖面达到 60%~80% 的、高质量的、综合的预防项目。并且,我国从事艾滋病防治管理人员的管理素质整体水平不高,大部分管理人员是从相关的临床、公共卫生专业人员中选拔的,他们具有一定的临床医学与预防医学专业水平,但管理技能欠缺,特别是省级、地市级、县级层次的艾滋病项目管理人员的管理与协调能力不高。部分领导和项目管理人员不了解世界、亚洲和中国的艾滋病流行情况和经验教训,也不了解艾滋病防治项目规划的质量管理概念和方法。

《艾滋病项目管理教程》一书旨在解决这些问题并为艾滋病防治项目管理奠定坚实的基础。通过项目管理培训,改进省级和地方层次艾滋病防治项目的实施、督导评估能力,促进艾滋病防治项目规划机构或团队地方化,以响应有关预防控制艾滋病的国家政策的要求和社区的需求。

为此,本教程力图帮助多部门的艾滋病防治项目领导和管理人员增强其体系建设及提升其项目管理技能,以便促进艾滋病综合防治规划,并提供系统的方法来改善省、地(市)级相关管理人员的知识、技能和态度(KSA)。

本书包含六个单元,由艾滋病项目管理领域学者和艾滋病防控一线工作者与专家共同编写完成;其中,第一单元——国家艾滋病政策规划、防治进展与多部门参与由方鹏骞、关云鹏、乔晓春、李文敏、邢爱华等编写;第二单元——计划编制由张晋、王静、陈晶、苏明丽、杨芳等编写;第三单元——督导与评估由高忠明、陶红兵、苏斌、张芬、林鹏等编写;第四单元——财务管理由柳东如、张治国、戴涌、傅继华、陈曦、熊昌娥等编写;第五单元——管理及项目管理基本知识介绍由贾红英、王红方、徐娟等编写;第六单元——艾滋病项目专题由方鹏骞、姚中兆、占发先、吴均林、李孜、陈红、李亚萍等编写。

编 委 会

主　编　方鹏骞
副主编　高忠明　柳东如
编　委　（按姓氏笔画为序）

方鹏骞	王　静	王红方	王晓蕾	付　洁	占发先
关云鹏	乔晓春	邢爱华	李文敏	李　孜	李亚萍
张　晋	张治国	张　芬	吴均林	苏明丽	苏　斌
陈　红	陈　晶	陈　曦	林　鹏	杨　芳	柳东如
姚中兆	高忠明	贾红英	徐　娟	陶红兵	傅继华
熊昌娥	戴　涌				

另外，王晓蕾硕士负责本书的内容编辑、排版、文字处理等方面的工作。

本教程的编写与讲授是基于成人学习原则和参与式教学方法，它并不是依赖于单纯的讲授，而是通过小组讨论、案例分析、角色扮演等方式集体解决问题和制定行动规划，以便帮助读者将书本知识与其日常工作更加紧密地联系起来，此外，本教程将致力于进一步发展这些方法。

编委会

2009 年 10 月

目 录

第一单元 国家防治艾滋病的政策规划、防治进展与多部门参与 (1)
- 第一课 艾滋病疫情及多部门合作的重要性和挑战 (2)
- 第二课 国家艾滋病防治相关政策法规解读及应用 (16)
- 第三课 制定地区艾滋病防治战略规划的指导原则 (25)
- 第四课 多部门合作概述 (27)
- 第五课 领导能力建设 (38)
- 第六课 艾滋病防治工作中的多部门合作 (46)

第二单元 计划编制 (55)
- 第一课 计划编制概况 (56)
- 第二课 形势分析与应对分析 (67)
- 第三课 确定艾滋病防治工作领域的关键问题 (77)
- 第四课 规划与计划目标策略与活动方案的确定 (83)
- 第五课 项目计划书与工作计划书的版本框架 (88)

第三单元 督导与评估 (106)
- 第一课 督导与评估简介和概述 (107)
- 第二课 制定结果框架 (119)
- 第三课 督导与评估指标体系分析 (122)
- 第四课 以研究证据为依据的决策 (130)

第四单元 财务管理 (136)
- 第一课 财务管理简介 (137)
- 第二课 项目财务管理的风险 (152)
- 第三课 财务预算的编制 (156)
- 第四课 财务内部控制 (168)
- 第五课 财务分析 (175)
- 第六课 财务管理中的几个问题 (181)

第五单元 管理及项目管理基本知识介绍 (185)
- 第一课 管理概念 (186)
- 第二课 项目管理 (190)
- 第三课 项目沟通管理 (197)
- 第四课 项目时间管理 (202)
- 第五课 人力资源管理 (205)

第六课　信息管理……………………………………………………（221）
第六单元　艾滋病项目专题……………………………………………（225）
　　第一课　倡导艾滋病项目全社会参与…………………………………（226）
　　第二课　羞辱与歧视……………………………………………………（240）
　　第三课　艾滋病病毒感染者和艾滋病患者及家属权益保护…………（255）
　　第四课　统计图表的使用………………………………………………（266）
　　第五课　艾滋病防治的综合治理………………………………………（269）
　　第六课　社会发展与艾滋病防治………………………………………（276）
附录 A　艾滋病项目管理课程教学方法………………………………（284）
附录 B　艾滋病项目管理培训评估问卷………………………………（286）
附录 C　艾滋病相关网站一览表………………………………………（288）
主要参考文献……………………………………………………………（291）
后记………………………………………………………………………（293）

第一单元 国家防治艾滋病的政策规划、防治进展与多部门参与

学习目标

(1) 了解艾滋病(AIDS)疫情的概况以及艾滋病防治多部门合作所面临的困难和挑战。

(2) 知晓国家、地方有关艾滋病的防控政策、法规的主要内容以及精神。

(3) 掌握制定地区艾滋病防治工作规划的指导原则。

(4) 了解艾滋病防治工作中多部门合作的理论和重要性。

(5) 了解艾滋病防治工作中多部门合作的国家政策。

(6) 掌握多部门政府机构在防治艾滋病工作中的角色和职责。

所需时间 8 小时 35 分钟

单元及课程	学习目标和 KSA 目标	所需时间	所需材料
第一单元	国家防治艾滋病的政策规划、防治进展与多部门参与	8 小时 35 分钟	
第一课 艾滋病疫情及多部门合作的重要性和挑战	(1) 了解亚洲和中国艾滋病流行概况,明确艾滋病预防控制的紧迫性 (2) 进一步了解与辨别风险因素及危险行为 (3) 根据多部门政府机构的职责明确各部门内需解决的问题 (4) 进一步明确各部门间协调的紧迫性与任务	90 分钟	白纸、笔、PPT
第二课 国家艾滋病防治相关政策法规解读及应用	(1) 了解目前国家对于艾滋病防治工作的重视情况 (2) 解读国家有关艾滋病防治新出台的政策、规划和法规 (3) 熟悉并理解《艾滋病防治条例》相关内容 (4) 掌握相关的政策、法规在实际艾滋病防治工作中的应用	110 分钟	白纸、笔、PPT、问卷
第三课 制定地区艾滋病防治工作规划的指导原则	(1) 了解什么是地区艾滋病防治工作规划 (2) 掌握地区艾滋病防治工作规划制定的指导原则	40 分钟	白纸、笔、PPT、小礼品

续表

单元及课程	学习目标和 KSA 目标	所需时间	所需材料
第四课 多部门合作概述	（1）了解多部门合作的本质 （2）从组织行为学角度知晓多部门合作的原理 （3）掌握多部门合作的重要性	45 分钟	白纸、笔、PPT、案例
第五课 领导能力建设	（1）了解激励理论。用三个案例来阐述四种激励理论，促使学员理论结合实践掌握激励的原理和技巧 （2）介绍组织内不同类型的冲突以及冲突管理的方法，让学员结合实际工作中遇到的冲突掌握冲突管理的方法与技巧	45 分钟	白纸、笔、PPT
第六课 艾滋病防治工作中的多部门合作	（1）了解艾滋病防治工作中多部门合作的国家政策 （2）掌握多部门合作支持艾滋病防治工作的领导实践指南 （3）知晓卫生部门在多部门合作中的角色与职责 （4）掌握如何把握多部门政府机构在艾滋病防治工作中的角色和职责	70 分钟	白纸、笔、PPT、案例

第一课 艾滋病疫情及多部门合作的重要性和挑战

学习目标

（1）了解亚洲和中国艾滋病流行概况，明确艾滋病预防与控制的紧迫性。
（2）进一步了解与辨别风险因素及危险行为。
（3）根据多部门政府机构的职责明确各部门内需解决的问题。
（4）进一步明确各部门间协调的紧迫性与任务。

所需时间 90 分钟

课程内容具体安排
内容一：了解亚洲和中国艾滋病流行概况，明确艾滋病预防与控制的紧迫性。
  教学方法：课堂提问与 PPT 教学
  所需材料：白纸、笔、PPT、小礼品
  所需时间：课堂提问 5 分钟；PPT 教学 5 分钟

> 内容二:进一步了解与辨别导致艾滋病流行的危险因素与防控艾滋病的障碍。
>   教学方法:头脑风暴与 PPT 教学
>   所需材料:白纸、笔、PPT
>   所需时间:20 分钟
> 内容三:根据多部门政府机构的职责明确各部门内需解决的问题。
>   教学方法:课堂提问与 PPT 教学
>   所需材料:白纸、笔、PPT
>   所需时间:建塔游戏 25 分钟;PPT 教学 10 分钟
> 内容四:明确为预防与控制艾滋病风险因素及危险行为各部门间还存在哪些困难?你需要得到哪些部门的协助?你可以主动帮助哪些部门?
>   教学方法:小组讨论
>   所需材料:白纸、笔、PPT
>   所需时间:小组讨论 25 分钟——部门内存在的困难与协调

携手迎接挑战
——多部门合作的重要性与挑战

一、艾滋病特性

(1) 艾滋病(AIDS,获得性免疫缺陷综合征)本身不是一种疾病,而是一种无法抵抗其他疾病的状态。

(2) 人不会死于艾滋病,而是会死于与艾滋病相关的疾病(如肺炎、脑膜炎、肺结核等)。

二、世界艾滋病疫情

(1) 世界上每隔 8 秒钟就有一人感染 HIV,每天有 1.1 万人感染 HIV,与此同时,每天有 8 000 名感染者丧命。2006 年世界艾滋病流行情况如图 1-1 所示。

(2) 40%的患者为 15~24 岁的年轻人。

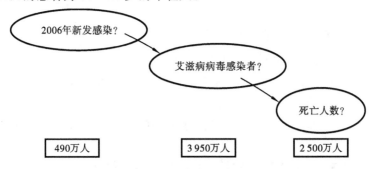

图 1-1　2006 年世界艾滋病流行情况

(3) 2005 年有近 290 万人死于艾滋病,创历史最高纪录,死者多为 25 岁左右的年轻人。

(4) 感染人数在东亚、中亚和东欧显著增加。

(5) 共用毒品注射针头和不安全性行为使得 HIV 感染人数显著增加。

(6) 防范"榜样"国家疫情反弹。

(7) 乌干达国内的 HIV 感染率曾稳定或下降,近年来却呈现抬头趋势。

三、中国艾滋病疫情

(一) 中国艾滋病流行特点

(1) 艾滋病疫情仍呈上升趋势。2007 年中国艾滋病流行情况如图 1-2 所示。

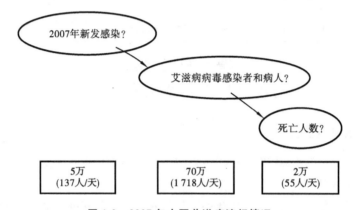

图 1-2　2007 年中国艾滋病流行情况

(2) 艾滋病流行范围广,地区差异大。

(3) 三种传播途径并存,吸毒和性传播是新发感染的主要途径。

(4) 艾滋病从高危人群向一般人群扩散。

(5) 存在艾滋病疫情进一步蔓延的危险。

据专家预测,如果中国继续让艾滋病疫情以这种速度蔓延,到 2010 年中国艾滋病病毒感染者将超过 1 000 万人。

(二) 中国艾滋病疫情的新变化

(1) 艾滋病的性传播比例大幅上升。

(2) 2005 年新发生的艾滋病病毒感染者中,经性传播占 49.8%,经注射吸毒传播占 48.6%,母婴传播占 1.6%。

(3) 性传播上升,意味着今后艾滋病的传播速度将会大大加快,而且控制的难度进一步加大。

(4) 持续高流行:如果 HIV 在性工作者中保持比较高的流行水平,其他人群中的 HIV 流行也会升高。

(5) 中国艾滋病疫情已经处在由高危人群向普通人群大面积扩散的临界点。

(6) 艾滋病疫情正在向青少年人群转移,妇女成为传播的主体且比例逐渐上升。

四、国家控制艾滋病流行的相关行为

(一) 政府面对艾滋病疫情的新变化的做法

(1) 中央政府进一步重视,制定了"预防为主,宣传教育为主,防治结合,标本兼治,综合治理"的艾滋病防治基本策略,出台了一系列政策、法规,如《中国预防与控制艾滋病中长期规划(1998—2010年)》、《中国遏制与防治艾滋病行动计划(2006—2010年)》、《艾滋病防治行动计划(2006—2010年)》、《艾滋病防治条例》。

(2) 财政投入逐年加大。

(3) 出台"四免一关怀"政策。

(4) 相关部委加大了组织宣传工作的力度。

(5) 建立了艾滋病综合防治工作机制。

(二) 目标与任务

国家控制艾滋病流行的目标与任务是:到2010年将全国艾滋病病毒感染者人数控制在150万人以内。

《艾滋病防治条例》强调:

① 政府在艾滋病防治方面负有主要责任;

② 有关部门承担的艾滋病防治工作要进行考核、监督;

③ 鼓励非政府组织及个人、企业参与对艾滋病的防治工作。

(三) 我们面临的问题

(1) 人群中有百分之几的人接受过艾滋病宣传与教育?

(2) 15～49岁年龄组人群中有百分之几的人接受过艾滋病咨询或检查?

(3) 有百分之几的孕妇艾滋病病毒感染者接受过预防母婴传播的服务?

(4) 有百分之几的注射吸毒者接受过艾滋病病毒感染的服务?

(5) 有百分之几的高危性行为者使用了安全套?

(6) 有百分之几的性工作者接受过预防服务?

(四) 中国防治控制艾滋病的障碍

(1) 对艾滋病人存在着比较广泛的社会歧视。

(2) 省、地(市)、县有效实施干预、治疗、对病人关怀的能力有待提高。

(3) 对艾滋病的评估能力有待提高,监督力度要加大、加强。

讨论:

(1) 您认为导致艾滋病流行的主要因素有哪些?

① 直接因素 ＿＿＿＿ ＿＿＿＿ ＿＿＿＿ ＿＿＿＿ 。

② 中性因素 ＿＿＿＿ ＿＿＿＿ ＿＿＿＿ ＿＿＿＿ 。

③ 间接因素 _____ _____ _____ _____。
(2) 有效扩展艾滋病预防工作面临的障碍有哪些?
① 国家的因素 _____ _____ _____ _____。
② 社会、个人的因素 _____ _____ _____ _____。

(五) 我们应采取的有效应对措施

(1) 牢记艾滋病疫情不是静止不变的。
(2) 对每种关键人群制订相应的战略计划。
(3) 危险人群的高流动性要求建立大规模、长期性的预防项目。
(4) 争取相关合作伙伴的资源和参与支持。
(5) 争取舆论领袖、政策制定者、监管者的支持。
(6) 调动资源提升公共意识,帮助和支持针对弱势群体的目标干预,减少羞耻感和偏见。
(7) 对行为改变进行督导。
(8) 对艾滋病患者的关怀和帮助——预防和关怀互相补充。

五、艾滋病防治的多部门合作

(一) 全面的艾滋病防治规划

全面的艾滋病防治规划如图 1-3 所示。

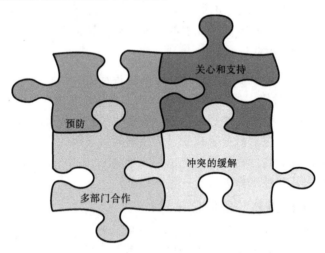

图 1-3 全面的艾滋病防治规划

讨论:如何进行多部门合作?
游戏:建塔(规则见本节后阅读材料)。

(二) 《中国遏制与防治艾滋病行动计划(2006—2010 年)》工作原则

(1) 预防为主、防治结合、综合治理。

(2) 政府主导、多部门合作、全社会参与。
(3) 依法防治、科学防治、综合评价。
(4) 突出重点、分类指导、注重实效。
(5) 分级管理、分工负责、加强监督。

(三) 进行多部门合作防治艾滋病的原因

1. 疾病本身的特点
(1) 没有治愈药物和有效的疫苗。
(2) 潜伏期长,并有传染性。
(3) 与人的行为有关,可以预防。
(4) 导致对卫生服务的需求增加。
(5) 导致人均期望寿命降低。
(6) 导致贫困、家庭解体、孤老等社会问题。
(7) 对社会经济发展、安全和稳定的长期影响。

艾滋病是一个公共卫生问题,与人的行为相关,与国家及地区的政治、经济、文化、法律、道德等相关,是一个重大的社会发展问题;仅仅靠医疗系统和医务工作者不可能解决艾滋病蔓延的问题,需要社会各界的参与。

2. 国际经验
非洲的经验——制定政策的四个阶段。
第一阶段——医学行动:大多数国家最开始对艾滋病的反应都是将其视为一个医学问题。
第二阶段——公共卫生行动:随着流行的深入,各国政府和国际组织开始认识到通过单纯的医学途径来预防和关怀艾滋病是不够的。
第三阶段——多部门反应:在流行的稍后阶段,艾滋病病人开始出现死亡;艾滋病对社会和经济产生了广泛的影响;鼓励所有的政府部门参与艾滋病的预防;非政府组织显示了越来越明显的重要性。
第四阶段——以治疗和预防为重点:更多地强调有目的的预防干预措施,并包括相关的伦理和资源问题。

3. 中国的实践
中国政府的承诺与行动如下。
(1) 高层领导重视艾滋病的防治工作,并与感染者会谈、握手,成立了国务院防治艾滋病委员会办公室(简称为国艾办)。
(2) 制定中长期规划和"四免一关怀"政策。
(3) 制定并实施相关的法律。
(4) 应建立良好的政策支持体系与社会环境。

4. 综合防治的需要
艾滋病的防治需要政府主导,多部门合作,全社会参与,综合治理。

(四) 多部门合作需要解决的关键问题

(1) 政策、社会环境需要改善。如安全套的使用、针具交换、美沙酮替代治疗等还与有关政策冲突。

(2) 艾滋病防控机构的职能有待深化。需要进一步探索艾滋病防控的方法,深入社群、社区开展行为干预,转变观念,寻求更多的资金保障。

(3) 多部门参与未成型。各部门都在制订各自的战略和工作计划,但是我们需要更多地讨论:一起做什么?如何做?

(五) 多部门合作面临的挑战

(1) 政府重视不够:说得多,做得少。

(2) 领导对形势估计不够。

(3) 存在某些官僚行为。

(六) 如何调动各部门领导

(1) 将艾滋病防治工作纳入部门常规。

① 纳入常规(mainstreaming)意味着全面了解艾滋病疫情如何影响我们的日常工作,需要对现有的常规工作进行必要的调整,抓住一切机会推动国家和地区的艾滋病应对行动。

② 纳入常规的意义。

a. 明确部门的责、权、利。

b. 有利于营造支持性的社会环境和政策环境,保证艾滋病预防、治疗和关怀的可持续性。

c. 长远来看,可以节省资金。

d. 有利于筹资。

③ 纳入常规的原则。

a. 发现部门的相对优势:我们擅长做什么,是否做得最好?

b. 与谁建立战略合作关系:如果不是我们的专长,谁可以合作?

c. 如何切入,开展工作:与合作伙伴一起找到最佳结合点。

(2) 间接解决艾滋病流行的问题,开展干预工作。

强调发掘影响艾滋病流行的根本原因,减少其负面影响,间接解决艾滋病流行的问题(如通过推动性别平等,减少贫困等)。

(3) 加强能力建设。

(4) 增加信息的沟通和透明度。

(5) 加强协调。

(七) 艾滋病综合防治工作所涉及的部门

艾滋病综合防治工作所涉及的部门有:①中宣部;②国家发改委;③教育部;④科技部;⑤国家民委;⑥公安部;⑦民政部;⑧司法部;⑨财政部;⑩劳动保障部;⑪建设

部;⑫铁道部、交通部、民航总局;⑬农业部;⑭商务部;⑮卫生部;⑯国家人口计生委;⑰工商总局;⑱质检总局;⑲广电总局;⑳食品药品监管局;㉑新闻办;㉒总后勤部卫生部、武警总部后勤部;㉓全国总工会、共青团中央、全国妇联;㉔中国红十字会。

讨论:

(1) 请选出你所熟知的一个部门,并说出这个部门在防控艾滋病工作中的职责,并分析相对的优势与困难。

(2) 这个部门所做的工作可能会以何种方式加剧这些危险因素?

(3) 这个部门又有何优势可以控制这些危险因素?

(4) 分析以下影响多部门合作的直接因素、间接/直接因素和间接因素中有哪些相对优势与困难(见图 1-4)?

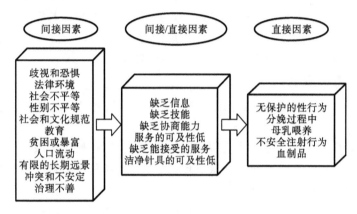

图 1-4 多部门合作的影响因素

(5) 哪些部门应该与你刚提到的部门紧密协作?

阅读材料

材料一

国务院防治艾滋病工作委员会部委成员单位防治艾滋病工作职责

为全面贯彻我国预防与控制艾滋病工作方针和政策,认真落实《国务院关于印发中国预防与控制艾滋病中长期规划(1998—2010 年)的通知》(国发[1998]38 号)、《国务院关于切实加强艾滋病防治工作的通知》(国发[2004]17 号),在国务院防治艾滋病工作委员会统一组织协调下,形成良好的政府主导、多部门合作、全社会参与的工作机制,推动艾滋病防治工作的深入开展,确定部委成员单位艾滋病防治工作职责。

一、共同职责

参与研究制定艾滋病防治工作的重大方针、政策和规划;协调解决全国艾滋病防治工作中的重大问题;组织有关部门和单位并动员社会各方面力量积极参与艾滋病防治工作;制定本部门艾滋病防治工作计划和本系统艾滋病防治规划;组织开展本系统职工艾滋病防治宣传教育工作;参与全国艾滋病防治工作调研和督导;承办委员会议定的其他工作任务。

二、部门职责

(一) 中宣部

(1) 参与研究制定全国预防控制艾滋病宣传教育有关规划和年度工作计划。

(2) 协调和指导地方宣传部门和有关宣传、新闻机构,通过广播、电视、报刊、互联网等媒体,开展多种形式的艾滋病防治宣传教育。

(二) 国家发改委

(1) 参与制定国家艾滋病防治工作规划,并负责将其纳入国民经济和社会发展计划。

(2) 对艾滋病防治、科研机构所需固定资产投资项目,按照分级管理的原则列入固定资产投资计划。把艾滋病防治重点地区、中西部贫困地区防治机构基本建设支持项目列入中央基本建设计划。

(3) 把具备产业化条件的艾滋病防治科研成果列入国家高科技产业发展项目计划并予以支持。

(4) 负责组织国内用于艾滋病防治的疫苗、诊断试剂、治疗药品和设备的生产、储备。会同卫生部确定生产国产艾滋病药品的定点企业及药品品种清单。

(5) 依据相关法律、法规,负责组织确定纳入政府定价范围内的用于艾滋病防治的疫苗、诊断试剂、治疗药品和设备的价格。

(三) 教育部

(1) 负责在全国各类高等学校、各类中等职业学校、普通中学开展艾滋病防治知识教育,并纳入学校的教学计划。

(2) 研究制定艾滋病患者遗孤及感染艾滋病病毒的青少年就学的有关政策。

(3) 做好外国留学生和出国留学人员艾滋病防治宣传教育工作。

(4) 组织协调医学院校做好艾滋病防治的教学、科研和人才培养工作。

(四) 科技部

(1) 会同财政部将艾滋病重点科研项目优先列入国家科技攻关支持范围。

(2) 配合卫生部、国家发改委、财政部等有关部门制定国家艾滋病防治规划、行动计划。

（3）把艾滋病防治知识宣传纳入科普宣传工作计划。
（4）负责组织开展艾滋病防治的疫苗、诊断试剂、治疗药品等研究开发工作。
（5）负责组织开展中、西医治疗艾滋病新技术、新方法的研究开发工作。
（6）负责国家艾滋病防治科技信息的收集、分析与交流工作。

（五）国家民委

（1）负责在民族地区开展艾滋病宣传教育工作。开展有关调查，提出改进意见，协助处理艾滋病防治宣传工作中涉及民族关系的特殊事宜。
（2）编写艾滋病防治知识和政策民族语言的宣传材料。
（3）负责安排指导主管宣传教育的单位开展对少数民族地区预防控制艾滋病的宣传教育工作。

（六）公安部

（1）依法严厉打击卖淫嫖娼、吸食注射毒品、非法采供血等违法犯罪活动。
（2）在卫生部门的配合下，对看守所、戒毒所等的被监管人员进行预防艾滋病知识的宣传教育。
（3）将艾滋病防治基本知识、职业暴露预防与处理等相关知识纳入对看守所、戒毒所的监管民警和医务人员以及治安、刑事、禁毒等警种民警的岗位培训内容。
（4）会同卫生部门，将艾滋病病毒抗体检查列为新入所的被监管人员常规检查内容，做好艾滋病检测工作，并提供相关信息。
（5）配合卫生部门，对看守所、戒毒所的艾滋病病毒感染者和患者进行医学管理，对艾滋病患者进行治疗。
（6）配合卫生部、食品药品监管局等部委共同做好海洛因成瘾者药物维持治疗工作。
（7）配合有关部门共同做好在公共场所中开展艾滋病防治知识宣传教育工作。

（七）民政部

（1）负责对因艾滋病致贫、符合社会救济条件的艾滋病患者给予生活救济。对艾滋病患者遗孤给予生活救助，并指导地方开展安置工作。将艾滋病防治工作纳入社区建设中，会同教育部共同落实艾滋病患者遗孤免费接受义务教育问题。
（2）配合有关部门研究制定支持民间组织参与艾滋病防治工作政策，做好艾滋病防治民间组织的注册和管理工作。
（3）会同卫生部门做好接受救助的城市生活无着的流浪乞讨人员的艾滋病知识宣传教育和艾滋病监测工作。

（八）司法部

（1）将艾滋病防治知识纳入出入监（狱）、（劳教）所教育内容，对羁押人员进行预防艾滋病知识的宣传教育。
（2）配合卫生部门做好艾滋病监测工作，将艾滋病病毒抗体检查列为新羁押人员常规检查内容,按照有关规定提供相关信息。

(3) 按照有关规定,配合卫生部门对监狱、劳教场所的艾滋病病毒感染者和患者进行医学管理,对不予或不能实施保外、所外就医的艾滋病患者进行治疗。

(4) 对艾滋病病毒感染者和患者提供司法援助。

(九) 财政部

(1) 制定艾滋病防治经费投入政策,明确中央、地方经费投入及管理职责。

(2) 根据艾滋病防治工作需要,负责安排应由中央财政承担的艾滋病防治经费,并与有关部门一起做好经费使用的监督和效益评估工作。

(3) 督导和指导地方财政安排相应的艾滋病防治专项经费。

(4) 配合国家发改委、卫生部等有关部委制定国家艾滋病防治规划、行动计划和实施方案。

(5) 会同有关部门制定用于艾滋病防治的疫苗、诊断试剂、治疗药品的进口和国内生产销售的相关税收政策。

(6) 配合有关部门研究制定艾滋病防治工作人员奖励、补助政策。

(7) 会同卫生部研究调整艾滋病免费抗病毒治疗药品目录。

(十) 劳动保障部

(1) 按照城镇职工基本医疗保险制度的有关规定,负责为已参加城镇职工基本医疗保险的艾滋病患者提供基本医疗保障。

(2) 对有劳动能力的艾滋病病毒感染者,提供就业服务,帮助其实现就业,积极消除对艾滋病病毒感染者的歧视。

(3) 会同有关部门在城镇职工中开展防治艾滋病的宣传教育工作。将艾滋病防治知识纳入农村劳动力转移培训内容。

(十一) 建设部

(1) 将艾滋病防治知识作为建筑企业职工教育培训的重要内容,组织做好建设工地工人艾滋病防治知识的宣传教育等工作。

(2) 支持在城市社区、公共场所开展艾滋病防治宣传活动。

(十二) 铁道部、交通部、民航总局

(1) 利用机场、车站、码头及交通工具等场所,采用多种形式对旅客和司乘人员进行预防艾滋病宣传教育。

(2) 配合卫生部做好艾滋病监测工作,依法向卫生部门报告疫情。

(十三) 农业部

(1) 会同国家发改委等部门在制定国民经济和社会发展计划中,将农村艾滋病防治工作纳入农业和农村经济发展战略、中长期发展规划。

(2) 会同卫生部门共同做好农村地区艾滋病防治知识的宣传教育等工作。

(3) 会同财政部门、扶贫办制定有关规划,将艾滋病防治工作纳入扶贫(农业开发)项目,支持重点地区以及因艾滋病造成贫困的家庭开展生产自救工作。

(十四) 商务部

(1) 优先安排有关艾滋病对外合作项目的立项、审批,并协调运转。
(2) 促进与艾滋病防治相关的技术进出口与合作。
(3) 会同有关部门做好出国劳务人员艾滋病防治知识培训教育。
(4) 负责牵头组织世界贸易组织(WTO)框架下的艾滋病治疗药品强制许可谈判。

(十五) 卫生部

(1) 会同国家发改委、科技部、财政部等有关部委共同制定国家艾滋病防治规划、行动计划和实施方案,协调和指导实施。
(2) 会同有关部门起草有关艾滋病防治的法律、法规。
(3) 负责组织艾滋病疫情监测与管理,制订有关技术标准,组织对艾滋病防治工作的监督、检查、评价和技术指导。
(4) 负责艾滋病防控专业机构、队伍的建设和管理。组织对医疗卫生人员及其他各类从事艾滋病防治科研、宣传教育和管理人员的艾滋病防治知识的培训工作,组织开展有关科学研究和卫生宣传教育工作。
(5) 负责为农民和城镇中未参加基本医疗保险等医疗保障制度的经济困难人员中的艾滋病病毒感染者和患者免费提供抗病毒治疗药物。负责艾滋病治疗工作的组织管理。
(6) 发挥中医药特色优势,开展中医药防治艾滋病的研究和应用。
(7) 定期发布全国艾滋病疫情信息。
(8) 组织卫生系统开展艾滋病防治宣传和行为干预工作。
(9) 组织实施艾滋病母婴传播阻断工作。
(10) 指导基层社区制订艾滋病防治工作计划。
(11) 承担国务院防治艾滋病工作委员会办公室日常工作。

(十六) 国家人口计生委

(1) 结合人口和计划生育工作,指导各级各类计划生育机构,开展预防艾滋病传播的宣传教育、咨询服务。
(2) 利用人口和计划生育网络,结合计划生育技术服务,推广使用安全套等预防艾滋病的干预措施。
(3) 研究具有预防艾滋病作用的新型避孕技术,并负责研制、引入、推广和监测的组织实施。
(4) 组织实施、推动安全套社会营销试点工作,制定有关实施方案和管理办法。
(5) 与卫生等部门共同对流动人口开展艾滋病防治知识宣传教育。

（十七）工商总局

（1）配合有关部门组织开展对娱乐和服务场所安全套预防艾滋病的宣传工作，落实推广使用安全套等干预措施。

（2）制定鼓励预防艾滋病公益广告政策，支持推广安全套预防艾滋病的广告宣传。

（3）依法加强对涉及艾滋病防治的药品、医疗器械、医疗用品、医疗服务广告、公益广告的监督管理。

（十八）质检总局

（1）开展对出入境人员艾滋病防治知识的宣传教育。

（2）依法对出入境人员进行艾滋病卫生检疫监测和对出入境微生物、人体组织、生物制品、血液及其制品等有关特殊物品进行卫生检疫监管，依法及时向卫生部门报告疫情。

（3）对安全套实施强制性产品认证，经过认证并标注认证标志后，方可出厂、销售、进口。

（十九）广电总局

（1）研究制定相关政策，鼓励并指导防治艾滋病广播电视宣传教育节目的制作播出，督促各级广播电台、电视台将防治艾滋病知识内容列入日常宣传工作计划，并进行检查。

（2）组织广播电台、电视台报道有关艾滋病防治工作开展情况。

（二十）食品药品监管局

（1）负责对治疗艾滋病的药品、诊断试剂以及安全套等预防用品的审批、质量监督。对预防、诊断、治疗艾滋病的试剂、仪器和药品注册申请优先处理。

（2）简化安全套经营审批程序，提高安全套质量。

（3）做好海洛因成瘾者维持治疗药品美沙酮的供应、监督管理等工作，将以美沙酮维持治疗的吸毒人员纳入药物滥用监测范围。

（4）对进口、捐赠的艾滋病防治药品、试剂、设备进行快速审批。

（二十一）新闻办

（1）组织、指导、协调中央对外新闻单位和新闻网站对外宣传防治艾滋病的法律、法规、政策。对外宣传报道防治工作的成果、经验、重大活动以及有关新闻信息。

（2）负责组织有关艾滋病防治工作的新闻发布会。

（3）收集、分析国外媒体对我国艾滋病防治的舆情。

（二十二）总后勤部卫生部、武警总部后勤部

（1）根据国家和军队有关规定，做好军队的艾滋病预防控制工作。

（2）协助和支持地方做好有关防治工作。

（二十三）全国总工会、共青团中央、全国妇联

（1）组织和动员全国职工、青年、妇女积极参与艾滋病防治工作。

（2）根据各自工作对象，做好职工、青年、妇女防治艾滋病宣传教育工作。

（3）依法维护职工、青年、妇女中艾滋病病毒感染者和患者的合法权益。

（二十四）中国红十字会总会

（1）配合卫生部门做好无偿献血的宣传动员工作。

（2）协助政府有关部门对生活困难的艾滋病病毒感染者、患者及其家属开展关怀救助工作。

（3）动员红十字会会员、红十字青少年和红十字会志愿工作者积极参与预防和控制艾滋病宣传教育工作。

材料二

建塔游戏

时间 30 分钟。

教学目标

通过游戏，帮助学员达到以下目标：
- 认识到防控艾滋病的目标要有明确的标准；
- 认识信息沟通的重要性；
- 充分理解多部门合作在艾滋病防治工作中的重要意义。

教学重点

让大家充分参与到游戏中，在建塔结束后引导大家进行积极的有针对性的思考。

教学难点

- 开始组织分组，确定组长的过程各组进度不一致；
- 如果学员中领导过多，可能真正动手的人很少；
- 对建成的塔进行好差排序时，可能在不同学员之间存在不同意见。

教学方式

- 参与式教学，动员学员积极参与；
- 启发式提问，让学员理解学习目的。

教学过程

- 先选出 2 名学员作为标准制定员。选出的 2 名学员将制定游戏标准（即建最好的塔的标准）并记录下来，但不能公开标准。
- 将剩余学员分组：按照学员来自的地区或者 1、2、3、4 报数等方式将学员分组，每组保证为 7～10 人，同一小组的人员围在一张桌子周围。
- 每个小组由组内成员选出一名组长后，由组长指定一名组员领取 1 千克废报纸、胶带和剪刀。

- 介绍游戏规则:各组组长以最短的时间去标准制定员那里询问建塔标准,每位组长只能问三个问题,标准制定员只能回答"是"或"否";组长回来传达标准,并请各个组成员在25分钟之内只用所领取的工具建立起一个塔,教学人员到各个组进行观察并答疑。
- 25分钟结束以后,请各个小组停止建塔,将各个组所建的塔统一摆放到指定地点。
- 最后由标准制定员公布建塔的标准,请各个组长介绍本组所建塔的意义及过程,并评选出所建的塔的优劣。
- 针对"如何才能建成一个好的塔"对学员进行单个提问,并将重要结果记录在纸上,引导学员明确标准制定、信息沟通与部门合作的重要性。

本部分总结

艾滋病防治工作好比建塔,在建塔之前我们必须有明确的目标,目标应尽量标准化,以此才能明确我们要建造什么样的塔。之后组长要尽量把信息准确传递,大家应分工负责,通力合作,充分发挥各自的长处才能在最短的时间内建成一个漂亮而有意义的塔。通过本游戏我们可以了解明确的目标标准和部门合作在艾滋病防治工作中的重要性。

需要准备的材料

课件、废报纸、胶带、剪刀、白纸、记录笔、大夹子。

第二课 国家艾滋病防治相关政策法规解读及应用

学习目标

(1) 了解目前国家对于艾滋病防治工作的重视情况。
(2) 解读国家有关艾滋病防治新出台的政策、规划和法规。
(3) 熟悉并理解《艾滋病防治条例》的相关内容。
(4) 掌握相关的政策法规在艾滋病防治工作中的实际应用。

所需时间 110分钟

课程内容具体安排
内容一:国家对于艾滋病防治工作的重视情况。 　　教学方法:PPT教学 　　所需材料:PPT 　　所需时间:20分钟

内容二:解读《艾滋病防治条例》。
　　教学方法:PPT 教学与小讲课、小测验
　　所需材料:PPT、笔、问卷
　　所需时间:20 分钟
内容三:解读防治艾滋病新政策。
　　教学方法:PPT 教学
　　所需材料:PPT
　　所需时间:20 分钟
内容四:国家政策法规在艾滋病防治工作中的实际运用。
　　教学方法:PPT 教学、案例教学、小组讨论、同伴学习
　　所需材料:PPT、笔、白纸
　　所需时间:30 分钟

艾滋病防治的政策和法律、法规

一、艾滋病疫情现状及发展趋势

(一)全球艾滋病流行情况

1. 流行现状

联合国公布的 2008 年全球艾滋病流行报告指出,预计 2008 年全球艾滋病病毒携带人数累计高达 3 300 万例;年度新增感染例数已从 2001 年的 300 万例下降到 2007 年的 270 万例;2007 年艾滋病死亡例数约为 200 万例,而 2001 年约为 170 万例;自 2000 年以来,尽管人群中艾滋病的感染率已趋稳定,但由于每年新增的感染人数,加上新疗法延长了病人的存活期,致使新增感染人数超过死亡人数。所以,艾滋病毒携带者总数仍在稳步增长。其中女性约占全球艾滋病病毒携带者总数的一半,占撒哈拉以南非洲地区艾滋病患者总数的 67%。过去 10 年,全球的女性艾滋病感染率保持稳定,但在相当多地区却有所上升;预计 15～24 岁的青年感染例数约占全球新增艾滋病感染例数的 45%;2007 年全球 15 岁以下的儿童感染艾滋病的人数约为 37 万人。该年龄段儿童的艾滋病病毒携带人数已从 2001 年的 160 万人,增加到 2007 年的 200 万人,其中 90% 集中在撒哈拉以南的非洲地区。

2. 流行趋势

在撒哈拉以南非洲地区,尽管感染率仍居高不下,但艾滋病的流行基本趋于稳定。在亚洲,柬埔寨、缅甸和泰国的艾滋病感染率呈下降趋势,但在印度尼西亚(尤其是巴布亚省)、越南、巴基斯坦、阿富汗等国却迅速蔓延。在人口众多的国家,如孟加拉国、中国和印度,艾滋病蔓延速度虽然不快,但也在稳步增长之中。在中亚和东欧,艾滋病感染人数持续增加,流行持续加快。加勒比地区大部分国家的艾滋病流行已

趋于稳定。近10年来,拉丁美洲的艾滋病流行的整体水平变化不大。

3. 传播方式

在撒哈拉以南非洲地区,异性性交(主要是性交易)仍然是艾滋病传播的主要途径。毒品注射和男性同性性交是导致某些东非和南部非洲国家艾滋病流行的因素之一。亚洲是世界上艾滋病传播方式最为多样化的地区。毒品注射是中国和印度部分大城市感染艾滋病的主要途径。在东欧和中亚,艾滋病的传播主要集中在注射吸毒者、性工作者和他们众多不同的性伙伴。2007年加勒比地区艾滋病传播的主要方式是无防护的异性性交。拉丁美洲艾滋病传播的主要方式是男性同性性交、性交易和毒品注射。其中未经防护的男性同性性交,是几乎所有的中南美洲国家特定人群艾滋病感染率高的主要原因。在中东和北非,不同危险因子的组合是艾滋病传播的特点,其中最主要的是未经防护的性交易和毒品注射。在北美和中西欧的发达国家,艾滋病传播方式主要是男性同性性交。

(二)亚洲艾滋病流行情况

1. 亚洲地区艾滋病感染人数增长最快

(1) 2003年新增的500万艾滋病病毒感染者中,有1/4(约100多万)在亚洲。

(2) 2003年全球死于艾滋病的290万人当中,有50万在亚洲。

(3) 印度成为仅次于南非的、世界上艾滋病病毒感染人数最多的国家。

2. 艾滋病在亚洲的流行有五大类情形

(1) 艾滋病病毒感染率在高危人群中急剧上升。

(2) 持续的高流行最终扩散到低危人群中。

(3) 大量预防工作减少了危险行为,有效地遏制了疫情。

(4) 预防工作存在契机,可保持低感染率。

(5) 太平洋区域疫情的相关数据尽管有限,但新几内亚岛可能比任何地区都严重。

3. 中国艾滋病流行趋势

(1) 地域不断扩大,由集中在贩毒通道和非法采供血活动所及的农村地区,通过众多的流动人口向广大城乡扩散。

(2) 传播途径复杂化,经吸毒传播为主、经性接触传播的比例正在逐年增长,通过多种途径由高危人群向一般人群扩散。

(3) 疫情发展迅速,传播流行的危险因素广泛存在。

二、艾滋之害——艾滋病对社会的影响

(一)对社会的影响

(1) 艾滋病带来的过早死亡,造成劳动力减少和生产力下降。

(2) 造成贫富差距,使贫困人口增加。

(3) 造成心理恐慌和社会不稳定。

(4) 国内的相关调查显示,感染艾滋病病毒后会导致:①失去工作;②收入下降;③孤儿、孤老问题;④医疗费用上升。

(二) 艾滋病对非洲社会经济的影响

(1) 人均期望寿命下降。到 2010 年,赞比亚人均期望寿命由 65 岁下降到 33 岁,津巴布韦人均期望寿命由 70 岁下降到 40 岁,乌干达人均期望寿命由 59 岁下降到 31 岁。

(2) 非洲过去 30 年中在生命的质量和平均寿命方面所取得的成绩都被艾滋病的流行所逆转。

(3) 某些非洲国家因艾滋病导致农产品的损失估计已达总产量的 50%,总体经济收入也降低了 25%。

三、我国党中央和国务院高度重视艾滋病防治工作

(一) 我国党中央领导高度重视艾滋病防治工作

(1) 胡锦涛总书记指出:艾滋病防治是关系我中华民族素质和国家兴亡的大事,各级党政领导需提高认识,动员全社会从教育入手,立足预防,坚决遏制其蔓延势头。

(2) 胡锦涛总书记强调:艾滋病是严重危害人民群众身体健康和生命安全的重大传染病。各级党委和政府要充分认识做好艾滋病防治工作的重要性和紧迫性,真正把这项工作纳入重要议事日程,加强领导,统筹协调,确保责任到位、工作到位、措施到位,依靠全社会力量战胜病魔。全社会都要对艾滋病患者充满爱心,坚决消除各种歧视和隔阂,广泛开展多种形式的关怀救助活动,伸出援助之手,努力使每一个艾滋病患者都感受到社会主义大家庭的温暖。

(3) 胡锦涛总书记要求:各级党委和政府要坚持预防为主、防治结合、综合治理的方针,广泛普及艾滋病防治知识,积极倡导文明健康的生活方式,不断提高群众防范艾滋病的意识和能力,有效遏制艾滋病的传播和蔓延。要进一步落实救治艾滋病患者的各项政策措施,积极开展对他们的医疗救助,切实维护他们的合法权益,妥善解决他们面临的实际困难。

(4) 胡锦涛总书记希望:广大医务工作者大力发扬救死扶伤的人道主义精神,担负起救治艾滋病患者的重任,刻苦钻研救治技术,积极创新救治方法,不断提高救治效果,依靠科学的力量帮助艾滋病患者战胜病魔。

(5) 温家宝总理指出:对艾滋病防治工作,国务院高度重视,经研究并作了部署。必须实行责任制,加强防治规划、督导检查、队伍建设、依法管理等基础性工作,同时注意总结成功经验,真正把这件关系民族根本利益的大事加紧抓好。

(二) 国家高度重视艾滋病防治工作

1. 国务院批准下发的三个纲领性文件

(1) 《中国预防与控制艾滋病中长期规划(1998—2010 年)》(国发[1998]38 号)

(2)《中国遏制与防治艾滋病行动计划(2001—2005年)》(国办发[2001]40号)

(3)《国务院关于切实加强艾滋病防治工作的通知》(国发[2004]7号)

2.《中华人民共和国传染病防治法》

《传染病防治法》授权国务院制定专门法规预防控制艾滋病专门法规。

3.《中华人民共和国刑法》

《中华人民共和国刑法》第三百六十条规定,明知自己患有梅毒、淋病等严重性病卖淫、嫖娼的,处五年以下有期徒刑、拘役或者管制,并处罚金。

四、艾滋病防治工作

(一) 艾滋病防治工作指导方针

(1) 坚持预防为主、防治结合、综合治理。

(2) 坚持政府主导、多部门合作、全社会参与。

(3) 坚持依法防治、科学防治。

(4) 坚持突出重点、分类指导、注重实效。

(二) 艾滋病防治工作机制

政府主导,部门分工负责,全社会广泛参与。

联合国艾滋病规划署"三个一":

(1) 一个协调统一的策略与行动框架;

(2) 一个权威的国家协调机构;

(3) 一个国家级的监测评估系统。

(三) 艾滋病防治措施

(1) 组织措施:确定防治策略,制定防治规划,落实防治责任,建立防治网络,保证防治经费,提高防治能力。

(2) 技术措施:一是预防,二是关怀与支持,三是医疗与护理。

(四) 艾滋病防治工作重点

(1) 查:尽快让疫情浮出水面。

一是监测:以哨点监测、主动监测和自愿咨询检测三种方法为主,采取高危人群(吸毒、卖淫嫖娼)强制检测,受(献)血前、手术前、婚前和产前检查等措施,及时发现疫情。

二是在因病就诊的病人中及时发现病人。

三是流行病学调查追踪是发现传染源的重要手段。

(2) 防:也就是阻断传播途径。

一是遏制性传播:在娱乐场所实施100%使用安全套策略,重点开展外展服务,发展同伴教育员,对从事性服务人员进行艾滋病性病检测,阻断经性传播。为感染者免费提供安全套。

二是控制血液传播：通过对经静脉吸毒的人群实施针具交换和美沙酮替代疗法，阻断经吸毒传播。通过推广无偿献血和强制推广一次性注射器、输液器等，阻断医源性传播。

三是阻断母婴传播：对孕产妇实施药物阻断和中止妊娠的方法，降低新生儿的感染率。

四是广泛开展健康教育：对低危人群广泛普及防治知识，提倡健康文明的生活方式，减少歧视与恐惧艾滋病的现象，提高群众自我保护意识。

（3）救：关怀与支持艾滋病病毒感染者、病人及其家庭，目的是形成没有歧视的社会氛围，让艾滋病病人与主流社会融为一体，共同生活，和谐相处。

国家提出的政策是"四免一关怀"：一免抗病毒治疗的药品费，为农村居民和城镇未参加基本医疗保险等医疗保障制度的经济困难人员中的艾滋病病人免费提供抗病毒药物；二免检测费用，在全国范围内为自愿接受艾滋病咨询检测的人员免费提供咨询和初筛检测（包括酶联免疫吸附试验和快速凝集法试验）；三免阻断母婴传播相关费用，为感染艾滋病病毒的孕妇提供免费母婴阻断药物及婴儿检测试剂；四免上学费用，对艾滋病病人的孤儿免收上学费用；一关怀是关怀艾滋病病人及其家庭，将生活困难的艾滋病病人纳入政府救助范围，按照国家有关规定给予必要的生活救济，积极扶持有生产能力的艾滋病病人开展生产活动，增加收入，加强艾滋病防治知识的宣传，避免对艾滋病感染者和病人的歧视。

（4）治：即治疗与护理，目的是让艾滋病病人和感染者减轻痛苦，提高生活质量，延长生命。

阅读材料

艾滋病防治的法律、法规

1.《艾滋病防治条例》

2006年1月18日国务院第122次常务会议通过了《艾滋病防治条例》（以下简称为《条例》），由国务院总理温家宝签署并于2006年3月1日起施行。该《条例》强调了政府在防治工作中的职责，突出全社会参与、充分发挥社会力量在艾滋病防治工作中的作用，突出反歧视，保护艾滋病病毒感染者和艾滋病病人的权益，强调宣传教育的重要性，建立和完善技术支持体系，确定了推广使用安全套、药物维持治疗等预防干预措施的法律地位，加强对医疗行为以及血液制品的管理，将"四免一关怀"政策制度化、法制化，并且规定违反《条例》者将承担法律责任。

2.《中华人民共和国传染病防治法》

1989年2月21日第七届全国人民代表大会常务委员会第六次会议通过了《中华人民共和国传染病防治法》，同年9月1日开始施行。1991年12月6日，经国务院批准，卫生部发布了《中华人民共和国传染病防治实施办法》，系统地确立了我国对传染病的预防、疫情报告与公布、控制和监督的法律制度,标志着我国传染病防治工作全面走上法制化轨道。

在《传染病防治法》中,将传染病分为三类,进行分类管理,艾滋病被列为乙类传染病。

3. 疫情监测、检测相关的法律、法规

1)《全国艾滋病监测工作规范》(2002年卫生部下发)

该规范的要点如下。

意义:艾滋病监测是指对艾滋病病毒感染在人群中的发生、发展、分布规律、传播因素及不同人群行为变化进行长期、连续和系统的观察,以掌握和预测艾滋病的流行趋势,为国家和地方制定艾滋病防治对策和评价干预措施效果提供科学依据。

主要原则:监测是艾滋病预防与控制工作的基础,针对不同地区、不同流行状况和资源条件,建立监测系统,实行分类指导。

分类指导:由于各地艾滋病流行水平和危险因素不同,监测工作遵循分类指导的原则,针对不同流行期和不同人群,采用不同的监测方法和内容。

对象的选定:各地根据分类指导中的分类标准确定监测工作要点,选定监测对象。监测对象为以下几种人群:①高危人群,包括暗娼、嫖客、性病门诊就诊者、吸毒者和男同性恋者;②重点人群,包括长途卡车司机、有偿供血(浆)人员、海员、回国人员和服务及娱乐从业人员;③一般人群,包括孕妇和义务或无偿献血者。各省可根据本地的实际情况,增加合适的监测对象。

2)《艾滋病疫情信息报告管理规范(试行)》

组织机构职责如下。

(1)卫生行政部门负责本辖区内艾滋病疫情信息报告工作的管理,建设和完善本辖区内艾滋病疫情信息网报告系统,为系统的正常运行提供必要的保障条件。县级以上卫生行政部门应当及时向本行政区内的疾病预防控制机构和医疗卫生机构通报艾滋病疫情和相关信息。

(2)疾病预防控制机构实施艾滋病疫情信息报告管理规范和相关方案,负责本辖区内的艾滋病疫情信息报告业务管理和技术指导工作,建立健全辖区内艾滋病疫情信息管理组织和制度。

(3)各级卫生监督机构对管辖范围内的艾滋病疫情报告工作进行监督、检查。

(4)各级各类医疗机构、采供血机构、自愿咨询检测机构及其他艾滋病疫情责任报告单位应建立健全艾滋病疫情报告和登记制度。

在该规范中,对疫情报告的内容,报告的程序、时限,以及报告数据的管理、疫情资料的保存等都作了详细的规定。

3)《卫生部办公厅关于启动艾滋病网络直报信息系统的通知》

为提高艾滋病疫情报告的质量和时效,卫生部在"中国疾病预防控制信息系统"的平台上建立了艾滋病直报信息系统,于2005年3月正式启动。在《卫生部办公厅关于启动艾滋病网络直报信息系统的通知》中,要求各地加强省、市、县各级对该系统操作使用的培训工作,保障网络畅通,首先实现县(区)级以上疾病预防控制中心网络直报。

4)《艾滋病免费自愿咨询检测管理办法(试行)》

本办法的适用人群为自愿接受艾滋病咨询检测的人员。其中规定艾滋病流行严重的困难地区艾滋病初筛试剂费用由中央政府支付,其他地区艾滋病初筛试剂费用由地方政府负担,咨询室建立、试剂管理、培训和宣传等其他艾滋病咨询检测相关费用,由地方政府安排。本办法还对自愿咨询检测的组织管理、机构和人员、实施、检测试剂的采购和管理都作了比较详细的规定。

5)《全国艾滋病检测技术规范(试行)》

在对1997年卫生部颁发的《全国艾滋病检测工作规范》修订的基础上,经卫生部同意,于2003年5月由中国疾病预防控制中心颁发了《全国艾滋病检测技术规范(试行)》。该规范包括样品的采集和处理、HIV核酸定性检测、HIV RNA定量测定(病毒载量测定)、CD4和CD8 T淋巴细胞检测、HIV抗原检测、艾滋病实验室安全防护和职业暴露预防、艾滋病实验室质量管理、艾滋病实验室质量考评办法和HIV诊断试剂临床质量评估方案。

6)《艾滋病监测管理的若干规定》

1987年12月26日,国务院批准发布了《艾滋病监测管理的若干规定》,其主要目的是为预防艾滋病从国外传入或者在我国发生和流行。艾滋病监测管理的对象包括艾滋病病人、艾滋病病毒感染者、疑似艾滋病病人,以及被艾滋病病毒污染或可能造成艾滋病传播的血液和血液制品、毒株、生物组织、动物及其他物品。该《规定》提出了如何对这些对象进行艾滋病监测及一些具体的管理措施。

4. 感染者和病人管理的法律、法规

关于艾滋病感染者和病人管理的法律、法规有《关于对艾滋病病毒感染者和艾滋病病人的管理意见》,其主要内容如下。

地方各级人民政府负责对艾滋病病毒感染者和艾滋病病人管理的统一领导,协调有关部门,落实各项管理措施。各级卫生行政部门负责辖区内艾滋病病毒感染者和艾滋病病人的治疗和疫情监测工作,公安、司法、民政、劳动和社会保障、人事等有关部门应按职责分工、密切配合,共同做好管理工作。

具体的管理措施包括以下几个方面:
(1) 疫情的发现、报告与管理;
(2) 艾滋病病毒感染者和艾滋病病人的权利、义务与责任;
(3) 保密;
(4) 医疗照顾;
(5) 社会救助与教育;
(6) 依法被限制、剥夺人身自由的人员中艾滋病病毒感染者和艾滋病病人的管理；

(7) 流动人口、回国人员和来华境外人员艾滋病病毒感染者和艾滋病病人的管理。

5. 预防传播的法律、法规

1)《卫生部办公厅关于在各级疾病预防控制中心建立高危人群干预工作队的通知》

该《通知》于 2004 年 8 月 20 日下发，其要点为各级疾病预防机构均应成立高危人群干预工作队，调查本辖区内高危人群的种类、数量和分布等情况，推广干预试点经验，开展各种干预工作。

2)《卫生部关于加强对在职卫生人员进行艾滋病等重点传染病防治知识培训的通知》

该《通知》的要点为：加强培训，使各级各类卫生机构工作人员掌握艾滋病等重点传染病的发病机制、临床表现、诊断与鉴别诊断、治疗规范、流行病学知识、医疗关怀及相关法律、法规，不断提高医疗救治技术，降低病死率，做好自身防护，杜绝院内感染。

3)《关于预防艾滋病推广使用安全套的实施意见》(2004 年 7 月 22 日)

该《意见》要求各级政府统一认识，加强领导与协调，切实做好安全套推广使用工作。推广使用安全套预防艾滋病是一项涉及面广、政策性强的社会系统工程，需要在各级政府的领导下，各有关部门密切配合，齐抓共管，各司其职，各负其责，分工协作，共同负责安全套推广工作。除商业销售外，国家对艾滋病病毒感染者和艾滋病病人实行免费供应安全套的政策。

应广泛深入宣传，普及知识，将正确使用安全套作为预防艾滋病宣传教育的重要内容。

6. 大众宣传教育的法律、法规

关于向大众宣传教育艾滋病有关知识的法律、法规有《预防控制艾滋病宣传教育知识要点》及其通知，要求各地结合该《知识要点》的内容，认真组织开展多种形式的防治艾滋病宣传教育活动，普及艾滋病知识。

7. 总结

从我国关于艾滋病的政策、策略和法律、法规看，我国关于艾滋病的政策大概有这样的演变特点。

(1) 政府决策层从不太情愿承认艾滋病可能成为威胁，到如今的高度关注。

(2) 政策中关于艾滋病的防治措施趋于细化，医务人员、艾滋病病人的权利、义务的明晰体现了人文关怀和宽容理念。

(3) 从仅仅依靠政府的力量到如今群体支持，引进更多力量参与艾滋病防治工作。

(4) 从严把"入口"关，拒艾滋病病毒于国门外，自 20 世纪 90 年代中后期开始，把重点放在针对高危行为的防治上。

（5）政策中最显著的变化就是从原有倾向于单纯强制戒毒、以避孕套为卖淫佐证、使用道德方面的对策,到重视国际交流与合作、吸取国外艾滋病防治的先进经验,诸如推广使用安全套、清洁针具和美沙酮维持疗法。

（马少俊）

第三课 制定地区艾滋病防治战略规划的指导原则

学习目标

（1）了解什么是地区艾滋病防治工作规划。
（2）掌握地区艾滋病防治工作规划制定的指导原则。

所需时间 40分钟

课程内容具体安排
内容一:艾滋病防治工作规划制定的指导原则。
　　教学方法:PPT教学
　　所需材料:PPT
　　所需时间:25分钟
内容二:地区艾滋病工作规划介绍与分析(包括省级层面以及县/市级层面的艾滋病工作规划)。
　　教学方法:PPT教学、案例分析
　　所需材料:PPT、白纸、笔
　　所需时间:15分钟

艾滋病防治战略规划
——制定相关指导原则

一、战略规划

（一）定义

战略规划是国家或地方预防与控制艾滋病的总纲领,是一个改变现状的具体策略,是实现既定目标的一系列活动,是制定可实施的不同防治项目的基础。

（二）战争中指挥的艺术

（1）预先制订计划。
（2）应对复杂态势。
（3）实施军事行动的能力。

二、艾滋病防治战略规划的制定

艾滋病战略规划的制定不是短期的、一过性的工作,它需要根据不断变化的形势反复修改,并在以前的基础上加以改进。

制定艾滋病防治战略规划的步骤如下。

(1) 形势分析:分析艾滋病流行状况及危险因素。
(2) 应对分析:目前已采取的措施与行动。
(3) 战略规划制定:将要采取的措施与行动。
(4) 资源开发:可支持行动实施的资源。

三、艾滋病防治战略规划框架

艾滋病防治战略规划框架包括如下内容:①摘要;②背景;③总目标和具体目标;④策略和活动;⑤执行单位;⑥督导与评估;⑦年度工作计划;⑧预算和资金来源;⑨附录(形势和应对分析)。

四、艾滋病防治战略规划制定的组织实施

(一) 战略规划制定的组织构成

(1) 地方艾滋病防治委员会(领导小组)。
(2) 战略规划制定工作组构成如下。
① 参与形势分析和应对分析的人员。
② 政府各有关部门。
③ 关键的机构和个人。
④ 有关领域的专家和有关方面人士。
(3) 战略规划制定的行政管理。

一定的行政管理步骤可保证战略规划不仅适应本部门的具体需要,而且与现有和潜在的资源相匹配。例如,县级战略规划的制定如下。

① 明确规划制定的参与者及其职能。
② 制订一个工作计划和预算。
③ 确定重点领域及目标。
④ 制定县级战略规划框架。
⑤ 起草县级战略规划,广泛征求意见后定稿。
⑥ 递交政府领导批准。
⑦ 在本县内发布战略规划。

(二) 战略规划制定的步骤

(1) 回顾国家和地方的指导原则。

(2) 确定地方艾滋病防治的重点领域。
(3) 确定重点领域的目标。
(4) 制定实现重点领域目标的策略。
(5) 制定地方的战略规划框架。
(6) 评价已制定的战略规划。
(7) 目标与策略的修订。
(8) 确定灵活的管理模式及经费使用方法以确保新策略的实施。

五、国家和地方的指导原则回顾

国家与地方艾滋病预防指导原则有关的法律、法规如下。
(1)《关于加强预防和控制艾滋病工作的意见》。
(2)《关于对艾滋病病毒感染者和艾滋病病人管理意见的通知》。
(3)《预防艾滋病性病宣传教育原则》。
(4)《性病防治管理办法》。
(5)《艾滋病监测管理的若干规定》。
(6)《关于加强艾滋病疫情管理的通知》。
(7)《中国预防与控制艾滋病中长期规划(1998—2010年)》及其《实施指导意见》。
(8)《中国遏制与预防艾滋病行动计划(2001—2005年)》。

第四课 多部门合作概述

学习目标

(1) 了解多部门合作的本质。
(2) 从组织行为学角度知晓多部门合作的原理。
(3) 掌握多部门合作的沟通原理。

所需时间 45分钟

课程内容具体安排
内容一:多部门合作的组织行为学原理及管理学概述。
　　教学方法:PPT教学、小组讨论
　　所需材料:PPT、白纸、笔
　　所需时间:30分钟
内容二:多部门合作与协调的案例分析。
　　教学方法:PPT教学与小讲课、案例教学
　　所需材料:PPT、案例
　　所需时间:15分钟

多部门合作原理概述

一、艾滋病防治多部门合作

艾滋病问题是一个综合性的社会问题,是需要各部门通力合作、社会各界广泛参与来共同解决的社会问题。艾滋病协调会议制度建立后,初步明确了各相关部门在艾滋病防治中的工作重点,建立了我国多部门合作的工作机制。

(一) 多部门合作艾滋病防治工作的目的

政府各个相关部门明确各自在防治艾滋病工作中的任务重点,在相互充分沟通与协调的基础上,提高全社会防治艾滋病工作的效率与质量,共同遏制艾滋病在中国的流行与蔓延,保障国民的健康与社会的稳定。

(二) 多部门合作艾滋病防治的原因

(1) 艾滋病的隐蔽性和致命性,导致社会对艾滋病普遍产生了恐惧心理,并相信只要远离艾滋病的传播源,即艾滋病病毒携带者,自己就是安全的。

(2) 艾滋病的传播极大程度上依靠非法行为,如静脉注射吸毒、非法性行为等。

(3) 艾滋病的流行给感染者及其家庭、社区以及社会带来巨大影响,公共财政系统因此负担沉重。

因此,艾滋病的流行作为一个典型的综合性社会问题,需要新的组织结构,即多部门合作以实施干预进行防治工作。

二、组织结构的演变:经典职能式组织结构、矩阵式组织结构

(一) 经典职能式组织结构:纵向控制大于横向协调

职能式组织结构是最常见的组织结构形态,管理者按专业分工进行工作,其本质是将组织的全部任务分解成分任务,并交与相应部门完成。这些职能机构有权在自己的业务范围内向下级单位下达命令和指示。

优点:能够适应现代管理分工较细的特点,发挥职能机构的专业管理作用,减轻上层主管人员的负担,可鼓励职能部门的规模经济。

缺点:这种结构容易形成多头领导,各部门容易过分强调本部门的重要性而忽视与其他部门配合,忽视组织的整体目标,同时,这种结构对外界环境变化的反应速度较慢。

(二) 适应形势的新组织结构:矩阵式组织结构

矩阵式组织结构的出现是组织管理水平的一次飞跃,当一方面要求具有专业技术知识,另一方面又要求能适应外界环境快速作出反应时,就需要矩阵式组织结构的管理。

职能式组织结构强调纵向的信息沟通,而矩阵式组织结构则将横向信息沟通与

纵向信息沟通两种信息流动在组织内部同时实现。

在实际操作中,比较成熟的矩阵式管理模式为带有项目管理性质的职能型组织。职能部门照常行使着管理职能,但组织的活动是以项目管理的形式存在的。

项目由项目管理机构全权负责,它向职能机构索要适合的人力资源,在项目进行期间,这些员工归项目管理机构管理,而职能部门的责任是保证人力资源合理、有效的利用。

(三) 两种组织结构的区别

(1) 职能式组织适合完成相对稳定的任务,矩阵式组织适合完成变化比较快的任务。

(2) 职能式组织强调按专业技术分工,纵向管理力度强,而矩阵式组织则加强了各专业分工之间的横向管理力度。

(3) 职能式组织按部门、岗位具有的专业技术、资源特性分解任务,有很强的专业技术分工;矩阵式组织以任务为中心,把任务按功能、模块、性质分解,从职能部门组织资源。

(4) 职能式组织是层级管理,下级的工作处于被动状态。矩阵式组织里员工的目标是任务,员工工作主动。

(5) 职能式组织强调分工完成任务,矩阵式组织强调协调完成任务。

三、多部门合作的关键——沟通

(一) 沟通的概念与特征

定义:沟通是为了设定的目标,在互动过程中,发送者通过一定渠道(也称为媒介或通道),以语言、文字、符号等表现形式为载体,与接受者进行信息(包括知识和情报)、思想和情感等交流、传递和交换,并寻求反馈以达到相互理解的过程。具体过程如图 1-5 所示。

沟通的特征:

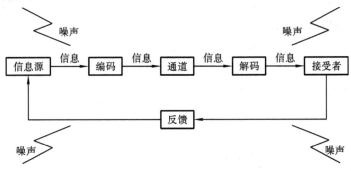

图 1-5 沟通过程

① 沟通首先是意义的传递；
② 信息不仅要被传递到，还要被充分理解；
③ 有效的沟通是双方准确地理解信息的含义；
④ 沟通是一个双向的、互动的反馈和理解过程。
组织沟通是组织成员之间的信息交流和传递的过程，是组织中的人际沟通。

（二）正式沟通和非正式沟通

1. 正式沟通

(1) 定义。

正式沟通是按组织内规定的沟通方式，通过组织结构的途径进行的沟通。内容大多与组织活动直接相关，组织系统是正式沟通的主要渠道。组织中的正式沟通包括向上沟通、向下沟通和水平沟通，如图1-6所示。

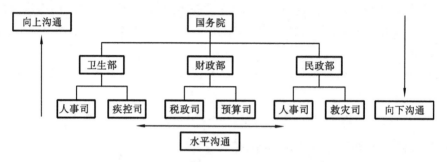

图1-6 组织中的正式沟通途径

(2) 正式沟通网络主要有以下几种。

链式：逐级传递，传递信息的速度最快，解决简单问题效率较高。

轮式：一个管理者与多个下级沟通，下级成员之间没有相互沟通，消息闭塞，士气较低，解决简单问题效率最高。

Y式：Y式兼有轮式和链式的优缺点，即沟通速度快，但成员的士气较低。

圆式（环式）：能提高群体成员的士气，大家都感到满意，但沟通速度较慢、准确性较差，解决复杂问题时，环式和全通式最为有效。

全通式（全渠道式）：一种较民主的、合作性强的形式，允许每个人与其他人自由地沟通，无中心人物，是全开放式的沟通，适用于协作性强的组织机构。

各种沟通网络对组织活动的影响如表1-1所示。

2. 非正式沟通

(1) 定义。

非正式沟通是在正式沟通渠道以外进行的信息传递与交流，沟通双方不带有在组织中的角色色彩，其内容更多的是组织或组织成员的环境（或背景），以及个人之间的事务问题。非正式沟通中传播较多的是"小道消息"。

表1-1 各种沟通网络对组织活动的影响

沟通网络类型	沟通的速度	准确度	组织的效果	领导者的作用	士气	其他影响
链式	快	高	较易产生组织化,组织很稳定	显著	低	任何环节都不能有误或打折扣
轮式	快	高	迅速产生组织化并稳定下来	非常显著	很低	成员之间缺乏了解,工作难以配合、支持
Y式	快	高	较易产生组织化和组织稳定	显著	低	
圆式	慢	低	不易产生组织化,不稳定	不存在	高	邻近的成员之间有联系,远一点则无法沟通;临时性的
全通式	慢	较高	不易产生组织化	不存在	高	成员之间真正相互了解,适合解决复杂问题

(2) 非正式沟通网络主要有以下几种。

单线型:以"一人传一人"为特征。其中,A将消息传给B,B传给C,C传给D。

辐射型:以"一人传多人"为特征。其中,A将消息传给B、C、D等人。

随机型:也称为概率型,以"一人偶然传"为特征。A将消息随机地传给一部分人,这些人再随机地传给其他人。实际传给哪些人,带有相当的偶然性。

集束型:也称为"葡萄藤式",以"一人成串传"为特征。A将消息传给自己熟悉的一群人,他们再传给各自熟悉的人。这是典型的非正式沟通网络,所谓"一传十,十传百"。

3. 有效沟通

(1) 有效沟通的特征。

及时:及时性表现在及时传达、及时反馈、及时利用。沟通双方要在尽可能短的时间里进行沟通,并使信息发生效用,及时传送信息,尽量减少中间环节,避免信息的过滤或错传,使信息以最快的速度到达接收者手中;接收者接收到信息后应及时反馈,以利于信息发出者确认信息的准确性和修正信息;信息具有较强的时效性,要求双方及时利用信息,避免信息过期无效。

充分:要求信息发出者发出的信息全面、适量,既不能以偏概全,也不能过量,而应该适量充分。

不失真:采取有效的措施确保信息的真实,才能充分反映信息发出者的意愿,接收者才能正确理解信息,按照不失真的信息采取行动,从而取得预期效果。

(2) 有效沟通的障碍。

① 语言的选择:选择的语言是否恰当直接影响沟通的质量。容易被歪曲和误解的主要是比较抽象的语言、一般化的语言、方言、俚语、专业性行话、多义双关词以及使用不当的语言等。

② 表达能力差：沟通时没有准确地表达信息的含义。

③ 双方知识经验的局限：沟通双方不能理解对方的信息；信息发出者根据自己的知识经验把信息翻译成信号；信息接收者也是根据自己的知识经验对信息进行译解并理解对方传送来的信息的含义。如果双方的知识经验是共同的，信息就可以容易地被传送和接收。如果双方没有共同的知识经验，就难以进行信息沟通，接收者不能译解发送过来的信息的含义。

④ 双方知觉、价值观和标准的差异：不同的背景、经历形成了各自不相同的判断标准、世界观和价值取向，导致对信息的理解上的差异。每个人都会运用自己的标准和观念对外界的刺激进行选择、组织和翻译。只有了解、认识到对方的标准和观念，并且传送的信息与其观念标准相一致，沟通才能顺利进行。

(3) 促进沟通的对策。

① 信息发出前做好准备。

信息发出者在沟通前应明确概念，事先妥善计划沟通的内容、明确沟通的目的、系统地考虑接收者可能发生的反应、了解接收者的特征和价值观等。

要选择适当的沟通时机和适当的信息沟通量，沟通内容不宜太多，也不应太少。尽可能取得他人的意见，以获得更多的看法和取得他人的支持。

② 传达有效信息，及时反馈。

沟通时应尽量考虑对方的利益和需要，加深接收者对信息的记忆。沟通过程中及时了解对方对信息的理解和执行的意愿，尽量消除相互之间的隔阂及其障碍，引导信息接受者及时、准确地反馈情况。

③ 沟通方式的规范。

应尽量应用规范和标准的方式进行沟通，增进双方对于同一内容的认识，避免歧义和理解误差。

④ 积极倾听。

积极主动倾听，多听、分析与思考。积极倾听具体要求如图1-7所示。

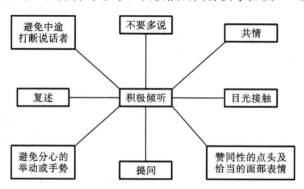

图1-7 积极倾听的行为

（三）多部门合作的水平沟通建议

（1）要主动、谦让，进入一个企业面对其他部门要非常的谦虚，多称别人为前辈，对自己没有什么坏处。

（2）学会体谅，与别的部门沟通的时候，要主动跟别人分析存在的问题，让别人说是、不是、可以、不可以，而不是说，你不在乎我也不在乎，要从他人的角度替他人着想。

（3）自己先提供协助再向别人提出配合的要求，先帮助别人才有资格让别人帮助你。

（4）双赢，与其他部门沟通一定要双赢，这需要提前进行利弊分析。

多部门合作需要在有效沟通的基础上，充分协调解决相互间的冲突，使整个组织能够在更高层面的目标上取得成绩，达到多部门合作的首要目的。

阅读材料

材料一

卫生部门、街道、派出所、社区四位一体开展高危人群行为干预
——沈阳市和平区延边街娱乐场所干预工作

沈阳市和平区艾滋病综合防治项目办公室

沈阳市和平区是艾滋病综合防治示范区及中国-联合国人口基金艾滋病防治项目、中国-欧盟性病艾滋病防治项目的实施点。在区政府的统一协调下，2004年初，全区16个街道办事处均成立了由街道办事处、公安派出所、社区卫生服务中心和区疾病预防控制专业人员，以及社区卫生服务中心干预人员、社区健教专干、大学生志愿者参加的艾滋病综合防治工作小组，全面负责本街道辖区内的艾滋病综合防治工作，并将其列入区委、区政府对街道及相关单位年终目标责任状考核内容，极大地推动了和平区娱乐场所艾滋病干预工作的开展。

一、背景

和平区是沈阳市的中心城区，有66万人口。据不完全统计，全区共有宾馆、洗浴中心、歌舞厅等娱乐场所720余家，从业人员4.3万余人。西塔地区是和平区的繁华地段，是朝鲜族集中聚居的区域，人口2.3万人，其中朝鲜族5 893人，娱乐场所、餐饮服务行业168所，是沈阳市娱乐休闲的主要区域。

自1991年报告首例艾滋病病毒感染者至今，和平区各类医疗机构共报告艾滋病病毒感染者56例。2002年和平餐饮服务行业人员体检时，在西塔地区发现两例艾滋病病毒感染者。为此，西塔地区被确定为沈阳市和平区艾滋病防治工作的重点。

西塔地区有两条主要街道，一条为西塔街，一条为延边街。一些大型KTV、洗

浴、足疗等娱乐场所坐落在西塔街,这里从业人员较多,平均文化程度相对较高。而在延边街上的KTV、洗浴、足疗等娱乐场所,规模相对较小,但从业人员很多,人员结构复杂,流动性大,教育程度相对较低。由于娱乐场所集中,从业人员中女性较多,艾滋病经性途径传播的危险性较大。目前,延边街有KTV厅8家、按摩足疗场所12家、洗浴中心5家、餐饮店15家、宾馆2家,是和平区干预工作的重点目标。

二、建立工作队伍,完善工作机制

西塔社区卫生服务中心有一支外展工作小组,在项目开展的一年多时间里,外展人员在西塔地区的部分娱乐场所从业人员中开展宣传并实施了干预工作,但由于社区卫生中心的力量有限,对延边街娱乐场所的干预工作一直没有全面开展。在工作过程中,外展人员深深体会到干预工作仅仅依靠卫生部门的力量是远远不够的,必须联合对娱乐场所行使管理职能部门的力量,多部门合作,共同参与,才能做好干预工作。

为了给外展人员进入娱乐场所开展干预工作创造条件,解除娱乐场所业主及从业人员的疑虑,争取业主的配合,和平区防治艾滋病工作委员会进行了认真研究,承担起政府的领导职能,相继下发了《关于印发和平区贯彻落实艾滋病综合防治示范区"四免一关怀"政策实施方案的通知》、《关于印发和平区预防艾滋病推广安全套(避孕套)实施方案的通知》及《转发区卫生局关于和平区流动人口艾滋病防治工作实施方案的通知》等相关文件。

2004年初,在和平区区政府的统一协调下,全区16个街道办事处均成立了由街道办事处、公安派出所、社区卫生服务中心和区疾病预防控制专业人员以及社区卫生服务中心干预人员、社区健康教育专干、大学生志愿者参加的艾滋病综合防治工作小组,全面负责本街道辖区内的艾滋病综合防治工作,并列入区委、区政府对街道及相关单位年终目标责任状考核内容,建立完善了监督、考核机制,构建了艾滋病综合防治工作的组织体系,形成条块结合、分工协作、齐抓共管的工作局面,为干预活动的正常开展奠定了基础。

2004年8月,根据卫生部的要求,结合和平区的实际情况,和平区成立了由区疾病预防控制中心人员和社区卫生服务中心医务人员30人组成的高危人群干预工作队,明确了干预工作队的工作职责,并建立了干预工作档案。由于每位干预工作队成员都是各街道办事处艾滋病防治工作小组的成员,使队员在所在街道办事处及当地公安派出所的配合下能够顺利进入娱乐场所开展干预工作。同时,在每个街道办事处艾滋病防治工作小组定期召开的会议上,干预队员可以将干预工作中存在的困难和问题及时反映上来,大家共同研究解决的办法,明确责任,分工负责,共同参与,保证干预工作的顺利实施。

三、部门相互协作,逐一突破难题

组织机构的建立及政策文件的下发,为干预人员开展工作创造了条件。负责西塔地区干预工作的干预队成员,在工作过程中突破了延边街干预工作的一个个难题。

(一)与娱乐场所业主进行沟通

为了持续、有效地开展干预工作,西塔街道办事处艾滋病防治工作小组召开了专门会议,经研究后进行了部署,由街道办事处召集辖区娱乐场所业主、领班进行座谈。会上由区疾病预防控制中心工作人员介绍性病、艾滋病的流行趋势及西塔地区所面临的严峻形势,讲清干预工作目的是最大限度地保护高危人群,避免疾病大范围传播;公安派出所要求各娱乐场所业主协助干预人员在本场所开展工作,并要保证干预人员的安全。会上还下发了和平区政府的相关文件,发放了防治艾滋病知识手册及推广使用安全套的宣传板。

召开娱乐场所业主座谈会是在政府与娱乐场所之间建立一条沟通渠道,目的是在防治艾滋病的工作中得到业主们的理解、支持和配合,这是打开干预工作突破口的方法之一。

(二)充分发挥街道办事处的职能

街道办事处对辖区娱乐场所直接行使管理权,各家场所的门前三包及宣传广告等均归城管科负责,而街道办事处健康教育工作也正好落在城管科,所以调动街道办事处城管科工作的积极性,取得他们的配合十分重要。在对延边街的干预工作中,街道办事处相关人员(主要是城管科长及健康教育专干)和干预队员一起多次进入娱乐场所进行宣传,效果很好。但由于街道办事处的人员不是医务人员,他们只能协助进入场所,具体细致的干预工作还需要由干预队员来完成。

并不是所有的娱乐场所都欢迎街道办事处和公安派出所人员,有时以一名医务人员的身份进入娱乐场所可减少"被怀疑"的风险。工作队的经验是,干预队员不应事事都依赖街道办事处及公安派出所,最好是在进入某些场所有困难时再求助街道办事处及公安派出所,使干预队员能够顺利进入、干预工作得以顺利开展。

(三)循序渐进,重点突破

在西塔延边街娱乐场所的干预工作中,为了打消娱乐场所业主认为"干预队员在哪家场所干预,就是怀疑谁家有高危行为"的顾虑,干预队员逐个进入延边街的娱乐场所。刚开始由于各娱乐场所人员对干预队员都很警惕,基本上只留下宣传资料,并不与干预队员交谈,有些娱乐场所连宣传材料都不留,更不让干预队员进门,甚至干预队员遭到了某些娱乐场所的驱逐。这些娱乐场所人员的态度十分明确,"我们这儿是正经地方,没那种病",这种情况多次出现。经过第一轮普遍宣传调查,在对延边街情况有了大致了解之后,干预队员开始选服务人员较多的娱乐场所进行干预。这一次他们不仅送来宣传材料,还组成了由妇科、皮肤科、内科医生参与的医疗小组,一起到娱乐场所进行免费健康咨询,普及生殖健康知识及妇科病防治知识。这样一来,有的娱乐场所业主不再拒绝干预队员,许多娱乐场所从业人员开始向他们咨询健康知识。经过几次工作,干预队员提出为娱乐场所的所有人员讲课并提供现场咨询,并按事先约定的时间到娱乐场所为从业人员讲解性病、艾滋病防治知识,解答从业人员提出的健康问题。随着讲课次数的增加,干预队员开始向从业者讲解安全套的使用常识,并对安全套正确使用方法进行演示,采取她们容易接受的互动方式,一部分娱乐场所干预工作的局面就这样打开了。

也有一些娱乐场所的老板对干预工作不认同。曾经有一个KTV歌厅(有100多名服务小姐),由于老板顾虑较多,干预队员多次进入此娱乐场所都被拒绝。一次,两位医护干预人员下午三点多到该歌厅找老板娘交谈,直到晚上6点钟也无人理睬。老板娘见到她们一直没走,被她们这种认真、执著的工作精神所感动,才同意与她们交谈。干预队员在了解了老板娘的顾虑后,将工作时间改在下午四五点钟,每次保持2~3名干预人员进入场所。后来在这位老板娘的带领下,这家歌厅有74名服务小姐接受了咨询服务,并当场采血进行艾滋病病毒和梅毒抗体检测。

娱乐场所从业人员结构复杂,经营娱乐场所的业主更是更换频繁,在干预人员到一所足疗屋宣传干预时,这家场所的服务人员就是不让进,几次都拒干预人员于门外。干预人员并没有放弃努力,而是想尽办法接近服务人员。干预人员将随身携带的宣传册、联系卡和安全套送给她们,对于这些东西服务人员都默默地接受了。以后每当干预人员去宣传时,服务人员都问:"今天你们带来宣传品了吗?"

干预工作是一项复杂工程,需要干预队员有较高的心理素质和较强的敬业精神。在干预过程中,队员们深深感到,若想接近目标人群,取得业主的允许是至关重要的。由于许多娱乐场所业主背景复杂,很难与他们直接接触,干预队员们就发动各方面力量,寻找关键人物与业主建立联系。在延边街上有几个娱乐场所每次去都不让干预人员进入,后来干预队员通过关系找到了该地区的商会会长,对商会会长讲解了艾滋病流行的严重形势及危害,讲述延边街存在的危险因素等,最后取得了商会会长的理解,会长亲自打电话与这些娱乐场所的老板沟通,才使得干预人员进入这些娱乐场所开展宣传干预工作。

(四)注意发现和培养同伴教育者

同伴教育者是艾滋病防治工作中一支不可忽视的力量。在开展干预工作的过程中,干预人员十分注意发展和培养同伴教育者。由于同伴教育者易于接近隐蔽人群,而她们在年龄、职业、兴趣爱好等方面有许多共同之处,比较容易进行沟通与情感交流。

在对延边街某歌厅宣传干预时,干预人员发现,一个自称"小丫"的从业人员人缘较好,挺有号召力,表达能力也很好,干预人员就有意接近她,每次发放安全套时都会多给她一些。一次"小丫"给干预人员臧医生(妇科医生)打电话,说最近身体不舒服,想找她看看,臧医生就约她进行详细检查。在这次就医过程中,臧医生除为她提供了优质、优惠的诊疗服务,还跟她进行了一次促膝长谈。原来"小丫"家境贫寒,16岁开始就从事色情服务,服务已经长达五六年,深知此行的行规和姐妹们的"辛酸"。当初她的想法很天真,等工作几年赚了钱后回家嫁人……但她并不知道性病可能引起不孕，还时刻受到艾滋病的威胁。此后"小丫"成了一名同伴教育者，她不但掌握了许多性病、艾滋病防治知识，还将这些知识讲述给她的同伴听。现在，"小丫"成了这些暗娼中的义务咨询员。

（五）反复强化防治知识

由于娱乐场所的从业人员的流动性极强，往往前一次去讲述了一些知识，当第二次计划讲授其他知识时，计划会被打乱，因为她们中增加了许多新面孔。因此，干预人员要不厌其烦，反复强化性病、艾滋病防治知识，给娱乐场所的从业人员留下更深的印象，使她们注意保护自己。

（六）多部门共同参与

在对延边街实施干预过程中，为了提高娱乐场所的从业人员的安全套使用率，区艾滋病防治项目办还与区计生委协调，专门在延边街上安装了5台安全套自动售套机。为了提高具有高危行为的人群获取安全套的可及性，这5台售套机均安装在娱乐场所的周围。刚开始，许多娱乐场所业主反对安装，并扬言安上也要破坏掉。后来，公安派出所和街道办事处的同志前来配合安装，才不再出现麻烦。截至2005年6月底，全区共安装安全套自动售套机291台。另外，全区30名干预人员已经进入了455家歌厅、足疗等娱乐场所开展干预工作，已有283人接受了艾滋病病毒抗体检测。

四、经验与教训

对西塔延边街的宣传干预工作，仅仅是和平区开展干预工作的一个缩影。区政府的大力支持为干预工作提供了坚强后盾，街道办事处的积极参与加大了干预工作的实施力度，公安派出所的鼎力相助保证了干预工作顺利实施。我们的经验是，干预工作不能仅依靠卫生部门的力量，而需要多部门群策群力，相互配合，才能达到理想的干预效果。

材料二

沟通游戏——撕纸

形式：20人左右最为合适。
时间：15分钟。
材料：准备总人数两倍的A4纸（废纸亦可）。
适用对象：所有学员。
活动目的：平时在沟通过程中经常使用单向的沟通方式，结果听者总是见仁见智，各人按照自己的理解来执行，通常都会出现很大的差异。但在进行双向沟通之后，差异依然存在，虽然有改善，但增加了沟通过程的复杂性。所以，沟通的最佳方式要根据不同的场合及环境而定。

操作程序如下。

（1）给每位学员发一张纸。

（2）培训师发出单项指令。

——大家闭上眼睛。

——全过程不许问问题。

——把纸对折。

——再对折。

——再对折。

——把右上角撕下来，转180°，把左上角也撕下来。

——睁开眼睛，把纸打开培训师会发现各种答案。

（3）这时培训师可以请一位学员上来，重复上述的指令，唯一不同的是这次学员们可以提出问题。

有关讨论

培训师在完成第一步之后可以问大家：为什么会有这么多不同的结果（也许大家会说因为单向沟通不许问问题所以才会有误差）。完成第二步之后再问大家：为什么还会有误差。

借此游戏希望说明：任何沟通的形式及方法都不是绝对的，它依赖于沟通者双方对彼此的了解，同时也会受到沟通环境的限制等，沟通是意义转换的过程。

第五课　领导能力建设

学习目标

（1）了解激励理论，用三个案例来阐述四种激励理论，促使学员理论结合实践，掌握激励的原理和技巧。

（2）介绍组织内不同类型的冲突以及冲突管理的方法，让学员结合实际工作中遇到的冲突，掌握冲突管理的方法与技巧。

所需时间　45分钟

课程内容具体安排
内容一：提问并讨论，在激励下属方面，您或您的朋友是如何做的？ 　　通过三个案例让学员了解激励的基本原理和技巧。 　　教学方法：提问、案例讨论、PPT讲授 　　所需材料：PPT、案例阅读材料 　　所需时间：25分钟

> 内容二：组织内的冲突及冲突管理。
> 简单介绍组织内不同类型的冲突、不同类型冲突的应对技巧以及如何引导和管理冲突。
> 教学方法：PPT 讲授
> 所需材料：PPT
> 所需时间：20 分钟

领 导 艺 术
——激励与协调

有的人从他诞生的那一瞬间开始，就注定了做领导的命运。而有的人的命运则注定了要服从于别人。

——亚里士多德

一、激励艺术

（一）需要层次理论

马斯洛的需要层次理论：人类的多种需要分为五个层级，而且在人的每个时期都有一种需要占主导地位；在低层次的需要获得相对满足后，下一个较高层次的需要就占据了主导地位，成了行为的主要动力（见图1-8）。

正确运用需要层次理论是对领导者的基本要求。

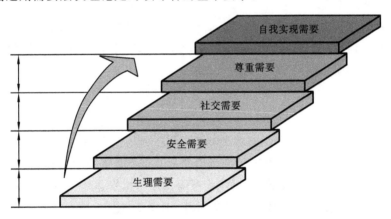

图1-8 马斯洛需要层次理论

（二）期望值理论

（1）期望值理论认为： $M=V\times E$

式中：M——激发力量，指调动一个人的积极性，激发出的人内部潜力的强度；

V——效价，指达到目标后对于满足个人需要其价值的大小；

E——期望值，指根据以往的经验进行的主观判断，一定行为能导致某种结果的概率。

(2) 期望值理论的运用。

① 设置某一激励目标应尽可能加大其效价的综合值。

② 适当加大不同人实际所得效价的差值,加大组织希望行为与非希望行为的效价差值。

③ 领导者不要泛泛地实施一般的激励措施,而应当实施多数组织成员认为效价最大的激励措施。

(三) 公平理论

(1) 公平理论认为: $$O_p/I_p = O_c/I_c$$

式中: O_p——自己对所获报酬的感觉;

I_p——自己对他人所获报酬的感觉;

O_c——自己对个人所作投入的感觉;

I_c——自己对他人所作投入的感觉。

(2) 公平理论:公平是相对的,不是绝对的。

① 它与个人的主观判断有关。

② 它与个人所持的公平标准有关。

③ 它与绩效的评定有关。

④ 它与评定人有关。

(四) 强化理论

(1) 强化理论认为:无论是人还是动物,为了达到某种目的,都会采取一定的行为,这种行为将作用于环境,当行为的结果对他或它有利时,这种行为将重复出现,当行为的结果不利时,这种行为就会减弱或消失。

(2) 强化分为正强化和负强化。

(五) 激励案例

1. 成功的案例:肖先生的"明星激励法"

A 医院是一家处于西部地区的中外合资医院,这家医院的规模属于中下水平,资金实力较其他医院明显偏弱,不可能为所需人才付出发达地区同等水平的薪酬;同时,由于处于内陆地区,地域较为偏僻和闭塞,工作条件与生活条件远不及沿海发达地区。以上两方面的原因导致该医院在人才竞争中明显处于劣势,本地人才严重不足,又难以吸引外地人才加盟,尤其是护理人员,近年来一直在流失。最近医院引进了一名新的人力资源负责人肖先生,他为激励员工独创了"明星激励法",情况发生了改变。

一方面,为调动护理人员的工作激情,同时使其得到有效的业务锻炼,肖先生为每位护士"量身定做"地选择了一位或几位业界有名的"明星",先通过各种方式向护士们传达有关"明星"的名气、声誉、身价、收入、生活方式等信息,使护理人员对他们产生向往心理,然后肖先生与护理人员一起,研究"明星"的成长历程,分析、讨论该"明星"在工作方面的风格、长处、短处,并且用创造条件让护理人员与这些"明星"认识、对话和商榷问题等方式,让员工明白,这些"明星"不是天生的,也是普通的护理人员锻炼成长起来的,只要自己努力,也一定能够成为业界"名人"。另一方面,在医院的制度上、工作安排上,为护理人员创造成名的条件,如设立以护士个人名字命名的栏目,尽可能安排他们在各种"出头露面"的活动上亮相等。这种"明星激励法"并未增加医院任何成本,只是给员工制定了具体的、具有美好前景和诱惑力、同时又现实可行的奋斗目标。这样的激励作用迅速收到了成效,短短的半年时间,该医院护理人员在敬业精神、工作态度、工作能力等方面都有了明显的提高,服务质量大大提升。这是一种花费小、效果佳的激励方式,堪称该行业激励的典范。

2. 失败的案例:陈院长的"目标管理法"

B医院是一家从事耳鼻喉专科的民营医院,医院规模不大,50人左右。医院经过几年的打拼,在本地区小有名气,并占有一定的市场规模。随着市场竞争的激烈,为了继续保持医院的快速发展,提高员工的积极性,该医院陈院长借鉴当时业界较为风行的"目标管理法",对员工进行目标管理。

医院希望达到第二年实现收入翻番的目标,因此,根据第二年医院收入的预测将其收入的预测定为上一年度的两倍,并将这一医院收入预测自上而下分配到每一科室,再由各科室分配到每位医生头上,取消了原执行的按科室收入比例提成制度,改为未完成任务时只有极低提成、超额完成任务则有巨额提成。表面上看来,如果业绩真的如医院所愿,能够继续快速增长,优秀医生在超额完成任务后,收入将大幅度提高,而对于不能完成任务的"不合格"医生,医院又降低了花在他们身上的成本,这似乎是一举两得的好事。但该院的医生们在仔细分析后发现,由于该医院所处市场环境竞争加剧,医院服务产品优势逐渐丧失,而且医院在资金实力、内部管理、配套服务等方面跟不上快速增长的需要,几乎无人有信心完成两倍于前一年的收入业绩。多数医生产生了"被愚弄"的情绪。一年之后进行核算,全医院没有一个人能得到高额提成,核心技术人员流失殆尽。两年后,该医院已濒临倒闭。

3. 两个案例的启示

(1) 激励所采取的方案是否能够在满足组织利益的前提下满足员工的切身需要。

(2) 激励措施是否现实可行,并为员工所认可和接受。

(3) 在实施激励的过程中,组织是否提供了必要的资源支持。

4. 激励过程中需注意的问题

(1) 需要为员工创造发挥潜力的环境。

(2) 在现阶段,组织应更多地以物质激励为主。

(3) 不能单纯依靠物质激励的手段,应注意物质激励和精神激励相结合。

二、协调艺术

(一) 定义

由于人与人之间存在着各种差异性(包括知识、经验、岗位职务、信息来源、看问题的角度和方法、所处环境等),对于同一个问题会有不同的看法和处理方法,于是就产生了矛盾,这种矛盾的激化就是冲突。

冲突可以表现为多种形式,组织中存在冲突是必然的。

如何面对和处理冲突,是一个优秀领导应该具有的艺术手段。

(二) 面对和处理冲突的方法

1. 果断刹车法

适用情境:处理紧急事件或原则性问题时发生"不健康的冲突",这种冲突使工作受到极大的影响,工作的规则和纪律受到了严重的侵犯和挑战。

优点:为了维护纪律的严肃性和组织的利益,争取时间以避免更大的损失。

2. 韬光养晦法

适用情境:可能冲突各方都是正确的,均不违反原则,只是大家考虑的出发点不同而已。

优点:可以维持同事间良好的合作基础,树立自己友好的声誉,不给别人留下固执、偏执的印象。

3. 大度谦让法

适用情境:面对的是"鸡毛蒜皮"的冲突,结果难以预料的冲突,双方权力相当的冲突,没必要浪费时间的冲突,没有必要"闹翻脸"的冲突。

优点:把精力集中在处理关键事务上。

4. 退避三舍法

适用情境:争论的过程中发现自己的观点错了,冲突在发展的过程中已经"跑题"。

优点:以退为进,以免在不必要的冲突上浪费自己的时间或暴露出自己不想公开的想法。

5. 开诚合作法

适用情境:面对的是有利于组织发展的冲突(健康的冲突)。

优点:可以体现自己真诚的态度,改善与下属的感情并发挥集体的智慧。

(三) 组织的生命周期

组织的生命周期如图1-9所示。

(1) 创业阶段。起初,组织是小规模的、非官僚制的。高层管理者确定结构和控制系统,组织的精力侧重于生存和单一产品的生产或服务。

(2) 集体化阶段。这是组织的青年期。组织成长迅速,雇员受到激励并服从组

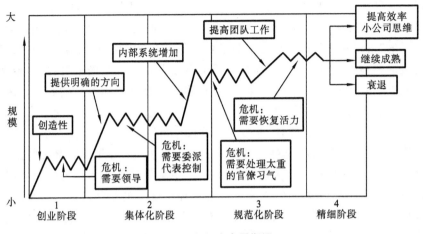

图 1-9 组织生命周期图

织的使命,尽管某些程序正在出现,但其结构仍然是非规范的。继续成长是组织的主要目标。

(3) 规范化阶段。组织进入中年期并出现官僚制特征。组织增加了集团人员、规范化程序,并建立了清晰的层级制和劳动分工。创新可能通过建立独立的研究和开发部门来实现。主要目标是保持内部稳定性和扩大市场。高层管理者必须实行委派,但也实施规范的控制程序。

(4) 精细阶段。成熟的组织是巨大的和官僚化的,并拥有广泛的控制系统、规章和程序。组织管理者试图在官僚制中发展团队导向制以阻止进一步官僚化。高层管理者也忙于建立一个完全的组织。组织的形象和名誉是重要的。创新通过使研究与开发部门机构化来实现。

组织的成长要经过生命周期的各个阶段,并且每个阶段都与组织结构、控制系统、目标和创新的具体特点相联系。一个优秀的领导应该非常清楚自己的组织处于哪个生命周期,并成为一艘"破冰船",善于打破坚冰,主动地发起健康的冲突,同时也应该是个"水利专家",善于疏通河道,正确地管理和引导冲突。

阅读材料

影响激励取得成功的主要因素

1. 激励所采取的方案本身是否在满足组织利益前提下,能够满足员工的切身需要

从 A 医院的情况来看,肖先生激励员工的目的很明确。从医院角度,培养出了高素质员工并充分发挥了他们的潜能;对于员工本人来说,其能力的提高、声誉的确立也会直接带来其自身利益的增加。事实也证明了这一点,经过激励后的员工自身

潜力得到了极大发挥,收入也相应增加,不少人还成为业界抢手的"俏货"。当然,A医院的管理者在优秀员工流失这一点上观念开明,他们认定作为一家学习型组织,应成为业界的"黄埔军校",已经成名的员工要离开也不勉强挽留,而应依赖更多低成本并极富进取精神的"学员"去打拼市场。而B医院从激励的目的来看,更多地考虑了医院的利益——医院收入增加、成本降低,而没有更多地考虑员工的利益。因此,从激励的出发点来看,过于一厢情愿,最终没有达到激励的目的。

2. 激励措施是否现实可行,并为员工所认可和接受

A医院方面,其激励措施对员工个人有利而无弊,他们自身虽然会付出一定的努力——更多地加班,更为积极地分析和思考,更加勤恳地工作,但这一牺牲相对于可能取得的重大回报是值得的,事实上医院为他们确立的激励目标对几乎所有员工都极有诱惑力;同时医院管理层采取各种措施引导员工,为他们指明成为优秀护士的方法和途径,向他们传授"成名"的秘诀,让员工认识到成功其实并非遥不可及,因此,在激励过程中,员工普遍积极响应、主动配合。而B医院员工在认真核算过医院对他们的考核标准后,失望地发现医院并没有从实际出发,而是主观地设置绩效目标,即使经过超常努力,也很难达到医院的目标,在完成任务之前,收入却不会因业绩的增长而提高。因此,从目标管理一开始推行,就受到了员工心理上的抵制和排斥,医院又未能及时发现员工的这一趋向而采取补救措施,以致最后激励失败,并导致核心员工的大量流失,医院发展的基础也受到动摇。

3. 在实施激励的过程中,组织是否提供了必要的资源支持

A医院在实施激励的过程中,其管理者不是单方面地为员工设置激励目标,而是为其提供必要的资源支持,即针对每个员工的不同特点和水平的差异,分别为其设定瞄准的目标对象——知名护士,并对这一目标对象进行具体的分析,即其优秀、值得借鉴的地方在哪里,员工如何进行学习,并进行较为详细的指导和帮助;并且,医院还利用各种资源,创造员工近距离甚至零距离接触"名人"的机会,创造员工成名的机会,因此,其激励最后才能落到实处,从资源上保证了员工能够实现激励的目标。在B医院中,情况就大不一样,其管理者从主观的、自身需要的角度选择了目标管理法,其目标的客观性、可操作性、可实现程度就值得怀疑。更重要的是,在激励过程中,医院未能提供必要的资源支持,如资金、技术、后勤服务等。员工在工作过程中,随着业务量的增加,售前服务的费用增加,对医院技术支持力度的需求增加,对后续服务的需求增加,而医院没有认真考虑这些因素,更没有采取相应措施,因此常常不能满足临床科室的发展要求,并且随着优秀员工流失,这一情况越来越严重,患者对医院的服务越来越不满,员工增加收入的目标越来越难以实现,如此恶性循环,最终导致医院濒临倒闭。

在组织对员工进行激励的过程中,我们还可以发现其他一些值得注意的问题,集中起来主要是以下几点。

(1) 需要为员工创造发挥潜力的环境。

C公司是近年来发展势头旺盛的药品制造企业,十多年前,它由一家投资数十万元的小厂起步,由于经营得当,又遇上良好的发展机遇,到今天已成为全国知名的药品制造巨头之一。该公司是民营企业,近年来随着市场竞争的加剧,其总裁迫切感受到需要从根本上解决企业内部管理混乱的问题,因此,曾经一次性以高薪招聘七名拥有名牌大学硕士学位、经验丰富的管理人才加盟企业。

但在经过一年的磨合之后,除一名员工选择继续留在企业从事销售管理工作外,其他六名高级人才都不约而同地选择了离开。其原因是相似的,即认为企业虽然花高薪引进了他们,由于历史的原因,家族式的管理模式并未从根本上改变,而总裁只希望他们能在现有的状况下利用他们的经验和专业知识解决一些表层的问题。实行管理制度化,就必然会进行部门和岗位的调整,而这必然会涉及部分老员工的切身利益,这些老员工有的是企业元老,有的是总裁的亲戚、朋友,由于缺乏有效的来自最高管理层的权力支持,企业管理流程的改革不了了之,无奈之下他们只能选择离开。

(2) 在现阶段,组织应更多地以物质激励为主。

根据马斯洛的需求层次理论,员工的需求是分层次的,当基层的需求没有得到有效的满足时,相对高层需求的激励的效果也会弱化。从目前的经济发展水平来看,绝大多数员工还是处于往小康迈步的阶段,对于他们来说,物质方面的要求还远远没有得到满足。因此,组织在为员工制定激励措施时,是否能因人制宜,满足不同员工的不同需要,是激励能否取得成效的一个关键因素。

小李是一家近年来发展势头强劲的医疗器械产品生产厂家的片区销售经理,由于其才能出众,其片区销售业绩年年稳居公司的前三名。为激励小李发挥更大潜力,公司总裁将其提拔到副总经理的职位,主管全公司的销售业务。刚上任时,小李铆足了劲,取得了不俗的业绩,公司销售业绩稳步上升。但三个月后,当小李拿到公司发放的季度奖金后,心却凉了半截,他的季度奖金甚至没有担任片区销售经理时的三分之一。小李左思右想,终于鼓足勇气,向总裁提出回原岗位工作。总裁弄清了原因,在经过董事会协商讨论之后,提出了新的关于副总经理职位的薪酬计算方法,尽管仍然不足以达到小李原有的提成收入,但相差不大,同时还获得新的锻炼机会和一定数量的股票期权。薪酬问题解决了,小李继续留在副总经理的职位上。第二年,该公司一跃而成为该行业独一无二的控制者,其市场份额占国内市场的70%以上。

(3) 不能单纯依靠物质激励的手段,应注意物质激励和精神激励相结合。

物质激励手段在一定程度上可以对员工进行有效激励,但根据双因素激励理论的解释,缺少了物质因素,员工会不满,但仅有这些因素,而缺乏精神方面的激励,诸如宽松的工作氛围、较多的锻炼机会、上司的表扬和奖励等,也不能对员工起到足够的激励作用。对员工进行精神方面的激励方式也很多,有的方法并不一定需要花费很大的精力,同样可以收到事半功倍的效果。比如,有的政府机关领导常利用午餐时间同下属就某一实际问题展开讨论,引导员工进行思考,想出解决方案,这样既不花费太多的资源,又达到了思考和锻炼的目的。又比如,在职工参加培训项目回来以后,可以由他们向机关的其他未参加培训的职工进行讲解。这样,前者可以巩固所学的知识,后者也接触到了新知识,两全其美。再比如,领导可以事先给员工出一道思考题目,如果员工能够想出较好的解决方案,则进行口头鼓励,从而调动大家学习和思考的积极性。在这样的氛围中,下属感到自己受到了领导的注意和重视,他们会认识到自己工作的价值,这样的激励效果也是十分理想的。

第六课 艾滋病防治工作中的多部门合作

学习目标

(1) 了解艾滋病防治工作中多部门合作的国家政策与要求。
(2) 掌握多部门合作支持艾滋病防治工作的实践指南。
(3) 知晓卫生部门在多部门合作支持艾滋病防治工作中的角色与职责。
(4) 掌握多部门政府机构在艾滋病防治工作中的角色和职责。

所需时间 105 分钟

课程内容具体安排
内容一:艾滋病防治工作中多部门合作的国家政策与要求。
　　教学方法:PPT 教学、小讲课、小测验
　　所需材料:PPT、白纸、笔
　　所需时间:30 分钟
内容二:关于多部门合作支持艾滋病防治工作的实践指南。
　　教学方法:PPT 教学、小讲课
　　所需材料:PPT
　　所需时间:15 分钟
内容三:卫生部门在多部门合作支持艾滋病防治工作中的角色和职责。
　　教学方法:PPT 教学、快速反应、小组讨论
　　所需材料:PPT、白纸、笔
　　所需时间:30 分钟
内容四:把握多部门政府机构在艾滋病防治工作中角色与职责。
　　教学方法:PPT 教学、小组讨论、案例教学
　　所需材料:PPT、白纸、笔
　　所需时间:30 分钟

艾滋病防治工作中的多部门合作

一、多部门合作情况

(1) 政府各部门对艾滋病工作重要性的认识近年来逐步提高,各部门结合行业

特点,积极参与艾滋病防治项目,开展了大量艾滋病宣传教育和行为干预工作。

(2) 省(自治区)公安厅结合禁毒工作,针对社会公众、公安民警和吸毒人群开展了艾滋病防治宣传教育。

(3) 省(自治区)司法厅所属的劳教局、监狱局,妇联,计生委,教育厅,共青团等部门在中澳项目和世界银行贷款卫生Ⅸ项目的支持下开展了有针对性的艾滋病防治活动。

(4) 省(自治区)有一定数量的确认实验室和初筛实验室。

(5) 省(自治区)设有国家级血清学监测哨点、综合监测哨点,省(自治区)级监测哨点和横断面监测点。监测人群包括吸毒者、暗娼、性病患者、长途卡车司机、孕产妇、结核病患者、医院无关联人群和煤矿工人等。

(6) 开展针对"二劳"和"社区"艾滋病大筛查工作。

(7) 逐步落实"四免一关怀"政策。

(8) 建立了技术支持机构,成立了自治区治疗专家组。

(9) 在马丁基金、福特基金会、中澳项目的支持下,开展临床医护人员培训。

(10) 积极开展抗病毒治疗。

(11) 在艾滋病防治综合示范区和其他地区开展相应关怀活动。

二、多部门参与的途径

(1) 自上而下的协调机制:政府倡导,促进参与。

(2) 自下而上的沟通机制:自愿参与,相互协作。

(3) 国家的策略、工作原则和方针。

① 政府主导。

② 多部门参与。

③ 全社会动员,其核心是政府和政府各部门。

④ 政府的承诺与行动。

⑤ 高层领导的重视。

⑥ 成立国艾办。

三、多部门参与的重要性

(1) 艾滋病是一个公共卫生问题,与行为相关,与国家及地区的政治、经济、文化、法律、道德等相关,是一个重大的社会发展问题。仅仅依靠医疗系统和医务工作者不可能解决艾滋病蔓延的问题,需要社会各界的参与。

(2) 建立良好的政策支持体系与社会环境。预留法律和政策空间,有利于监测和干预。需要加强政府与公众对艾滋病及感染者的正确认识,改变传统的道德偏见和误解,消除歧视。

(3) 综合防治的需要。防治艾滋病需要各个部门的参与,从部门职责和部门优势出发,将艾滋病综合防治纳入常规工作。

四、倡导

(一)倡导的意义

(1)鼓励和敦促某种有利于社会发展的相对较新的方式或理念,使之影响公共政策的制定和实施。

(2)倡导本身就是一种有效解决社会问题的方法。

(3)倡导就是影响有权、有资源的人,对无权、无资源的人更公平,更负责任。

(4)倡导不是对抗,只是提出和提倡某种观点。

(二)有效的倡导的作用

(1)影响和教育领导人、政策制定者和执行者。

(2)改革现行的政策和法律,发展新的计划。

(3)创造更民主、更透明的决策机制。

(三)倡导的方式

(1)游说政府。

(2)影响意识。

(3)动员公众。

(4)利用媒体。

(5)其他具体方式还有很多,如政策研究、模拟情景、公开讨论等。

(四)倡导的程序

倡导是一个变化的过程,即确定问题——将什么问题列入议事日程。

(1)明确目标——具体的,并产生倡导策略。

(2)选择对象——谁对决策有影响力。

(3)传递的信息和内容——如何更好地沟通。

(4)建立支持网络——寻找适当的和更多的支持者。

(5)实施倡导——采取行动,协调一致。

(6)效果评估——总结效果,制订下一步的工作计划。

(五)倡导的要素

(1)参与——鼓励相关利益方(stakeholders)的参与。

(2)代表——是否得到信任,尊重内部的不同意见。

(3)公信——来自政府、支持者、资助者等。

(4)非暴力——和平亲和策略的方式更容易得到支持和信任,从而改变态度和行为。

(5)双赢——使决策者变成你的倡导者。

讨论：如何在中国倡导自愿咨询检测？

五、艾滋病防治的资源

艾滋病防治的资源是指一切支持、促进和影响艾滋病防治工作的人力、组织机构、经费、物资、咨询、社会联系和相关的环境因素。

（1）直接资源和间接资源：人、财、物和技术、政策、社会关系、信息、经验等。

（2）政府内部资源：稳固和持续的政策与人力、机制、资金、号召力。

（3）国际资源：丰富的经验、合作的伙伴、资金的来源。

（4）社会资源：社群/社区的需求、公众的关注。

（5）企业资源：良好的管理经验、社会责任。

（6）媒体资源：沟通的途径、倡导的先锋。

（7）学术资源：研究的力量、人才的培养。

六、艾滋病防治多部门参与中的民间组织

（一）基本概念

（1）这是一个非常宽泛的概念：包括非政府组织、第三部门、非营利机构、社会公民、社会团体、民间组织等。

（2）主要起源与发展：基督教的影响、人道主义的援助和慈善事业。

（3）中国称为社会团体和民办非企业，此外还有大量社区组织活跃在基层，从事环保、卫生、教育、科研、文化、扶贫、法律援助、社会福利等领域的公益活动和社会服务。

（二）政府组织的非政府组织（GONGO）

（1）GONGO并非是中国特色。

（2）GONGO是政府与民间组织的桥梁：在第四届全国非政府组织防治艾滋病联席会议上，在中国性病艾滋病防治协会的协调下，140多个组织达成《共同行动准则》。

（3）同区域的组织共同投入到艾滋病防治工作，如性病艾滋病防治协会、计生协会、红十字会、扶贫基金会、工商联等。

（三）民间组织类型

（1）在特定人群中开展工作，提供服务和关爱（如孤儿照顾、毒品伤害控制等）的组织。

（2）为创造更好的艾滋病防治的社会和政策条件而开展研究和倡导工作的组织。

（3）在高校中开展同伴教育的社团。

（4）背景组织，如西双版纳的佛光之家。

(5) 具有性别视角的工作组织。
(6) 脆弱人群组织:①感染者小组;②吸毒人群支持小组。

(四) 民间组织的工作领域

(1) 受艾滋病影响的儿童。
(2) 同性恋者。
(3) 感染者。
(4) 流动人口。
(5) 青少年。
(6) 性工作者。

(五) 民间组织的特点

(1) GONGO 占主导地位。
(2) 自发组织(民间组织)的资金和技术主要依赖国际社会和政府扶持,缺乏更强的独立性。
(3) 法律地位的取得还有一定的困难(很多组织没有注册)。
(4) 受到资金和能力的限制,发展很缓慢。
(5) 数量在逐步增加,但是良莠不齐。
(6) 地区和地域特征明显。

(六) 民间组织的优势

(1) 深入社群/社区,了解基层情况。
(2) 较早开展工作,具有丰富的经验。
(3) 得到了政府的支持。
(4) 是艾滋病防治的重要力量。

(七) 民间组织参与艾滋病防治案例

全国总工会的艾滋病防治工作如下。

1. 机构简介

(1) 全国总工会是工人阶级的群众组织,成立于1925年5月1日,现拥有会员1.3亿人。
(2) 全国有31个省(市)(不包括台湾省)级总工会,10个全国性产业工会,13个职能部门。
(3) 工会的基本职责是维护职工的合法权益,包括保护职工在生产中的安全与健康。

2. 工会组织的对策

(1) 成立了全国总工会预防控制艾滋病领导小组和工作小组。
(2) 制定了《中国工会预防控制艾滋病战略规划》。
(3) 与卫生部、劳动和社会保障部和中国企业联合会、中国企业家协会联合下发了《中国职工红丝带健康行动的通知》。

(4) 投入配套资金。

(5) 编辑《职工预防控制艾滋病知识百题问答》小册子。

(6) 开展宣传教育活动。

(7) 开展国内外项目的合作。

3. 工会在艾滋病防治工作中的职责与任务

(1) 为控制艾滋病的蔓延,下发国务院制定的相关文件。

(2) 根据《中国预防与控制艾滋病中长期规划》和《行动计划》中多部门合作防治艾滋病的要求开展工作。

(3)《国务院各部委(团体)关于预防控制艾滋病的工作职责》要求:工会的职责是负责职工防治艾滋病的普及教育,积极维护艾滋病患者和病毒感染者的合法权益。

(4) 根据全国总工会预防控制艾滋病领导小组及工作小组的职责和任务,配合有关方面做好防治艾滋病知识的宣传教育工作。

4. 实践

(1) 1996 年作为国艾办的成员单位,开始参加会议,1998 年开始参与这项工作。

(2) 2000 年开始参与澳援项目,有福建、山西、广西 3 个省(自治区)参与。

(3) 2006 年 8 月开展全国的艾滋病知识竞赛。

(4) 全国总工会文工团排练艾滋病防治节目,到各地演出。

(5) 劳动关系学院举办地市级工会主席培训班,学员覆盖全国。

(6) 举办全国建筑工会主席培训班,学员共 70 人,覆盖全国。

5. 扩展

(1) 2002 年,各省开始办培训班,经费来自工会的配套经费。成立中华全国总工会预防控制艾滋病领导小组,工作全面铺开。

(2) 2004 年制定了《中国工会预防控制艾滋病战略规划(2004—2010 年)》和启动中国职工红丝带健康行动。

讨论:把握多部门政府机构在艾滋病防治工作中的角色与职责。

阅读材料

发挥党校在预防控制艾滋病中的作用

中央党校科学社会主义教研室

1. 目标

通过对中央党校在校学员的培训,增加对 HIV/AIDS 相关知识的认知,提高领导干部的艾滋病防治工作意识,改变不利于 HIV/AIDS 控制的态度和观念,为控制 HIV/AIDS 创造良好的政策环境。

2. 背景

1998年5月,国务院批准了《中国预防与控制艾滋病中长期规划》,为开展艾滋病预防与控制工作提供了纲领性文件。党的各级领导干部都是《中国预防与控制艾滋病中长期规划》的具体执行者。如果他们缺乏 HIV/AIDS 的相关知识,对 HIV/AIDS 在中国蔓延的现状和前景缺乏必要的警觉,这对《中国预防与控制艾滋病中长期规划》的实施是极为不利的。因此,针对以上情况,该项目计划以中央党校为平台,让两年内在党校学习的部分中高级领导干部先后参加二期研讨会学习。通过培训和研讨让他们了解 HIV/AIDS 相关知识、HIV/AIDS 对国家的危害程度、流行趋势及预防控制对策。这对于《中国预防与控制艾滋病中长期规划》的实施,对将来有关政策的开发、机构建设及相关法律法规的建设会有较大的促进作用。

3. 项目活动

2001年11月9日,中央党校社会发展研究所和培训部联合组织了题为"我们面对着艾滋病——形势与政策"的报告会,正在中央党校学习的部分厅局级领导干部参加了报告会。几位在我国艾滋病防治领域很有影响的专家到会作了报告。半年后,又组织了10位厅局级学员参加了艾滋病防治政策研讨,就目前法规政策的重要性、可行性防治政策和手段等问题提出了意见和建议。卫生部艾滋病预防控制中心领导参加了研讨会。

讲课内容涉及性病艾滋病的基本常识、流行趋势、高危人群的范围以及与普通人群的关系、形势分析与对策等。

为了评估培训和研讨的效果,项目组进行了三次问卷调查(报告会前、报告会后、研讨会后),问卷内容包括艾滋病基本知识以及相关政策、法规等。

4. 结果

共有195人次参加了以上研讨活动。他们是正在党校学习的西部班学员以及中青班四个支部的学员,是来自全国31个省、市、自治区和澳门特别行政区各行各业的厅局级领导干部。对其中109人进行了基线调查,对76人进行了培训后效果评估调查,对10人进行了研讨会后调查。

基线调查发现,这些学员对艾滋病及相关问题认知程度较低,表现为:对艾滋病防治政策不够了解,对艾滋病蔓延的形势估计不足,对艾滋病本身知之甚少。部分领导干部对艾滋病的态度方面则存在明显的漠视,认为防治艾滋病与自己的工作无关。也有部分领导干部存在对艾滋病病毒感染者和患者的歧视,表现为主张限制和剥夺艾滋病患者及亲属的工作、生活权利。最典型的歧视表现为对"如果您的属下感染了艾滋病病毒,您主张如何处理?"这一问题的回答,有18%的党政领导干部选择"公开他的病情并解除他的工作"。

评估调查发现,进行研讨与培训后,艾滋病预防控制政策的普及和倡导的效果明显,基本清除了参与者在艾滋病防治政策上的盲点,对政策相关内容的了解达到90%左右。参与者的责任意识也明显提高,认为防治艾滋病工作与自己有关的上升

33%。培训活动在澄清艾滋病传播途径的误解方面成效较大,参与者再无一人担心"握手"、"共餐"、"谈话"会传染艾滋病。所有参与者都同意:"正视黄毒问题的同时加强管理,也可以控制艾滋病扩散",建立政府领导、多部门合作、全社会参与的机制,是预防与控制艾滋病流行的关键。

其他研讨成果包括:①编写了两本参考资料,《形势与政策——中央党校防治艾滋病政策研讨班参考资料》、《我们面对着艾滋病——中央党校防治艾滋病政策研讨班参考资料》;②公开发表两篇文章,2002年8月16日《中国教育报》《祛除艾滋病防治之梗》,2002年7月20日第29期《新民周刊》《艾滋病冰山与本世纪泰坦尼克》;③一份图片报道,2002年6月21日《光明日报》第二版图片新闻;④一份内参报告。

5. 经验

中高级领导干部是一个极为特殊和重要的群体,他们是政策的制定者和具体实施者,对中国具有极大的政治影响力及社会影响力。该项目正是利用了这一特点,在中央党校这一中高级领导干部聚集的地方,针对对HIV/AIDS防治政策的制定和实施最有影响的人群,采用专家开发领导层、领导推动工作的互动环节,以期推动我国HIV/AIDS的防治工作。

在中央党校这样高度组织化、程序化的单位开展针对单一疾病——艾滋病的培训和研讨,其工作技巧是,从领导干部作为政策的制定者和执行者的工作需求出发,从政策研讨的角度切入,容易获得党校领导的理解和支持。

党校开展艾滋病知识培训和有关政策研讨工作也有其局限性:

(1) 培训次数少,参加学员少;

(2) 培训内容单一,最好能针对学员需求增加一些与HIV/AIDS相关的社会人文内容,如突出政策、法律等在HIV/AIDS防治中的作用,HIV/AIDS与社会及社会性别不平等的关系;

(3) 研讨会调查问卷的样本例数不多,不适合进行定量分析。

更深入的工作有待发展,如可通过邮件或电话随访调查,了解党政学员在接受党校HIV/AIDS防治的培训和研讨后的远期效果,如是否进行了宣传、有无相应的政策出台和我国预防控制艾滋病中长期规划的贯彻落实等。

6. 点评

该项目符合中英项目最佳实践备忘清单中有关"倡导"的精神,具有一定的适宜性、可推广性和高效性。

(1) 适宜性。

泰国、乌干达在HIV严重流行后,经过数年的努力,其国内的HIV/AIDS流行趋势得到了控制,其中一条成功的经验就是政府的承诺和政府在HIV/AIDS控制中发挥了良好的领导作用。在我国,政府部门及各级领导在各行各业开展的工作中起着举足轻重的作用,这一点在我国HIV/AIDS预防和控制中也毫不例外。这是因为HIV/AIDS不仅仅是个医学问题,而且是涉及许多像吸毒、卖淫嫖娼、社会不平等、社会性别不平等、市场经济、全球化、城市化等诸多因素的社会问题。从这个意义上看,政府及领导对我国 HIV/AIDS 的预防控制起着不可替代的作用。

(2) 可推广性。

我国已有自上而下的党校系统。中央党校对全国范围内党政领导干部进行 HIV/AIDS 相关内容的培训,在开发领导层方面起到了很好的示范作用,如果全国各地不同级别的党校都能加以效仿并使之制度化,将为我国 HIV/AIDS 预防控制培养最强有力的人才。

(3) 高效性。

一项正确的、可有效预防控制 HIV/AIDS 政策的制定和实施,能使许多人避免感染 HIV,能拯救无数人的生命,而这样的政策有赖于政府及领导对 HIV/AIDS 问题的认识和理解。通过培训、研讨的方式加强高层领导对这一问题的认识,对于为艾滋病防治创造更好的支持环境能起到积极的作用。同时,在党校这一干部集中的平台上,研讨和培训的工作成本低、效益高。这种经验值得在全国省、地、县各级党校中加以推广。

第二单元 计划编制

学习目标

(1) 了解认识计划编制的概况。
(2) 了解艾滋病防治多部门合作的背景。
(3) 了解艾滋病防治战略规划,进行形势分析与应对分析。
(4) 确定艾滋病防治工作领域的关键问题。
(5) 提高确定规划与计划目标、策略与活动方案的能力。
(6) 掌握项目计划书与工作计划书的版本框架,并提高计划书撰写能力。

所需时间 6 小时 40 分

单元及课程	学习目标和 KSA 目标	所需时间	所需材料
第二单元	计划编制	6 小时 40 分钟	
第一课 计划编制概况	(1) 了解规划、项目计划、工作计划的区别 (2) 了解计划的重要性及目的 (3) 掌握制订计划(规划)的基本过程和主要步骤	40 分钟	白纸、笔、PPT
第二课 形势分析与应对分析	(1) 了解什么是形势分析与应对分析 (2) 提高形势分析与应对分析的能力	120 分钟	白纸、笔、PPT、小礼品
第三课 确定艾滋病防治工作领域的关键问题	(1) 了解艾滋病防治工作计划的制订原则 (2) 如何确定艾滋病防治工作领域的关键问题 (3) 提高确定工作计划中优先排序的能力	40 分钟	白纸、笔、PPT 案例
第四课 规划与计划目标策略与活动方案的确定	(1) 了解项目设计层次图 (2) 了解目标策略与活动方案的区别 (3) 掌握制定目标策略与活动方案的方法	80 分钟	白纸、笔、PPT 案例
第五课 项目计划书与工作计划书的版本框架	(1) 掌握计划书的基本格式 (2) 提高区分好的计划书与差的计划书的能力 (3) 提高编制计划书的能力	120 分钟	白纸、笔、PPT 案例

第一课　计划编制概况

学习目标

（1）了解规划、项目计划与工作计划的区别。
（2）了解计划的重要性及目的。
（3）掌握制订计划（规划）的基本过程及步骤。

所需时间　40分钟

课程内容具体安排

内容一：了解规划、项目计划与工作计划的区别。
　　教学方法：课堂提问与PPT教学
　　所需材料：白纸、笔、PPT
　　所需时间：10分钟

内容二：了解计划的重要性及目的。
　　教学方法：课堂提问与PPT教学
　　所需材料：白纸、笔、PPT
　　所需时间：10分钟

内容三：掌握制订计划（规划）的基本过程及主要步骤。
　　教学方法：课堂提问与PPT教学
　　所需材料：白纸、笔、PPT
　　所需时间：20分钟

计划编制概况

一、计划的概念

计划是管理的首要职能。经济社会的发展是有序的，经济发展的资源是相对稀缺的，这种有序性和稀缺性决定了经济工作的计划性。经济活动的效益取决于管理水平。管理水平越高，经济活动的效益越大，而计划工作是一切管理活动的开始，并贯穿整个管理过程。

计划是指对未来行动的规划，是管理的首要职能，它是由欧洲的管理者法约尔提出的。管理工作有狭义和广义之分。广义的计划工作是指制订计划、执行计划和检查计划执行情况三个紧密衔接的工作过程。狭义的计划工作是指制订计划，也就是说，根据实际情况，通过科学地预测，权衡客观的需要和主观的可能，提出在未来一定时期内要达到的目标，以及实现目标的途径，它是使组织中各种活动有条不紊地开展的保证。计划工作还是一种需要运用智力和发挥创造力的过程，它要高瞻远瞩地制定目标和战略,严密地规划和部署,把决策建立在反复权衡的基础上。

美国管理学家孔茨解释:"计划工作就是预先决定做什么,如何做和谁去做,计划工作就是在我们所处的地方和要去的地方之间铺路搭桥。"孔茨将组织的宗旨、方针政策、目标、程序、规章、预算等的制定和实施都纳入计划工作,使计划的含义广泛而丰富。

二、计划工作的性质

任何事物都有其特性,理解事物的性质是为了更好地把握事物的发展的未来。计划工作的性质可以概括为六个主要方面,即目标性、首位性、强制性、弹性、持续性和创新性。

(一) 目标性

每一个计划及其派生计划都旨在促使企业或各类组织的总目标和一定时期目标的实现。计划工作最明白地显示出管理的基本特征和主要职能活动。

(二) 首位性

计划工作相对于其他管理职能处于首位,把计划工作摆在首位,不仅因为从管理过程的角度来看,计划工作先于其他管理职能,而且因为在某些场合,计划工作是付诸实施的唯一管理职能。计划工作的结果可能得出一个决策,即不需要进行随后的组织工作、领导工作及控制工作等。例如,对于一个是否建立新工厂的计划研究工作,如果得出的结论是新工厂在经济上是不合算的,那就没有筹建、组织、领导和控制一个新工厂的问题。计划工作摆在首位的原因,还在于计划工作影响和贯穿于组织工作、人员配备、指导和领导工作以及控制工作过程中。

(三) 强制性与弹性

计划既有强制性又有弹性,计划执行过程中,在没有发现其不适应或缺陷之前,执行人应该严格遵守,而不可以轻易变更或废止,这是计划的强制性。当然,计划也不是一成不变的,当继续执行计划将会使组织遭受严重损害或是根本无法执行原计划时,应该在权衡利弊得失之后,果断地修改原计划,以适应特殊情况。

(四) 持续性

计划应当承前启后地将组织的宗旨和目标贯穿其中,从时间的推移中持续地体现出来,过去的计划可以作为将来计划的参考,现在的计划也必须与以后的计划相衔接,这样才不致前后冲突,难以推行。

(五) 创新性

计划工作总是针对需要解决的新问题和可能发生的新变化、新机会而作出决定,因而它是一个创新性的管理过程。计划有点类似于一个产品的设计,它是对管理活动的设计,正如一个新产品的成功在于它的创新一样,计划的成功也在于它的创新性。

综上所述,计划工作是一个指导性、预测性、科学性和创新性很强的管理活动,同时,它又是一项复杂而困难的工作。当前,我国正为实现社会主义现代化建设的宏伟目标而奋斗,我国企业在对外开放的方针下正面临世界市场的激烈竞争环境,形势要求我们迅速提高宏观和微观的管理水平,而加强计划工作、提高计划工作的科学性是全面提高管理水平的前提和关键。

三、规划、项目计划与工作计划的区别

(一)规划

我国的艾滋病综合防治规划如下。

(1)《中国预防与控制艾滋病中长期规划(1998—2010年)》。
(2)《中国遏制与防治艾滋病行动计划(2001—2005年)》。
(3)《中国遏制与防治艾滋病行动计划(2006—2010年)》。

(二)项目计划

(1)确定并描述为完成项目目标所需的各项任务(活动)范围。
(2)确定负责执行项目各项任务(活动)的全部人员。
(3)制定各项任务(活动)的时间进度表。
(4)阐明完成各项任务(活动)所必需的人力、物力、财力。
(5)确定各项任务(活动)的预算。

(三)工作计划

艾滋病防治工作计划是在了解艾滋病流行现状的情况下,确定艾滋病防治相关的问题、确定问题优先领域、分析问题、制定工作目标并提出解决问题的方法的过程。

(四)艾滋病综合防治规划与项目计划、工作计划之间的关系

(1)艾滋病综合防治规划——中长期的计划。
(2)项目计划——以"项目"的形式推动和促进"规划"的实现。
(3)工作计划——针对"规划"和"项目计划"难点而提出的一些具体措施。

四、计划工作的任务

计划工作的任务可以分为六个方面,即做什么(what to do),为什么做(why to do),何时做(when to do it),何地做(where to do it),谁去做(who to do it),怎么做(how to do it)。这六个方面的具体含义如下。

做什么:要明确计划工作的具体任务和要求,明确每一个时期的中心任务和工作重点。例如,企业生产计划工作的任务主要是确定生产哪些产品、生产多少,并合理安排产品投入和产出的数量和进度,在保证按期、按质和按量完成订货合同的前提

下，使生产能力得到尽可能充分的利用。

为什么做：要明确计划工作的宗旨、目标和战略，并论证可行性。实践表明，计划工作人员对组织和企业的宗旨、目标和战略了解得越清楚，认识得越深刻，就越有助于他们在计划工作中发挥主动性和创造性。

何时做：规定计划中各项工作的开始和完成的时间，以便进行有效的控制，平衡能力及资源。

何地做：规定实施的地点和场所，了解计划实施的环境条件和限制条件，以便合理安排计划实施的空间组织和布局。

谁去做：计划不仅要明确规定目标、任务、地点和进度，还应规定由谁负责、由哪个部门负责。例如，开发一种产品要经过产品设计、产品试制、市场开发等多个环节，每个环节的具体事项都应有相应的部门和人员负责相应的工作。

怎么做：制定实现计划的措施及相应的政策和规定，对资源进行合理分配和集中使用，平衡人力和生产能力，综合平衡各种派生计划。

实际上，一个完整的计划还应包括控制标准和考核指标的制定，也就是告诉实施计划的部门或人员，做成什么样、达到什么标准才算是完成了计划。

五、计划的分类

（一）按计划的形式分类

按照不同的表现形式，可以将计划分为宗旨、目标、战略、政策、程序、规则、规划和预算等几种类型。这几种计划的关系可描述为一个等级层次。

（1）宗旨：各种组织的集体经营活动，如果是有意义的，都至少应当有一个目的或使命。这种目的或使命，是社会对该组织的基本要求，我们称之为宗旨。也就是说，宗旨即表明组织是干什么的，应该干什么。

（2）目标：一定时期的目标或各项具体目标是在宗旨的指导下提出的，它具体规定了组织及其各个部门的经营管理活动在一定时期内要达到的具体成果。目标不仅是计划工作的终点，而且也是组织工作、人员配备、指导与领导工作以及控制活动所要到达的结果。

（3）战略：为实现组织或企业长远目标所选择的发展方向、所要确定的行动方针，以及资源分配方针和资源分配方案的一个总纲。战略是指导全局和长远发展的方针，它不需要具体说明企业如何实现目标，因为说明这一切是许多主要的和辅助计划的任务。战略是要指明方向、重点和资源分配的优先次序。

（4）政策：组织在决策时或处理问题时用来指导和沟通思想与行动方针的明文规定。作为明文规定的政策，通常列入计划之中，而一项重大的政策，则往往单独发布。政策将一些问题事先确定下来，避免重复分析，并给其他派生的计划以一个全局性的概貌，从而使主管人员能够控制全局。制定政策还有助于主管人员把职权授予下级。

(5) 程序:程序也是一种计划,它规定了如何处理那些重复发生的例行问题的标准、方法。程序指导如何采取行动,而不能指导如何去思考问题。程序的实质是对所要进行的活动规定时间顺序,因此,程序也是一种工作步骤。

(6) 规则:规则也是一种计划,只不过是一种最简单的计划。它是对具体场合和在具体情况下,允许或不允许采取某种特定行动的规定。规则常常与政策混淆,所以要特别注意区分。规则与政策的区别在于规则在应用中不具有自由处置权,规则与程序的区别在于规则不规定时间顺序,可以把程序看成一系列规则的总和。

(7) 规划:规划是为了实施既定方针所必需的目标、政策、程序、规则、任务分配、执行步骤、使用的资源等而制订的综合性计划。规划有大有小,大的规划如国际的科学技术发展等。大的规划中又包含了许多小的派生规划,而小的规划也会给总规划带来影响,它们相互依存,互相影响。

(8) 预算:作为一种计划,是以数字表示预期结果的一种报告书。它也称为"数字化"的计划,例如,企业中的财务收支预算等。预算也是一种控制方法。

(二) 其他分类

计划的其他分类类型如表 2-1 所示。

表 2-1 计划的其他分类类型

分 类 原 则	计 划 种 类
按计划的时间界限划分	长期计划、中期计划、短期计划
按计划制订者的层次划分	战略性计划、战术性计划、作业计划
按计划的职能标准划分	业务计划、财务计划、人事计划
按计划的范围划分	政策、程序、方法
按计划的约束力划分	指令性计划、指导性计划

六、计划工作的一般程序

计划工作的一般程序如图 2-1 所示。

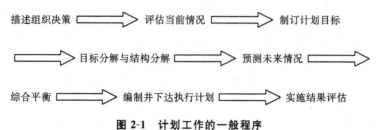

图 2-1 计划工作的一般程序

七、计划的方法

(一) 预测：调查法、趋势预测法、计量经济法

调查法包括观察法、问卷法和访谈法。趋势预测法（或称时间序列分析法）是预测的另外一种方法，它是运用过去的数据和信息来预测未来的发展趋势。计量经济法就是以经济学中关于各种经济关系的学说为根据，运用数理统计的方法，根据实际统计资料，对经济关系进行计量，然后把计量的结果和实际情况进行对照。

(二) 盈亏平衡分析

盈亏平衡分析又称为量本分析法，它根据盈亏平衡点来选择经济合理的产量。它被广泛运用于利润预测、目标成本的控制、生产方案的优选、制定价格等过程中。现在，盈亏平衡分析方法已经成为决策的有力工具，且日益被管理者所重视。

(三) 滚动计划

滚动计划是用来编制和调整长期计划的一种十分有效的方法，它对促进长期、中期、短期计划的衔接是十分有效的。由于长期计划所涉及的时间期限比较长，而计划制订面对的又是未来的工作，未来的不确定性因素很多，因此必然会有许多无法预测和估计到的情况，如果将计划视为一成不变的，那么势必会影响计划工作的经济性和有效性。所以，在编制长期工作计划时，就应该采取"近具体，远概略"的方法，对近期的计划制订得尽量具体，以便于计划的实施；对远期计划只提出大概的要求，使员工明确方向即可。

(四) 网络计划方法

网络计划方法是20世纪50年代国外出现的一种较新的计划方法，它包括各种以网络为基础制订计划的方法，如关键路径法、计划评审技术、组合网络法等。网络技术的原理是把一项工作或项目分成各种作业，然后根据作业顺序进行排列，通过网络的形式对整个工作或项目进行统筹规划和控制，以便用最短的时间和最少的人力、物力、财力资源去完成既定的目标或任务。

综上所述，计划是对未来行动的预先安排，计划是所有管理职能中最基本的方面，它是对未来活动所进行的预先的行动安排，是一种针对未来的筹谋、规划、谋划、策划、企划等。古人所说的"运筹帷幄"，就是对计划职能的最形象的概括。作为一名管理者，必须有能力预测今后可能发生的事情。当一个人开始思考一个问题时，计划就已经开始了。计划是重要的管理职能，管理者要想完成工作，就必须预先计划。

阅读材料

艾滋病综合防治规划

一、目前我国艾滋病防治工作开展的背景

2003年9月22日,在联合国高级别艾滋病防治特别会议上,中国政府向全世界作出控制艾滋病的五项庄严承诺:将艾滋病防治工作作为政府的一项重要工作任务,进一步强化政府的责任,明确目标,加强监督;加强艾滋病医疗救助体系的建设,对经济困难的艾滋病病人提供免费抗病毒治疗药物;完善法律、法规建设,加强对危险行为的干预和预防宣传工作;保护艾滋病感染者和患者的合法权益,体现综合关怀,反对社会歧视;继续扩大艾滋病防治领域的国际合作与交流。

2003年世界艾滋病日,温家宝总理宣布了国家关于艾滋病防治的"四免一关怀"政策,包括:对农民和城市贫困的艾滋病病人提供免费抗逆转录病毒治疗药品,提供免费的艾滋病感染检测,免费提供母婴阻断药品和新生儿检测试剂,为因艾滋病致孤儿童免除学费,为感染艾滋病的家庭提供生活救助和人文关怀。

2004年,国务院下发了《关于切实加强艾滋病防治工作的通知》,进一步明确了"预防为主,防治结合,综合治理"的工作方针。

二、成功的艾滋病综合防治规划受到以下方面影响

(1) 资源调动。
(2) 公民社会的调动、政府支持和投入。
(3) 主要部门和组织领导的实力和类型。
(4) 公私部门的技术和机构的能力。
(5) 部门之间和多部门发展投入的水平。
(6) 资源管理体系。
(7) 规划、资金提供和项目实施的权力下放。
(8) 督导与评估。

三、艾滋病综合防治规划由八个要素组成

1. 战略规划

(1) 确定艾滋病综合防治战略规划的核心原则。
(2) 探讨如何扩大合作伙伴关系,制定确保参与和带动社区参与规则。
(3) 概述利益相关者在规划中的角色。
(4) 描述战略规划过程的步骤,包括优先考虑的区域。
(5) 列举在进行艾滋病综合防治战略规划时利益相关者可解决的关键问题。

(6) 提供一个艾滋病综合防治战略规划个案进行研究。
(7) 提供更多的供进一步阅读的参考文献。

2. 技术策略

(1) 基于下列因素,什么是适当的艾滋病综合防治战略规划技术干预?
——疫情程度和类型;
——项目需求;
——可利用资源。

(2) 在国际和国内采用的技术战略中,哪些技术战略具有以下特点?
——有效而成功;
——具有成本效益;
——可持续。

(3) 技术干预支持艾滋病综合防治战略规划实施的方法如下。
——结合关键的技术干预:资源咨询检测,性传播感染处理,家庭护理。
——为有针对性的预防而组合干预,面向高危人群的有针对性的干预;这些干预包括哪些服务,高危人群的覆盖面如何,哪些工作伙伴能帮助扩大技术干预对高危人群的覆盖面。
——将有针对性的预防整合到其他服务和部门中。

3. 艾滋病综合防治规划的运作:行政管理和资源管理

(1) 如何根据当地需求确立各种组织结构和体系?
(2) 从哪些渠道筹集资金?
(3) 如何确保财务问责制?
(4) 支持国家级资源调动机制。
(5) 各级响应:包括社区级、地市级、省级、国家级。
(6) 将艾滋病防治纳入发展项目中。

4. 非政府组织参与

(1) 非政府组织的重要作用是什么?
(2) 如何推广和扩大现有的项目?
(3) 需要开展哪些新项目?
(4) 保持非政府组织的相对优势。
(5) 制定扩大非政府组织对艾滋病影响的战略。
(6) 改善在艾滋病综合防治规划中政府与非政府组织间的关系。
(7) 利用非政府组织网络支持艾滋病防治综合规划。

5. 人员能力开发

(1) 实施艾滋病综合防治规划需要哪些技术及管理方面的技能?
(2) 如何开发、提高和保持这些技能?

6. 成本核算和资源使用

(1) 需要多大的成本?

(2) 应如何分配资源?

(3) 资源分配的标准是什么?

(4) 成本核算的步骤:

——确定目标人群的覆盖面;

——确定目前及将来的干预覆盖面;

——考虑现存的计划实施制约因素;

——估算成本。

7. 药品和卫生用品供应的管理

(1) 需要哪些药品和卫生用品?

(2) 从哪里得到这些药品和卫生用品?

(3) 如何支付相关费用?

(4) 如何分发和管理这些药品和卫生用品?

8. 督导和评估

(1) 督导和评估对艾滋病综合防治规划有什么影响?

(2) 哪些方面有效?需要改进什么?

(3) 需要进行哪些调整?

(4) 督导和评估与监测的区别何在?

(5) 督导和评估与监测的核心指标和附加指标是什么?

(6) 特殊事宜:

——变化的人群和变化的防治需求;

——机构能力;

——干预覆盖面;

——对关怀和支持项目督导与评估的难点和母婴传播阻断项目;

——评估扩大覆盖面的影响;

——利用数据来促成政策和项目的改变。

四、扩大的、全面的和整合的应对艾滋病(艾滋病综合防治)原则

扩大的、全面的和整合的应对艾滋病(艾滋病综合防治)原则(expanded comprehensive and integrated reslmnse,简称为 ECIR)的项目规划框架具有多项特征,使它有别于其他艾滋病防治规划方法。ECIR 框架的特征如下。

(1) 多部门合作——将公共部门、私营部门、民间团体和艾滋病病毒感染者等利益相关者团结在一起。

(2) 支持地方政府、组织或社区接手项目——提高领导能力和协调能力,确保艾滋病防治项目规划的完整性,而不仅仅是由外部人员或资助机构推动的、毫无关联的

单个项目。提高"三个一"方面的能力,从而在地方、县区、社区层次上管理项目。

(3) 以实证为基础——提供一系列过程和工具来收集和利用"形势与应对"信息,开展优势与不足分析,从而指导行动规划。

(4) 强调责任制和透明度——广泛传播和分享相关的调查、分析和行动计划,从而使整个地区的人都了解项目的信息、总体目标和进展情况。

(5) 促进灵活性——提供各种方法、工具和过程来使县区规划更具战略性和建设性,同时让每个县区都有机会对它们进行改编,从而满足当地需求。

(6) 扩大资源——高效地利用现有资源,寻求资源扩大的机遇,提高当地的实施能力,增强容纳更多项目、服务和行动的能力。

(7) 尊重合法权利——鼓励艾滋病病毒感染者和其他受影响者参与艾滋病防治项目的规划、实施和督导,让他们了解自己在当前政府政策和项目下的合法权利。

五、社区规划八大原则

(1) 包括所有对象:所有感染者、有感染风险的群体或受影响群体都被纳入规划中,包括艾滋病病毒感染者及其家人以及公共部门、私营部门和民间团体的代表。

(2) 具有代表性:特定社区或部门的人代表着社区的价值观、规范和行为。

(3) 积极参与:表现出对所有参与者的尊重、提前通知会议的召开(选择所有人都方便的时间召开会议)、营造一种尊重多样化(不同的价值观、背景、经历和文化)的会议氛围,所有这些都有助于推动与会者积极参与讨论。

(4) 决策平等权:应该给规划小组的所有成员提供相同的信息,他们应该对艾滋病疫情和规划过程有共同的认识,所有人都应该能够平等地影响最终的决策。

(5) 有据可依的决策:计划应尽可能地建立在现有数据的基础上。小组应该能够说明感染群体、受影响群体和有感染风险群体的现状。小组还应了解这些群体的需求和现有资源(包括现有项目),以便找出差距,计划扩大干预的规模或开展新的干预。

(6) 全面:规划小组的主要任务是利用参与式过程制订一份"行动"计划,计划应该基于社区价值观和规范,还应基于主要利益相关者利用最新信息和数据找出的需求和资源之间的差距。

(7) 实施为主:计划是实施项目的一个工具。不管社区内需求的数量和类型如何,项目已经确定并理清了各项干预活动的优先次序。计划应该用于决定哪些人将获得服务、哪些项目将得到资助以及资金主要流向何处。

(8) 持续的过程:应该定期督导、评估和更新计划。

六、制订社区艾滋病综合防治计划的八大步骤

(1) 确定目标人群:确定目标人群的第一步是收集现有数据,数据应该能反映规划小组考虑预防、关怀、支持和治疗干预要覆盖的人群。这些信息包括:①流行病学

资料,包括性病、艾滋病;②导致流行的各种主要危险行为;③导致脆弱性的社会、经济、政治、文化、法律和卫生因素,如卫生服务的可及性、社会性别问题、人口流动、财产权、受教育机会和工作场所等;④艾滋病对社区的当前和预期影响。

讨论:如果现有数据不充分、不可靠或无法给出我们正在寻找的答案,是否需要或能获得更多数据?

(2) 确定目标人群的需求:目标人群需要哪些艾滋病相关的预防、关怀、支持和治疗干预,何时需要以及通过什么方式来开展这些干预,是否具备所需数据和数据是否可靠。

(3) 确定资源/应对:一般从财力、人力、物力和项目几个方面来分析资源。需要提醒规划人员的是,还应考察当前的项目覆盖面和差距、有用的模式、技术资源、合作伙伴之间的差距和应对能力。为了推动县区层次或地方层次的应对评估,规划小组应该考察不同的部门和机构,以便确定部门和机构是否具有下面几个领域的能力:

- 所提供服务的质量和数量;
- 提供所需服务的能力;
- 组织;
- 服务提供者的角色;
- 人力资源政策和管理实践;
- 资源的规划和管理;
- 公共和私营资源的可用性;
- 资助方的支持。

(4) 确定未满足的需求(不足之处分析):资源、应对和需求之间有什么区别?

(5) 确定干预:干预是一系列具体活动,旨在预防艾滋病病毒的传播和为感染者提供关怀、支持或治疗,这些干预应该解决目前无力顾及或没有得到充分满足的需求。

(6) 确定干预重点:根据对社区很重要的决定因素来确定干预的重点。下面的决定因素可以用于选择干预重点:疫情流行状况、目标行为、重点地域、资源水平(负担能力)、实施的领导能力、可行性和社区准备程度(这一点最重要)。

(7) 制订计划:根据前六步收集和分析的信息来制订计划。计划将表明正在开展什么工作、由谁开展、什么时候开展、如何开展和资金从哪里来。计划将确定预期成果,还将包括预算、督导与评估部分。

(8) 督导和更新计划:计划是有"活力"的文档,必须经常对计划进行评估和更新,从而反映最新需求、说明新资源的必要性和反映修改后的工作重点。

第二课　形势分析与应对分析

学习目标

（1）了解艾滋病防治战略规划。
（2）了解什么是形势分析与应对分析。
（3）提高形势分析与应对分析的能力。

所需时间　120 分钟

课程内容具体安排

内容一：了解艾滋病防治战略规划的重要性、步骤及特点。
　　教学方法：课堂提问与 PPT 教学
　　所需材料：白纸、笔、PPT、小礼品
　　所需时间：课堂提问 5 分钟；PPT 教学 10 分钟
内容二：了解形势分析的概念及分析过程，完成形势分析报告。
　　教学方法：课堂提问、PPT 教学与案例讨论
　　所需材料：白纸、笔、PPT、小礼品
　　所需时间：课堂提问 5 分钟；PPT 教学 15 分钟；案例讨论 25 分钟
内容三：了解应对分析的概念及分析过程，完成应对分析报告。
　　教学方法：课堂提问、PPT 教学与案例讨论
　　所需材料：白纸、笔、PPT、小礼品
　　所需时间：课堂提问 5 分钟；PPT 教学 15 分钟；案例讨论 25 分钟
内容四：战略规划制定过程。
　　教学方法：PPT 教学（案例讲解）
　　所需材料：PPT、案例参考资料
　　所需时间：15 分钟

艾滋病防治战略规划
——形势分析与应对分析

艾滋病防治战略规划是本着实事求是的原则，从本地的实际情况出发，在对目前形势和以往工作进行综合分析、评价的基础上，制定近期、中期及远期目标，并设计切实可行的、能适应形势变化的、有效的、可持续的实施步骤和方法，以达到这些目标。

引入制定战略规划的思路和方法，有助于各省和各部门艾滋病防治中长期规划的制定和防治工作的开展。

一、艾滋病防治战略规划制定的过程

艾滋病防治战略规划制定的过程如图2-2所示。

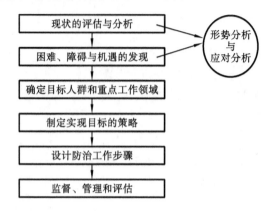

图2-2 艾滋病防治战略规划制定的过程

二、良好战略规划的特点

（1）实事求是，溯本求源。
（2）未雨绸缪，预防为主。
（3）克服阻力，抓住机遇。
（4）确定重点，抓住关键。
（5）政府挂帅，广泛参与。
（6）勇于探索，大胆借鉴。
（7）挖掘潜力，确保资源。
（8）因地制宜，分类指导。

三、战略规划所需调查的重点问题

（一）人口问题

（1）与人口变化有关的指标，如生育率等。
（2）性别结构和年龄结构。
（3）流动人口情况：人口流动的模式、原因及其影响。
（4）地理位置、面积和特征。
（5）行政区划。
（6）交通网络。
（7）生活水平及其差异（包括城镇居民和农民的生活水平）。

（二）健康问题

(1) 公共卫生服务的真实效果（患病率、死亡率等）。
(2) 艾滋病感染数和病例数。
(3) 与艾滋病传播方式相同的疾病的流行情况。
(4) 有关的知识、态度及行为（KAP）信息。

（三）社会问题

(1) 不同文化群组与艾滋病流行相关行为方面的差异及获得服务方面的差异。
(2) 主要宗教及其对性和其他危险性行为的态度。
(3) 不同宗教社区中社会保障和服务的传统。
(4) 高危特征的性行为。
(5) 高危人群、低危人群的重叠程度。
(6) 社会对常见危险行为的态度。
(7) 吸毒方式、针头和消毒设备的来源。
(8) 静脉吸毒者与不吸毒者（包括卖淫妇女）的性关系。
(9) 社会对吸毒者的态度，法律、法规及其执行情况。
(10) 两性的不同性别角色差异，妇女所享有的自主程度。
(11) 结婚和生育模式。

（四）政治、法律、经济问题

(1) 国家指导原则。
(2) 国家或地方整体发展规划与部门规划的关系。
(3) 国家、国际、非政府组织发展基金的使用。
(4) 使得与高危人群联系更加困难的法律。
(5) 禁止或可能造成歧视艾滋病感染者的法律。
(6) 是否有与宪法所赋予的公民权相违背的条款。
(7) 国家或地方可投入的资源。
(8) 随着疫情发展，经济部门所面临的挑战。
(9) 不同社区在分担艾滋病防治费用方面的能力。

（五）社会服务

(1) 教育的覆盖率。
(2) 学校将安全的生活方式教育纳入课程的能力。
(3) 人们获取有关艾滋病信息的渠道和可信度。
(4) 卫生系统的覆盖面。
(5) 卫生系统的人力、物力与财力资源。
(6) 不同人群（特别是高危人群）对医疗卫生服务及专业人员的可接受性和可获得性。

(7) 其他相关机构(妇联、公安、教育、财政、宣传、计生等)和场所。

(六) 合作伙伴

(1) 参与艾滋病防治规划的民间团体有哪些？

(2) 易于与高危人群和易感人群接近的机构有哪些？

(3) 能够在宣传倡导、预防护理方面成为重要的和有效的伙伴的私营机构有哪些？

(4) 研究者及其机构参与艾滋病流行相关研究、生殖健康研究等相关领域的经历和成果。

四、形势分析报告

(1) 明确国家指导原则。

(2) 地区艾滋病流行现状。

(3) 不同人群中影响艾滋病流行传播的主要因素。

(4) 存在于重点领域的不利因素。

(5) 存在于重点领域的有利因素。

(6) 分析结论：明确易感人群和重点领域，发现防治工作的主要障碍和有利条件。

形势分析需要收集资料的种类、内容与来源如表 2-2 所示。

表 2-2 形势分析需要收集资料的种类、内容与来源

资料种类	内　　容	可能来源
地理、交通	地理位置、面积、行政区划、交通(公路、铁路、水路、民航)等资料	交通部门
人口和婚姻情况	① 总人口，出生、死亡状况，性别结构，年龄结构，民族构成，人口分布及城乡人口，妇女儿童等资料； ② 流动人口，包括国外劳务输出，省际、省内、地区内流动劳(民)工、旅游流动人口等资料； ③ 结婚年龄、离婚情况	人口统计、出入境、外来人口管理机构、派出所、民政和劳动等部门
政治、法律和宗教	① 政治与政策，包括政府对艾滋病防治的态度，男女参政议政的差异，男女在接受教育、就业、信息及行动自由上的差异，国家、地方出台的防治艾滋病、性病政策文件等资料； ② 法律及国家机器，包括法律对卖淫、嫖娼、吸毒的规定，相关行动及后果，与预防控制性病、艾滋病有关的法律法规，监狱、劳教、戒毒所、妇教所情况等； ③ 宗教信仰，包括佛教、道教、伊斯兰教、天主教和基督教信仰等情况	政府、司法、教育、卫生、妇联、工会、宗教协会、民委等部门或组织

续表

资料种类	内　　容	可能来源
经济	国民生产总值;城镇居民人均可支配收入、人均消费支出、在岗职工平均工资;农民人均收入、消费支出;城乡生活水平差异、下岗职工、农村贫困人口等资料	财政、民政、统计部门
文化教育	大学及大专、高中及中专、初中文化、小学教育、文盲人口数,男女受教育的差异,学校的数量、学生人数等资料	教育、共青团等部门
大众传媒	大众传媒的种类(包括电视、广播、报纸杂志等)与数量,大众接受度,大众传媒对艾滋病及相关问题宣传的态度和工作,新闻工作者对性病、艾滋病的认识	宣传、广播、电视、文化部门及新闻出版部门
与艾滋病防治密切相关机构	非政府组织、社会团体、学校、公司、工厂的种类、数量和人数以及对性病、艾滋病的认识等情况	相应机构
社会与医疗卫生服务	① 政府对卫生事业的投入,对性病、艾滋病防治工作的投入; ② 社会医疗保险体系和个人家庭健康投入; ③ 医疗卫生机构的种类、数量、人员数量构成及分布,包括疾病控制机构、皮肤性病诊疗机构、卫生宣传和咨询机构、血站,以及妇幼、人口计生机构或生殖健康机构、综合医院、专科诊所、个体诊所等资料; ④ 药店数量、分布、人员构成; ⑤ 出入境检验检疫情况; ⑥ 妇幼卫生状况; ⑦ 性病、艾滋病药品需求和供应情况; ⑧ 家庭和社区关怀和护理的能力结论,避孕药具的管理及人们对安全套的态度和使用情况	财政、卫生、保障、劳动、人口计生委、药监、工商、出入境、妇联、妇幼等部门
性病、艾滋病流行情况	性病、艾滋病的病例报告,HIV哨监测,性病患病率调查,相关资料,专题调查,未来艾滋病流行预测	卫生、统计、信息等部门
性病、艾滋病知识与态度	一般人群对非法性行为和毒品的态度,不同人群对性病、艾滋病的认知及态度	公安、司法、卫生等部门
性行为及性病、艾滋病传播高危人群及其特点	① 首次性交年龄等资料; ② 各类高危人群(吸毒人群、暗娼、长途卡车司机等)数量的估计,地理分布以及内部组织结构(宾馆、饭店、招待所、歌舞厅、夜总会、酒吧、美容院、桑拿按摩场所等),从事卖淫活动人数。该人群的文化及社会特点、与其他人群的交叉关系,接近该人群的切入点,该人群中信息传播渠道、危险行为、社会压力等资料	医院、人口计生委、公安、工商、税务、卫生、相应机构的管理人员

五、应对分析

应对,是面对威胁所采取的行动,是整个社会对艾滋病流行所产生的各种反应和采取的行动(直接的和间接的)。

(一)应对分析流程

应对分析的流程如图 2-3 所示。

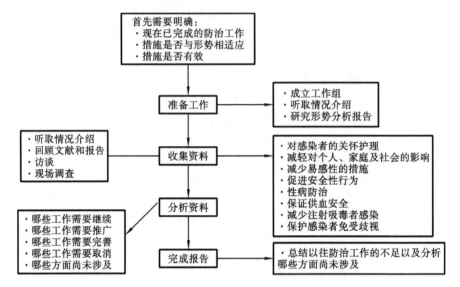

图 2-3 应对分析的流程

应对分析需要收集资料的类别、内容及来源如表 2-3 所示。

表 2-3 应对分析需要收集资料的类别、内容及来源

资料类别	内 容	资料的可能来源
政策、法规	① 性病管理; ② 降低危害(含美沙酮、针具等); ③ 减少歧视; ④ 对感染者的关怀、支持; ⑤ 安全血液供应; ⑥ 目前的法规、政策在相关方面的不足	政府、卫生部门
各部门参与情况	① 是否成立了多部门领导小组或者专门机构; ② 开展了哪些领导层开发活动; ③ 具体的参与部门包括哪些; ④ 各个部门开展了哪些相关活动; ⑤ 资源的投入情况; ⑥ 存在哪些困难和优势	政府、卫生部门及各个相关部门

续表

资料类别	内　　容	资料的可能来源
健康教育 （含促进安 全性行为）	① 针对大众人群开展的宣传教育活动； ② 学校中开展的预防控制艾滋病宣传教育活动； ③ 娱乐场所中开展的预防控制艾滋病宣传教育活动； ④ 对校外青少年,特别是女孩及辍学青年提供的预防教育信息； ⑤ 劳教、公安和司法系统开展的针对收押人员（主要是吸毒人员）的宣传教育活动； ⑥ 军队中的宣传教育活动； ⑦ 针对流动人口开展的宣传教育活动； ⑧ 针对其他人群的宣传教育活动（社区等）	教育部门、卫生部门、社区机构、传媒机构、妇联、非政府组织、公安、司法部门、军队和其他部门
降低高危人群危险行为	① 安全套的使用与推广使用； ② 同伴教育活动； ③ 针具交换活动； ④ 清洁针具的提供； ⑤ 注射器具的消毒方法； ⑥ 药物替代	卫生部门、非政府组织、教育部门
促进安全套使用与安全套供应	① 不同人群使用安全套模式的研究； ② 安全套使用、推广和销售等方面的障碍； ③ 安全套的需求研究； ④ 人口计生委提供安全套情况,计生药店、自动售套机分布情况； ⑤ 安全套的销售、供应,对一般人群和特殊人群提供足量和优质的安全套	卫生部门、人口计生委、企业
性病规范化诊疗服务	① 安全性行为教育开展情况； ② 性病患者正确求医行为的改善； ③ 安全套推广、正确使用和供应状况； ④ 性病规范化诊疗服务情况； ⑤ 性病咨询与性征处理的推广； ⑥ 对性病诊疗市场的需求与实际的差距； ⑦ 性病诊所的分布与管理； ⑧ 外展服务的开展	卫生部门、监督部门

续表

资料类别	内容	资料的可能来源
安全用血与安全注射	① 血站的建设是否符合国家要求，相应机构是否按照国家规范要求进行采、供血； ② 非法采、供血是否得到有效遏制，目前状况如何； ③ 义务献血的宣传和公民义务献血现状； ④ 医院医疗用血情况； ⑤ 是否普遍采用一次性注射器； ⑥ 儿童预防接种是否一人一针管； ⑦ 注射器的消毒和销毁情况	血站和医疗机构
为艾滋病病毒感染者和患者提供医疗护理和相关支持	① 抗病毒治疗服务的提供、覆盖状况、依从性和耐药情况； ② 机会性感染的治疗服务； ③ 咨询检测工作开展情况； ④ 对感染者与患者的护理和支持； ⑤ 是否建立了关爱家园，运转情况如何； ⑥ 感染者的生活、就业与学习情况； ⑦ 哪些机构为感染者提供了相应的服务； ⑧ 还存在哪些困难与障碍	卫生、民政部门
为受艾滋病影响的人及其家庭提供关怀与支持	① 家庭经济来源； ② 劳动力受影响的情况； ③ 有哪些救助与支持及优惠政策； ④ 提供了哪些心理支持和帮助； ⑤ 受影响儿童的入学及救助情况； ⑥ 家庭内部的支持，家庭内关怀、照料工作的开展； ⑦ 社区内是否成立了互助团体对个人和家庭提供支持； ⑧ 确保他们的孩子能够继续上学，并维持必要的家庭开支	卫生、民政、教育部门，非政府组织等
有关法律与伦理方面的问题	① 艾滋病防治策略与活动，是否包括和考虑了人权的指导原则； ② 自愿咨询检测工作的开展情况； ③ 对于因输血和职业暴露感染采取了哪些支持措施； ④ 保密和关怀措施的开展与法规建立和执行情况； ⑤ 感染者及其家庭成员参与各种活动情况； ⑥ 感染前后生活的变化及应对情况； ⑦ 鼓励人们公开讨论有关艾滋病的政策与法律情况	卫生、民政、公安、司法部门，非政府组织等

续表

资料类别	内容	资料的可能来源
相关研究、交流与人才培养	① 项目规划、管理与执行人员的培养； ② 在宣传教育、安全套、减低危害、关怀、治疗与检测等方面的人才培养状况； ③ 国内和国际交流情况,包括会议、培训等； ④ 是否组织人员进修； ⑤ 人才的使用情况如何； ⑥ 与艾滋病相关领域的工作开展情况	大学、研究所、政府部门,非政府组织等
合作项目开展情况	① 既往、目前和正在开展哪些国际合作项目； ② 国际合作项目的运作如何,有哪些优势与不足	经贸、财政、卫生部门

(二) 应对分析内容

(1) 在艾滋病预防、干预、关爱和治疗方面正在开展的工作。
(2) 在当前艾滋病预防、干预、关爱和治疗工作中存在的困难和问题。
(3) 当前艾滋病预防、干预、关爱和治疗领域中最迫切的任务。

(三) 应对分析报告格式

(1) 进行形势分析。形势分析工具如表 2-4 所示。

表 2-4　形势分析工具表

分析项目	内容
一、自然与社会经济状况	
二、人口情况	
三、卫生资源及相关机构	

续表

分析项目	内　　容
四、艾滋病流行及监测情况	
五、人群的知识、态度及行为情况	
六、易感人群及其特点	

(2) 正在开展的预防艾滋病活动有哪些？

(3) 国家、地区或部门的应对策略适应当前现状的要求吗(考虑哪些策略尚未涉及或不能满足需要，哪些策略根本无关)？

(4) 在重点领域应对的策略是否有效(是否有证据表明对现状已产生影响)？

(5) 为什么有些策略有效，而有些策略不佳(考虑潜在的障碍)？

(6) 进行应对分析。应对分析工具如表 2-5 所示。

表 2-5　应对分析工具表

分析项目	内　　容
一、正在开展的工作有哪些？	
二、存在哪些困难与问题？	

续表

分析项目	内　容
三、哪些领域未涉及？	
四、当前最迫切要完成的任务是什么？	

（四）形势分析和应对分析的重要性

(1) 知己知彼,百战不殆。
(2) 不知彼而知己,一胜一负。
(3) 不知彼不知己,每战必败。

（五）成立形势分析和应对分析工作组应做到成员领域多元化

来自多部门的工作组成员应具备下述能力。
(1) 能客观报告本地艾滋病基本情况。
(2) 了解艾滋病基本知识及防治措施。
(3) 能从社会经济的角度理解艾滋病的传播途径与人群的易感性。
(4) 能对复杂的社会问题进行理性思考。
(5) 了解当地的文化传统、历史沿革和政治结构。
(6) 熟悉并能进行有关社会学研究。
(7) 能够收集多方面信息,工作组成员有良好的团队精神。
(8) 具有一定的写作能力。
(9) 可以全身心地投入到工作中去。

第三课　确定艾滋病防治工作领域的关键问题

学习目标

(1) 了解艾滋病工作计划制订原则。
(2) 如何确定艾滋病防治工作领域的关键问题。
(3) 提高确定工作计划中优先排序的能力。

所需时间 40 分钟

课程内容具体安排
内容一:工作计划最大的困难和制订工作计划的原则,回顾国家制订艾滋病防治工作计划的原则。
　　教学方法:PPT 教学、头脑风暴
　　所需材料:PPT、白纸、笔
　　所需时间:10 分钟
内容二:如何提高工作计划中优先排序的能力(重要性、紧迫性、可操作性)。
　　教学方法:PPT 教学、案例讨论
　　所需材料:白纸、笔、PPT
　　所需时间:PPT 教学 5 分钟;案例讨论 10 分钟
内容三:如何确定艾滋病防治工作领域的关键问题,介绍 PEST 和 SWOT 分析工具。
　　教学方法:小活动、PPT 教学
　　所需材料:PPT、白纸、笔
　　所需时间:小活动 5 分钟;PPT 教学 10 分钟

如何确定艾滋病防治工作领域的关键问题

一、"三个一"的基本原则

(一)"三个一"基本原则的内容

(1) 一个共同的艾滋病防治行动框架,是协调所有参与者开展防治工作的基础。
(2) 一个国家级艾滋病防治协调机构,具备广泛的多部门参与的使命。
(3) 一个统一的国家级监督与评价系统。

(二)落实"三个一"的基本原则

制订一个共同的艾滋病防治行动计划,应用 SMART 原则:
(1) specific,特定的;
(2) measurable,可以衡量的;
(3) achievable and actionable,可以实现并可以付诸行动的;
(4) realistic,现实的;
(5) time-bounded,有时间限制的。

二、艾滋病防治工作计划制订的原则

(1) 首先应确保所制订的工作计划符合国家的大政方针。
(2) 本着实事求是的原则,从实际情况出发。
(3) 计划应有所侧重,针对重点领域的目标人群来制订。
(4) 在对目前形势和以往工作进行综合分析、评估的基础上来制订。

(5) 设计切实可行的、能适应形势变化的、有效的、可持续的实施步骤、预算和方法。

三、工作计划的设计

(1) 分析并确定关键问题。
(2) 计划的主体设计——总目标、分目标、策略与活动、经费预算。
(3) 评估设计。

四、为什么要强调关键领域的选择

(1) 艾滋病防治工作涉及方方面面,在强调综合防治的同时要突出重点。
(2) 各地艾滋病流行情况不同,需要依省、地方和各部门需求的不同而采取不同的策略、措施和确定不同的关键领域。
(3) 资源和人力是有限的。
(4) 需求在不断变化。

五、关键领域选择的条件

(1) 形势所需和具有可借鉴经验。
(2) 针对重点目标人群。
(3) 实施者的认同、能力和意愿。
(4) 社区的接受。
(5) 成本效益。

六、寻找并分析问题的工具

(一) 环境分析(PEST 分析)

(1) 政治环境,即国家的行动计划和政策、各级政府和有关部门的态度(高度重视和优先资助)、相应的法律和法规。
(2) 经济环境,即行政区的经济发展状况、政府的经费投入、是否有项目经费支持以及成本效益如何。
(3) 社会环境,即基本的社会人口学特征、社区的接受程度以及达到的社会效应。
(4) 技术环境,即可利用的技术队伍、可利用的技术(监测)设备、方法以及信息网络等。

(二) 自身分析(SWOT 分析)

SWOT 分析是一种对企业的优势、劣势、机会和威胁的分析,在分析时,应把所有的内部因素(包括组织的优势和劣势)都集中在一起,然后运用外部的力量来对这些因素进行评估。这些外部力量包括机会和威胁,它们是由竞争力量或外部环境中的趋势所造成的。这些因素的平衡决定了组织应做什么及什么时候去做。

(1) 强项(strengths):指一个组织超越其竞争对手的能力,或者指一个组织所特有的能提高组织竞争力的因素。

(2) 弱项(weaknesses):指某种组织缺少的因素或做得不好的方面,或指某种会使组织处于劣势的条件。

(3) 机会(opportunities):指影响组织战略的重大因素。

(4) 危机(threats):在组织的外部环境中,总是存在着某些对组织的发展构成威胁的因素。

阅读材料

拟定的艾滋病优先研究领域

1. 优先领域

1.1 优先领域1:艾滋病防治政策制定和实施评价研究

目标:通过研究艾滋病防治政策法规的制定和实施情况,发现政策法规及其实施过程存在的问题,提出完善政策法规以及其有效实施的建议。

产出:①我国现有的艾滋病防治政策法规的制定和实施现况;②与国外艾滋病防治政策法规的比较;③艾滋病防治政策法规存在的主要问题;④艾滋病防治政策法规实施的障碍及其影响因素;⑤完善和有效实施艾滋病防治政策法规的建议和措施。

1.2 优先领域2:艾滋病控制规划研究

目标:通过研究,确定艾滋病控制规划研究的信息需求,建立艾滋病防治规划理论和方法,提出艾滋病控制规划的主要内容。

产出:①我国艾滋病流行病学形势分析;②我国艾滋病防治规划的制定过程和实施效果;③艾滋病防治规划的基本理论和方法;④艾滋病防治规划的主要内容;⑤艾滋病防治规划制定的机制;⑥艾滋病防治规划的评价。

1.3 优先领域3:艾滋病控制的社会伦理研究

目标:通过研究,定量或定性分析艾滋病与我国社会伦理的双向作用。

产出:①艾滋病对我国社会伦理的影响;②社会伦理因素对艾滋病控制工作的影响。

1.4 优先领域4:艾滋病控制经济学研究

目标:通过研究,定量或定性分析艾滋病与我国经济发展的双向作用。

产出:①艾滋病对我国经济发展的影响;②经济因素对艾滋病流行的影响;③艾滋病控制工作对保障经济发展的重要作用;④经济发展对艾滋病控制工作的作用。

1.5 优先领域 5:艾滋病防治实践实施和传播机制研究

目标:通过对艾滋病防治实践的研究,总结我国艾滋病防治工作的实践经验,分析影响艾滋病防治经验推广的因素,建立适合我国国情的艾滋病防治经验的推广模式。

产出:①目前我国艾滋病防治工作的实践经验;②我国艾滋病防治实践经验推广存在的问题及解决的对策;③适合我国实际情况的艾滋病实践经验推广应用模式。

1.6 优先领域 6:我国现有艾滋病防治主要干预措施评估研究

目标:评价我国开展的艾滋病防治措施实施过程中存在的问题及实施的社会效果和经济效果,探索科学的、可行的、注重实效的健康教育和其他干预措施的模式。

产出:①我国目前主要的艾滋病防治措施的实施情况;②干预措施实施过程中存在的主要问题及解决对策;③建立能够准确反映艾滋病宣传教育和行为干预实际效果的科学的评价指标体系;④干预措施的社会效果和经济效果;⑤探索科学的、可行的、注重实效的、适合我国不同地区实际情况的健康教育和其他干预措施的模式;⑥提出促进艾滋病干预措施大规模推广应用及促进其实施效果的政策建议。

1.7 优先领域 7:艾滋病防治筹资研究

目标:通过研究提出我国艾滋病防治资金的科学测算、合理分配和提高资金使用效率的方法和政策建议。

产出:①我国艾滋病防治筹资情况;②资金的主要来源、资金的分配和使用情况评价;③国际上艾滋病防治资金筹集和利用的经验;④我国艾滋病控制工作需要资金的科学测算方法和科学分配方案;⑤提出艾滋病防治资金筹集和合理、有效使用的政策建议。

1.8 优先领域 8:艾滋病患者社会支持系统研究

目标:通过研究提出建立和完善艾滋病患者社会支持网络的方法体系和政策建议。

产出:①我国艾滋病患者的社会支持现状;②我国艾滋病患者社会支持网络存在的问题及其与国际先进实践的差距;③建立和完善艾滋病患者社会支持网络的方法体系和政策建议。

1.9 优先领域 9:艾滋病防治体系研究

目标:通过对我国当前艾滋病防治体系的研究,以及与国际上艾滋病防治体系的比较,提出提高和完善我国艾滋病防治体系的政策建议。

产出:①我国艾滋病防治体系的基本情况和存在的问题;②国际上建立和完善艾滋病防治体系的先进经验;③我国艾滋病防治体系与艾滋病流行状况的要求之间的差距;④提高和完善我国艾滋病防治体系的政策建议和具体实施方法。

1.10 优先领域 10:艾滋病信息系统

目标:通过研究提出建立、完善和有效利用我国艾滋病信息系统的方法体系和政策建议。

产出:①确定我国艾滋病控制相关决策者的信息需求;②我国艾滋病信息的收集、汇总、交流和利用情况,存在的问题及对策;③国际上建立艾滋病信息系统的先进经验;④建立、完善和有效利用我国艾滋病信息系统的方法体系和政策建议。

2. 艾滋病研究题目及其优先性

根据专家咨询评分的结果,各研究题目优先性排序如表 2-6 所示。

表 2-6 艾滋病各研究题目优先性排序

优先领域	研究题目	平均得分
1. 艾滋病防治政策制定和实施评价研究	"四免一关怀"实施效果评价研究	4.30
7. 艾滋病防治筹资研究	艾滋病防治筹资机制和资源利用分析	4.20
9. 艾滋病防治体系研究	艾滋病防治服务纳入医疗保障体系的政策研究	4.11
1. 艾滋病防治政策制定和实施评价研究	艾滋病防治决策机制和能力研究	4.00
6. 我国现有艾滋病防治主要干预措施评估研究	艾滋病防治措施适用性研究	4.00
8. 艾滋病患者社会支持系统研究	艾滋病患者社会支持体系研究	4.00
2. 艾滋病控制规划研究	艾滋病控制资源规划研究	3.85
6. 我国现有艾滋病防治主要干预措施评估研究	艾滋病防治措施社会经济效果评价研究	3.80
5. 艾滋病防治实践实施和传播机制研究	艾滋病防治实践实施条件研究	3.75
9. 艾滋病防治体系研究	艾滋病控制与卫生系统发展研究	3.74
5. 艾滋病防治实践实施和传播机制研究	艾滋病防治实践传播机制研究	3.65
3. 艾滋病控制的社会伦理研究	少数民族地区艾滋病控制研究	3.60
3. 艾滋病控制的社会伦理研究	艾滋病控制中的伦理问题研究	3.55
7. 艾滋病防治筹资研究	艾滋病防治总费用测算方法研究	3.55
4. 艾滋病控制经济学研究	艾滋病对我国宏观经济影响研究	3.45
8. 艾滋病患者社会支持系统研究	艾滋病控制领导者能力开发研究	3.45
10. 艾滋病信息系统	艾滋病信息的产出、传递和利用研究	3.42
2. 艾滋病控制规划研究	艾滋病控制规划的理论和方法学研究	3.15
4. 艾滋病控制经济学研究	经济发展对艾滋病发病和控制的影响研究	2.60

第四课 规划与计划目标策略与活动方案的确定

学习目标

（1）了解目标策略与活动方案的区别。
（2）了解项目设计层次图。
（3）掌握如何制定目标策略与活动方案。

所需时间 80 分钟

课程内容具体安排
内容一：项目设计层次图。 　　教学方法：PPT 教学 　　所需材料：PPT 　　所需时间：10 分钟 内容二：目标策略与活动方案的区别。 　　教学方法：课堂提问与课堂游戏 　　所需材料：白纸、笔、PPT 　　所需时间：10 分钟 内容三：案例讨论：如何制定目标策略与活动方案。 　　教学方法：案例讨论 　　所需材料：白纸、笔 　　所需时间：60 分钟

规划与计划

目标策略与活动方案的确定

一、项目设计层次图

（一）项目设计层次图

项目设计层次如图 2-4 所示。

（二）问题分析层次图

问题分析层次如图 2-5 所示。

（三）如何确定重点问题

重点问题排序如图 2-6 所示。

（四）项目主体设计图

项目主体设计如图 2-7 所示。

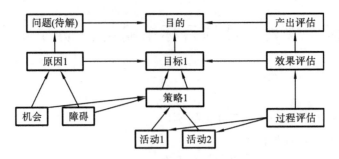

图 2-4 项目设计层次

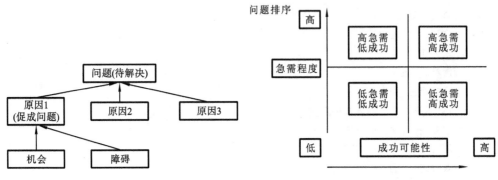

图 2-5 问题分析层次　　　　图 2-6 重点问题排序

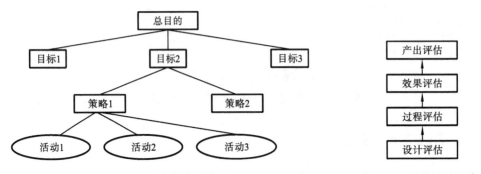

图 2-7 项目主体设计　　　　图 2-8 评估设计层次

项目主体设计如下。

（1）总目的确立：

针对性——问题分析；

一致性——研究假设。

（2）核心思想：简单明确、务实不务虚、避免政治化，用词科学规范化。

（五）评估设计层次图

评估设计层次如图 2-8 所示。

二、目标策略与活动方案的区别

（1）目标策略：为了达到目标所使用的方法和手段。
（2）活动方案：为了实现策略而开展的一系列活动的方案。

三、如何制定目标策略与活动方案

（1）针对策略安排活动。
（2）具体工作的描述。
（3）预算的依据。

阅读材料

材料一

人绳游戏

时间 25分钟。

教学目标 通过游戏，帮助学员理解形势分析和应对分析的重要性。
只有当地的人最了解当地情况，同时他们也是最适合解决当地问题的人。

教学重点
让学员充分参与到游戏中，在游戏结束后引导大家进行积极的有针对性的思考。

教学难点
- 如果学员中领导过多，可能主动参与的人少。
- 要求在整个过程中保持安静，否则会影响游戏效果。
- 组织者的有力协调是关键。

教学方式
- 参与式教学，动员学员积极参与。
- 启发式提问，让学员理解学习目的。

教学过程
- 从学员中选择10个人参加游戏，其他人员作为观众，选择这10个人时最好根据其所在地区和部门穿插开，同时男女比例尽量平衡。
- 请一个人从房间里出去，暂时不参与游戏，同时声明不让他走远，大约过5分钟后叫他返回参与游戏。
- 请被选出的10个人站在中间，其他人在旁边观看，但不许说话和大笑，之后介绍游戏规则并开始游戏。
- 请被选出的10个人手拉着手，男女搭配，形成一个圆圈（像一根绳子），之后请他们相互缠绕（像一团乱线），能乱到什么程度就乱到什么程度。要求这些人将自己想象成绳子。绳子具有两个特点：一是有两个绳头，也就是最边上的两个人的手不能拉在一起；二是绳子自己不能动，只能是人让绳子动。

- 请人将刚才被请出去的人请回来,简单介绍一下游戏过程,然后请他在最短的时间内将这团"乱线"恢复成一条"绳子"。
- 请大家密切关注游戏过程,在游戏结束以后大家鼓掌并回到原来的座位上。
- 针对游戏过程中的感想分别对作为绳子的人、解绳子的人和观众提问。就你认为的解绳子的关键问题向解绳子的人提问。如果你是解绳子的人,你会不会比在游戏中解绳子的人快,为什么?将重要的结果记录在白纸上。
- 引导学员就只有了解情况才能更好地解决问题、自己解决自己社区中存在的问题以及解决问题要抓源头进行思考,从而回到我们课程的主题,即形势分析和应对分析对于有效的计划的制订十分重要。

本部分总结

不同地区和部门的艾滋病问题好比绳子结成的各种结,要想将艾滋病防治工作做好,也就是将绳子的结解得又快又好,必须对所面临的问题有全面的了解,同时最好由本社区的人来解决自己社区的问题,他们通常更加了解问题出在哪里、怎样做才能更加有效地解决问题,在此基础上抓住源头和重点,一步步地行动,使问题迎刃而解。

需要准备的材料

课件,白纸,记录笔,大夹子。

材料二

案　　例

某市地处平原地区,交通便利,是我国铁路、公路主要枢纽之一,已初步形成"水陆空"的立体型、多功能和现代化的综合交通体系。全市辖 13 个区,其中有 3 个国家级开发区,下辖 21 个镇、15 个乡,总面积 8 494 平方千米,常住人口 858 万,流动人口较多,约为 115 万,所有人口中男性占 51.65%,女性占 48.35%;农业人口占 38.3%,非农业人口占 61.7%。人口出生率为 7.50‰,人口死亡率为 9.39‰,人口自然增长率为-1.89‰。该市 2004 年国内生产总值为 1 956 亿元,主要以第二、第三产业为主,财政收入为 288.6 亿元,城市居民人均可支配收入为 9 564 元,农村居民人均纯收入为 3 955 元。全市共有卫生机构 1 278 个,其中医院、卫生院共 308 个,病床床位 3.29 万张;卫生技术人员 5.17 万人,其中医生 1.99 万人,护师、护士 1.81 万人。平均每千人拥有医生 2.50 人、病床 5.2 张。参与艾滋病防治的卫生技术人员共 60 人,政府每年投入的艾滋病防治经费约为 200 万元,艾滋病防治项目经费为 100 余万元,每月定期召开防治工作总结交流会。

该市自 1988 年发现首例 HIV 感染者以来,累计报告艾滋病患者及感染者例数逐年增多,呈现感染人数迅速递增的势头。据调查显示:该市 HIV 感染人数从 2000 年的 42 人增长到 2005 年的 515 人,增长速度较快;HIV 感染死亡人数从 2000 年的 3 人增加到 2005 年的 23 人;感染者大多数为流动人口;感染者性别比(男/女),15 岁以下为 3∶1,15~50 岁为 105∶56,50 岁以上为 16∶3;感染者在该市每个区都有,但主要集中在该市经济情况较好、流动人口比较多的几个区。

从该市 HIV 感染途径来看,异性性接触感染占 35.33%,供、输血感染占 23.91%,静脉注射吸毒感染占 22.28%,同性性接触感染占 5.43%,母婴传播感染占 1.09%,其余 11.96% 感染途径不详。该市有非法性服务工作者近 10 000 人,吸毒者约为 20 000 人,既往有偿献血者约为 800 人。

案例分析

1. 列出存在的问题

存在的问题是:

(1) HIV 感染人数增长较快;

(2) 感染者大多数为流动人口;

(3) 吸毒人群基数大,感染率高;

(4) 非法性服务工作者基数大,感染率高;

(5) 既往有偿献血者感染率较高;

(6) 感染者中男性高于女性。

2. 对以上现存问题排列次序

(1) HIV 感染人数增长较快。

(2) 非法性服务者基数大,感染率高。

(3) 吸毒人群基数大,感染率高。

(4) 感染者大多数为流动人口。

(5) 感染者中男性高于女性。

(6) 既往有偿献血者感染率较高。

3. 制定目标

问题 1:HIV 感染人数增长速度快。

目标 1:到 2010 年,HIV 感染人数年增长速度不超过 60%。

问题 2:非法性服务工作者基数大,感染率较高。

目标 2:到 2010 年,非法性服务工作者艾滋病性病知识知晓率达到 90%,安全套使用率达到 90%。

4. 分析问题的可能发生原因

问题:HIV 感染人数增长速度快。

可能发生原因:

① 领导和政府对艾滋病防控工作没有足够的重视;

② 交通便利,人口流动大;

③ 经济条件好,服务业发达;

④ 各类高危人群基数大,防控艾滋病的意识差,高危行为发生率高。

5. 制定实现目标的策略

目标:到 2010 年,HIV 感染人数年增长速度不超过 60%。

策略 1:加强政府领导,提高艾滋病防控意识。

策略2:加强对流动人口的规范化管理。
策略3:加强对服务行业、娱乐场所的监管。
策略4:估计高危人群规模,开展健康教育和行为干预,改善高危人群的行为模式。

6. 确定可能的解决办法

问题:HIV感染人数增长速度快。

可能原因1:领导和政府对艾滋病防控工作没有足够的重视。

策略1:提高政府领导的艾滋病防控意识。

解决办法:

① 开会,宣传;

② 提交工作报告;

③ 对艾滋病防治部门领导进行培训。

可能原因2:交通便利,人口流动大。

策略2:加强对流动人口的规范化管理。

解决办法:

① 公安部门、街道委员会加强对流动人口的登记和管理;

② 在流动人口聚居地加强健康宣教,提高流动人口的艾滋病防治意识。

可能原因3:经济条件好,服务业发达。

策略3:加强对服务业、娱乐场所的监管。

解决办法:

① 规范娱乐场所的审批、登记和监管制度;

② 定期对娱乐场所的经营状况进行调查。

可能原因4:各类高危人群基数大,艾滋病防病意识差,高危行为发生率高。

策略4:估算高危人群规模,开展健康教育和行为干预,改善高危人群的行为模式。

解决办法:

① 综合哨点监测,掌握高危人群的规模、分布及行为学特点;

② 争取项目支持,针对各类人群开展健康教育和行为干预(VCT服务,100%安全套项目,美沙酮维持治疗,母婴阻断等)。

第五课 项目计划书与工作计划书的版本框架

学习目标

(1) 掌握计划书的基本格式。

(2) 提高区分好的计划书与差的计划书的能力。

(3) 提高编制计划书的能力。

所需时间 120 分钟

课程内容具体安排
内容一:计划书的基本格式,包括计划书格式的基本构成部分及各部分应该包括哪些内容。
　　教学方法:课堂提问与 PPT 教学
　　所需材料:白纸、笔、PPT
　　所需时间:30 分钟
内容二:区分好的计划书与差的计划书。
　　教学方法:分组讨论
　　所需材料:白纸、笔
　　所需时间:30 分钟
内容三:以前期案例讨论和分析的内容为基础,讨论编制计划书。
　　教学方法:案例讨论
　　所需材料:白纸、笔
　　所需时间:60 分钟

项目计划书与工作计划书的版本框架

一、计划书的基本格式

(一)计划书的一般格式

(1)一般内容(封面、目录)。
(2)背景。
(3)总目标和具体目标。
(4)策略与活动。
(5)预算。
(6)督导与评估。

(二)背景(分析)

(1)现状——成绩、问题(来源于既往的总结和回顾)。
(2)应对——问题的解决。

(三)总目标和具体目标

(1)目标:指组织在一定时期内通过努力争取达到的理想状态或期望获得的成果。
(2)目标包括具体的目标项目和指标以及目标的时限等。
(3)具体目标是总目标的细化,但并不完全等同于实施策略和活动。
(4)具体目标的细化准则:按时间、按人群、按地区。

(四)策略与活动

策略与活动是指为达到具体目标而进行的具体的活动。

策略与活动包括活动周期、活动地点、活动内容、管理方式、资源利用方式、进程安排。

（五）预算

预算即确定需要的全部费用和现有资源。

(1) 预算应与所有活动保持一致。
(2) 确定是否所有计算和单价已被仔细核对。
(3) 不要包括任何不能解释的费用。
(4) 要包括计划的所有的支出类别。
(5) 要包括来自其他资源的支出类别。

（六）督导与评估

一个督导实施过程和评估效果的计划应包括以下内容：

(1) 描述谁将负责督导与评估工作；
(2) 说明将如何督导和评估；
(3) 指出用于督导和评估的具体指标；
(4) 说明完成督导和评估的时间；
(5) 参考年度工作计划框架和工作进度表编制计划书。

二、如何区分好的计划书和差的计划书

讨论：即将到来的节假日如何计划？

讨论方案见本节阅读材料二。

三、撰写计划书

写好一份计划书应该注意哪些方面？

根据国艾办中英艾滋病策略支持项目专家评审意见表（见表2-7），谈谈以前见过的计划书中的常见问题。

表2-7 国艾办中英艾滋病策略支持项目专家评审意见表

项目名称	
评审内容及标准	常见评审意见
① 符合要求，与项目活动计划书的目标相一致（40分） 得分：	没有充分理解项目任务书（招标指南）要求； 与项目阶段性产出目标不一致或有偏差； 目标不明确、没有针对性或不可行（SMART）； 缺少对项目工作基础、背景的介绍； 未体现如何与本地区、本部门当前的工作重点相结合； 目标过多、过于分散； 产出不明确

续表

项目名称	
评审内容及标准	常见评审意见
② 方法的科学性（15分） 得分：	具体方法并不明确,有待进一步细化和完善； 所设计的活动是否紧密围绕目标展开； 活动之间的内在联系如何； 对项目的质量进行监督和评估的方法不明确； 缺乏对近期效果与远期效果的描述； 可持续性有没有体现
③ 关键人员的经验（15分） 得分：	关键项目人员投入的时间如何保证； 是否需要后续技术支持,如何提供技术支持； 项目设计、实施和评估缺乏目标人群的参与
④ 经费使用的合理性（30分） 得分：	未对具体支配方案和预算作出明细说明； 每一项活动的预算都应合理； 5%不可预见费包含在内
⑤ 其他	语言； 字体 ……
总得分	评审结果： 合格(≥60) 不合格(<60)
	年 月 日 评审人(签名)：

阅读材料

材料一

通过综合措施减少艾滋病
在中国脆弱人群中的传播及其产生的影响
——全球基金第四轮中国艾滋病项目
两年工作计划（2005—2007年）

一、项目背景

目前,中国艾滋病的流行仍然处于全国低流行和局部地区及特定人群高流行并存的态势。1985年,中国报告了第一例艾滋病病例,至1998年,中国内地的31个省(自治区、直辖市)都报告发现了艾滋病病毒感染者,并且呈逐年上升趋势。中国艾滋病流行已经进入快速增长期,疫情正从高危人群向一般人群扩散,艾滋病的发病率及死亡率上升十分迅速。

根据联合国艾滋病规划署(UNAIDS)和世界卫生组织(WHO)推荐的方法推算,中国现存的艾滋病病毒感染者和患者约为84万。截至2004年12月底,全国累计报告的艾滋病病毒感染者为106 990例,占估计感染人数的12.7%,这表明其余87.3%的感染者并不知道自己的感染状况。

1995年以来,吸毒人群艾滋病病毒感染率呈现增加的趋势。2002年后,中国31省(自治区、直辖市)均在吸毒人群中发现了艾滋病病例。国家级哨点中吸毒人群的总感染率为5%~8%。2003年,36个哨点有13个哨点的感染率比上一年有所增加。新疆伊犁注射吸毒人群的感染率高达89%,云南、广西壮族自治区部分哨点的感染率在20%以上。2003年的流行病学调查结果显示,16个省(自治区、直辖市)吸毒人群艾滋病病毒阳性检出率为7.0%。吸毒者中,注射毒品者比例的平均数为53.8%(最高为98.8%,最低为4.0%)。注射吸毒者中共用注射器比例的平均数为45.0%(最高为93.1%,最低为0.0%)。该人群感染者已陆续出现发病和死亡。

1995年以来,暗娼人群艾滋病病毒的感染率呈现上升的趋势。哨点监测和流行病学调查资料显示,全国暗娼人群平均感染率为0.5%~1.0%。2004年国家级哨点监测发现,暗娼中艾滋病病毒感染率平均为1.0%。2003年流行病学调查发现,云南红河、新疆吐鲁番、云南德宏及新疆伊犁的感染率分别为6.7%、4.3%、4.3%和3.3%。

吸毒是暗娼人群感染艾滋病的另一危险因素。2003年流行病学调查结果显示,1.4%的暗娼在过去半年有注射吸毒史,其中37.9%有共用注射器史。2004年哨点监测资料显示,广西壮族自治区、湖南省、重庆市等的暗娼哨点中检出的艾滋病病毒感染者中25%~100%有注射毒品史。

中国的艾滋病防治工作取得了显著的进展,特别是在国家防治政策的制定、对艾滋病关键问题的认识,以及提供免费治疗、关怀和救助等方面尤为突出。2004年2月国务院防治艾滋病工作委员会的成立和3月国务院《关于切实加强艾滋病防治工作的通知》(国发[2004]7号)的出台标志着中国又向前迈出了重要一步。国家主要领导人与感染者亲切握手并视察了艾滋病流行严重的地区,以实际行动表明了中国政府抗击艾滋病的坚定决心。

2003年12月,中国政府颁布了防治艾滋病的"四免一关怀"政策,内容包括:①对农村居民和城镇未参加基本医疗保险等医疗保障制度的经济困难人员中的艾滋病患者免费提供抗病毒药物;②在全国范围内为自愿接受艾滋病咨询检测的人员免费提供咨询和初筛检测,检测结果严格保密;③为已感染艾滋病病毒的孕妇提供免费母婴阻断药物及婴儿检测试剂;④对艾滋病患者遗孤实行免费入学;⑤将生活困难的艾滋病患者纳入政府救助范围,按照国家有关规定给予必要的生活救济,积极扶持有生产能力的艾滋病患者开展生产活动,不能歧视艾滋病感染者和患者。

2004年2月,卫生部、公安部、国家食品药品监管局成立了美沙酮维持治疗国家工作组,联合下发了《国家成瘾性药物依赖治疗指南》。美沙酮维持治疗门诊已经在云南、广西、四川、贵州等四个全球基金第四轮项目省(自治区)开展了试点工作,而清洁针具的社会营销和交换点也已经在除江西外的六个全球基金第四轮艾滋病项目省开展了试点工作。此外,2004年7月,中央六部委下发了《关于预防艾滋病推广使用安全套实施意见》,明确了推广使用安全套的策略、方法和相关部门的职责,同年,卫生部办公厅还下发了《关于在各级疾病预防控制中心(卫生防疫站)建立高危人群干预工作队的通知》,在全国范围内全面开展高危人群的干预工作。至2004年6月,中国已累计治疗艾滋病患者10 388人,治疗范围覆盖了18省(自治区),50地(市、州),163县(区)。2004年8月,卫生部艾滋病专家工作组与相关国际机构共同编写了《国家免费艾滋病抗病毒药物治疗手册》,用于指导当地政府结合本地实际情况开展治疗工作和制订管理计划。

中国政府对艾滋病防治工作的投入继续增加。中央财政在2003年投入3.9亿元的基础上,2004年的投入进一步加大,达到8.1亿元。国际社会的援助由2003年的2.56亿元上升到2004年的4.21亿元。2004年全球基金第三轮艾滋病项目的启动,进一步加强了河南、湖北等七个中部省份的综合防治工作。

虽然近年来中国政府和国际社会对艾滋病防治的投入有了大幅度的增加,但中国人口基数大,随着预防工作的扩展和发现患者的逐年增多,投入与防治需求相比仍有较大缺口。据专家估算,2004年的艾滋病防治需求最低为31亿元人民币,而来自中央政府和国际社会资助仅约为12.6亿元。

国家艾滋病防治政策和投入为项目的实施奠定了良好的基础。同时,本项目的实施是对国家艾滋病综合防治工作的有力补充。国家防治工作和项目工作将相互促进、相辅相成,相得益彰。

二、项目目标

(一) 总目标

在7个目标省(自治区)降低艾滋病病毒在注射吸毒人群和暗娼中的传播并减轻艾滋病所带来的影响。

(二) 项目两年的具体目标

全球基金第四轮艾滋病项目将扩展中国现已开展的针对两个最易感人群(静脉注射吸毒者及暗娼)的一系列有效干预措施,包括宣传教育和行为改变知识教育、自愿咨询检测、美沙酮维持治疗、针具交换项目、安全套推广、性病综合管理以及抗病毒治疗。项目将与国内现有的大规模项目相互补充,如全国艾滋病综合防治示范区项目等。通过项目实施将实现六项具体目标。

目标1:在各级水平上创造支持性的环境,加强领导力建设,建立和实施协调的、多部门的、以人的基本权益为基础的减低危害政策。

目标2:通过推广针对吸毒者、暗娼和青年人的战略性的宣传教育材料和行为改变材料,提高他们对艾滋病的认识,增加其有关艾滋病的知识。

目标3:减少艾滋病在注射吸毒者中的传播,降低其同伴对艾滋病的易感性。

目标4:降低艾滋病在暗娼及其性伴、嫖客间的传播。

目标5:在区级和县级提供和推广可获得的和可负担的咨询检测服务。

目标6:建立服务网络,确保包括母婴阻断传播在内的、针对艾滋病患者和感染者开展的治疗、关怀和支持等活动的开展。

(三)项目两年的主要产出指标

依据六项目标中的各项活动制定主要产出指标,在两年工作计划完成时达到:

- 76个项目县(市、区)依据国家艾滋病防治政策,制定和修订与政府的社会经济发展相联系的艾滋病防治战略规划;
- 有政府多部门(如公安、司法、教育、媒体等)、非政府组织、目标人群(包括同伴教育者、HIV感染者和艾滋病病人、暗娼及注射吸毒者等)和其他合作伙伴积极参与的项目活动达918次;
- 105 980名静脉注射吸毒者、暗娼、性病患者获得宣教材料和行为改变交流材料;
- 881所中学按要求对教师和学生进行艾滋病相关生活技能教育;
- 有1 067 000名学生接受艾滋病防治健康教育;
- 建立58个美沙酮维持治疗门诊;
- 为11 600人次的吸毒者提供美沙酮维持治疗;
- 建立111个针具交换点;
- 为55 000名注射吸毒者提供干预服务(针具交换、针具市场营销等);
- 建立152个社区妇女健康中心,为高危人群等提供基本的性病服务(病症处理)和咨询;
- 44 000名暗娼接受外展服务(包括行为干预、安全套促进);
- 建立148个艾滋病咨询检测服务点,提供与艾滋病有关的咨询检测服务;
- 300 000名注射吸毒者、暗娼及其顾客等接受了艾滋病咨询和检测服务;
- 约10 000名符合治疗要求的艾滋病患者接受联合抗逆转录病毒治疗(包括第1线药物与第2线药物);
- 20 000名艾滋病病毒感染者和患者接受抗机会性感染治疗(包括复方新诺明预防治疗和抗结核治疗等);
- 8 457名艾滋病病毒感染者和患者接受关怀或支持服务;
- 40%感染艾滋病病毒的孕妇接受完整的咨询和母婴阻断服务。

三、项目实施地点与项目周期

项目覆盖广西、贵州、湖南、江西、四川、新疆和云南 7 个省（自治区）、35 个地（州、市）、76 个县（市、区）。

本项目周期为期 5 年，于 2005 年 7 月启动。根据全球基金项目实施原则，本工作计划仅涉及项目最初 2 年的工作计划（2005 年 7 月至 2007 年 6 月）。

四、项目活动内容

（一）围绕项目六项目标开展的各项活动

涉及的项目活动包括：提高地方领导和政策制定者的艾滋病防治意识；政府部门、非政府部门和其他部门、机构、团体等参与项目活动；组织大规模外展服务、咨询、检测工作；将宣传教育及降低危害知识咨询纳入外展服务与检测服务中；协助成立艾滋病病毒感染者支持小组；为所有通过自愿咨询检测服务发现的感染艾滋病病毒者提供治疗和（或）关怀服务；在项目地区内开展母婴阻断工作。

项目活动中涉及设立和运转五类干预服务点，即自愿咨询检测点、妇女健康中心、抗病毒治疗点、美沙酮维持治疗门诊、针具交换点。自愿咨询检测点可因当地情况设在项目县疾病预防控制中心、美沙酮门诊、妇女健康中心等。自愿咨询检测是各类干预活动的核心，自愿咨询检测点不仅为求询者提供咨询检测和转诊服务，还将在合适的情况下开展减低危害和关怀、支持服务。妇女健康中心可设在社区，除提供相应的服务外，可把暗娼和性伴转介到性病门诊和自愿咨询检测点。抗病毒治疗点按国家有关规定设在定点治疗机构或门诊、社区等。美沙酮维持治疗门诊的设置要纳入国家总体规划，按国家有关要求设置，并可根据情况与抗病毒治疗结合，提高服药的依从性。针具交换点可视当地情况，设在疾病预防控制中心或社区。各类干预门诊、服务点之间通过对目标人群的相互转介，共同提供干预等服务，以覆盖更多的目标人群，提供更多的干预服务。76 个项目县中有 10 个是国家综合示范区，为有利于整合资源，这些点的设立将与示范区的工作一起统筹安排。

（二）项目将在国家级、省（自治区）级、地（州、市）级和县（市、区）级开展

项目活动的重点是在项目县开展大量的干预活动。

（三）为实现项目目标，项目还包括支持性活动，如提供设备和供应品，管理人力资源、监督与评估

（1）设备与供应品采购：项目将采购办公设备（电脑、复印机、投影仪、数码相机等）、宣传用设备（电视机、DVD 机）、交通工具（吉普车/面包车、微型面包车）、针具交换点使用的针具毁型机。项目所需的耐药监测实验室的有关设备以及供应品（包括针具和消毒用品、安全套、机会性感染的预防药物和治疗药物）将通过各项目省的配

套资金予以提供。国家将免费提供艾滋病抗病毒治疗药物。

（2）管理人力资源：项目将建立各级项目管理办公室，招聘专职项目管理人员，开展项目管理工作。项目还将聘用短期的国内外专家，为项目提供技术指导和培训，并为开展项目活动提供相应的人力资源，如咨询员、同伴教育者等。

（3）监督与评估：项目将根据监督与评估方案开展监督与评估，包括基线调查、季度监督和年度监督（包括现场和进展报告）、中期评估等。此外，还针对美沙酮治疗门诊、针具交换点、妇女健康中心、自愿咨询检测点和抗病毒治疗点的建设和运转，开展经常性的监督活动。

五、项目管理

（一）项目实施原则

（1）资源统筹、合理使用：作为对国家艾滋病综合防治工作的有力补充，本项目将与国家、地方艾滋病防治规划和工作相结合。

国家通过财政转移支付方式支持开展综合防治活动，地方政府也投入经费开展防治工作。全球基金项目将通过支持相关活动或增加活动的数量、范围等进一步增强工作力度。在艾滋病抗病毒治疗方面，国家提供免费一线和二线治疗药品、CD4检测试剂、治疗检测、毒副反应处理等，全球基金支持省级抗病毒治疗培训中心的运转和培训活动、项目县抗病毒治疗点的装修费用、医务人员（医生、护士、咨询员、行政助理）的劳务补助费，培训和监督等。在美沙酮维持治疗方面，国家提供美沙酮原料药物和治疗门诊的安全监控设备等，全球基金支持治疗门诊的租金和装修、安全监控设备的运转、美沙酮药液的运输、人员培训、监督、安全套推广等。在艾滋病自愿咨询检测方面，国家支持建立检测实验室、免费提供咨询和初筛检测，全球基金支持咨询检测点的装修、工作人员（医务人员、咨询员、同伴教育员）的劳务补助费等。

（2）社会广泛参与：本项目将发挥政府多部门和社会各界（包括人民团体、非政府部门、国际组织和机构、学术机构以及目标人群等）在艾滋病防治工作中的重要作用，并促进其参与。

（二）项目组织管理

1. 领导协调机构

成立了全球基金中国国家协调委员会（CCM），下设常务小组，负责审议、批准、组织和协调申请全球基金项目，定期讨论和通过工作计划与进展报告，监督和评估全球基金项目实施情况。

CCM艾滋病专题工作小组负责协助中央执行机构（PR）制订项目实施计划，对其提交全球基金的工作计划和项目进展报告提出建议与意见，同时向CCM反馈项目实施监督的情况。

2. 执行机构

本项目中央执行机构为中国疾病预防控制中心。其职能如下：

- 项目监督和评估,协调项目审计;
- 定期提供财务和项目进展报告;
- 为项目的实施、监测和报告提供技术指导;
- 与多部门(如教育、公安、民政等)进行协调、沟通;
- 与省级项目实施管理机构进行协调、沟通;
- 制定项目的实施和财务管理办法;
- 确定物资采购和招标。

3. 实施管理机制

1) 国家级

在中央执行机构之内,中国疾病预防控制中心性病艾滋病预防控制中心已成立了全球基金中国艾滋病项目管理办公室。此办公室与全国艾滋病综合防治示范区管理办公室密切配合,职责包括:
- 组织制订项目的实施计划;
- 落实项目实施计划,确保项目管理工作的正常运作;
- 组织对项目计划实施情况的监督与评估;
- 定期向有关部门汇报项目执行情况。

2) 省、地、县级

省、地、县级成立全球基金项目管理办公室,办公室将与当地现有的有关项目办公室进行整合(如果有的话),以期实现资源的优化组合。
- 组织制订辖区内项目的实施计划;
- 落实项目实施计划,确保项目管理工作的正常运作;
- 组织对项目计划实施情况的监督与评估;
- 定期向有关部门汇报项目执行情况。

4. 参与部门与机构

各部门在参与项目的过程中,所起到的作用如下。

1) 政府部门和社会团体
- 为项目执行提供政策支持;
- 参与项目的监督指导活动;
- 根据需要开发全国性培训教材;
- 加强自身的能力建设,开展部门内部培训,提高监督指导能力和政策支持力度。

2) 非政府部门
- 促进和加强项目的实施;
- 监督和评估项目的实施;
- 促进社区机构的发展以及充分考虑艾滋病病毒感染者的需求;
- 提高大众预防艾滋病的意识,开展减少歧视艾滋病病毒感染者的活动;

- 为艾滋病病毒感染者提供社会支持和关怀。

项目将建立机制以使更多、更广泛的非政府部门参与项目活动。项目的有关活动将遵循透明、公开、竞争性招标的原则。非政府组织开展的活动应与当地项目负责机构进行沟通,纳入当地的总体规划。

3) 国际组织和机构

提供技术和管理支持援助,介绍国外艾滋病防治最佳实践经验,开展监督与评估,以促进项目的实施与交流。

4) 学术机构

提供技术支持,包括人员能力建设、信息系统的完善、开发技术指南、参与监督与评估。

5) 企业

- 配合项目实施,提供相关的产品和服务,如艾滋病抗病毒治疗药物、抗机会性感染药物、培训等。
- 提供医疗设备、安全套、清洁针具,进行人员培训。

6) 艾滋病病毒感染者

参与项目有关活动的计划、实施、监督和评估等。

六、项目财务和物资管理

本项目将执行中央执行机构已制定的全球基金项目的财务和物资采购管理办法。

七、项目进度

本项目于 2005 年 7 月启动。具体项目实施计划见表 2-8。

表 2-8 全球基金第四轮中国艾滋病项目具体实施计划

季度主要项目活动纪要							
目标与活动	第一年				第二年		
目标1:在各级水平上创造支持性的环境,加强领导力建设,建立和实施协调的、多部门的、以人的基本权益为基础的减低危害政策	季度一	季度二	季度三	季度四	季度一	季度二	季度三	季度四
1.1 建立与协调伙伴关系								
1.1.1 包括行政管理学院、党校、警察学校和其他部门,在现有的培训计划中加入艾滋病培训课程								
1.1.2 建立省级艾滋病防治领导小组和由公安局、药监局、民政局等部门组成的省级项目协调委员会核心小组								
1.1.3 组织各级多部门领导参加研讨会,讨论艾滋病流行趋势、项目工作进展和防治政策								

续表

季度主要项目活动纪要					
1.1.4 组织各级领导和有关人员开展国家级或地区级实地考察和出国考察					
1.1.5 制定或修订地(州、市)级和县(市、区)级艾滋病防治战略规划					
1.1.6 在地(州、市)级和项目县(市、区)召开一年两次的明确项目活动职责、目标和产出的多部门会议					
1.1.7 建立项目活动监督和信息共享系统					
1.2 加强社会团体的作用					
1.2.1 在项目计划和实施过程中,接纳社会团体如人民团体和非政府组织等的参与,特别是通过招标形式参与项目活动					
1.2.2 为社会团体的能力建设提供培训					
1.3 加强项目管理,保证项目顺利开展					
1.3.1 国家项目办公室日常运转					
1.3.2 中央执行机构办公室运转					
1.3.3 召开项目省工作会议					
1.3.4 开展项目管理培训班					
目标2:通过协调开发针对吸毒者、暗娼和青年人的战略性的宣传教育材料和行为改变材料,提高他们对艾滋病的认识,增加其有关艾滋病的知识					
2.1 大众传媒					
2.1.1 制作并播放艾滋病健康教育和反歧视的当地的电视节目					
2.1.2 制作并播放艾滋病健康教育和反歧视的当地的广播节目					
2.1.3 在报纸、杂志和网站上发表有关艾滋病的答疑、安全的性行为、不安全的注射吸毒等方面的文章					
2.1.4 在现有的网站增加艾滋病信息发放的栏目					
2.2 青少年宣传教育					
2.2.1 在大学和中学回顾、修订、制定和分发用于培训的健康教育材料					
2.2.2 在校内利用宣传材料培训师资,讲授生活技能,进行性教育,预防吸毒					

续表

季度主要项目活动纪要						
2.2.3 组织学生同伴教育						
2.3 宣传教育材料						
2.3.1 设计针对高危人群的年度宣传与健康教育运动和目标活动信息						
2.3.2 为制作宣传材料的机构提供培训						
2.3.3 通过招标方式制作宣传教育材料						
2.3.4 宣传教育材料的分发和督导评估						
2.3.5 开展宣传教育材料应用效果的研究						
目标3：减少艾滋病在注射吸毒者中的传播，降低其同伴对艾滋病的易感性						
3.1 针对具体人群的项目活动：为注射吸毒者提供美沙酮维持治疗						
3.1.1 修改、翻译、印刷和分发现有的培训手册						
3.1.2 组织为注射吸毒者及其同伴提供的美沙酮维持服务，举办艾滋病咨询和针具交换、社会营销的培训班						
3.1.3 建立和运作美沙酮维持、减低危害门诊，提供艾滋病咨询服务，进行安全套推广活动，支持参与项目的家庭，进行督导和评估						
3.1.4 给注射吸毒者及其同伴编订和分发宣传材料						
3.1.5 编制计划和培训戒毒机构工作人员，以确定美沙酮维持治疗和关怀的对象						
3.1.6 将接受美沙酮门诊服务、针具交换计划中心服务的注射吸毒者和自愿咨询检测点结合起来（作为服务的切入点）						
3.1.7 应用性研究						
3.2 针对特殊人群计划：为注射吸毒者提供针具交换服务						
3.2.1 修改、翻译、印刷和分发现有的培训手册						
3.2.2 组织为注射吸毒者及其同伴提供的针具交换服务、外展服务，举办同伴教育的培训班						
3.2.3 建立和运作针具交换中心，为吸毒者提供完善方便的外展服务和同伴教育，包括在针具交换中心为吸毒者及其同伴提供针具、安全套和宣传材料，回收和销毁使用过的针具						
3.2.4 给注射吸毒者及其同伴编订和分发宣传材料						

续表

季度主要项目活动纪要						
3.2.5 在戒毒机构提供艾滋病咨询和同伴教育						
3.2.6 将接受针具交换服务的注射吸毒者与自愿咨询检测点及其他服务结合起来						
3.2.7 进行应用性研究						
3.3 多部门倡导						
3.3.1 组织项目省多部门国际考察						
3.3.2 参加国际有关会议						
目标4:降低艾滋病在暗娼及其性伴、嫖客间的传播						
4.1 针对特殊人群的项目:针对暗娼的降低危害措施						
4.1.1 修改、翻译、印刷和分发现有的培训手册						
4.1.2 组织培训课程,包括管理、性病服务和针对暗娼的外展服务,包括同伴教育和安全套的推广						
4.1.3 建立并管理以社区为基础的妇女健康中心,开展性病病症处理及针对暗娼、嫖客、性伴的咨询服务,包括督导和评估						
4.1.4 为暗娼及其嫖客和性伴,选择和分发宣传材料						
4.1.5 为暗娼提供同伴教育和外展服务,着重在安全套的推广和性病正确求医行为及自愿咨询检测方面提供服务						
4.1.6 将妇女健康中心与性病门诊的性病病人转介到正式的卫生服务机构和自愿咨询检测服务点						
4.1.7 进行应用性研究						
目标5:在区级和县级提供和推广可获得的和可负担的自愿咨询检测服务						
5.1 自愿咨询检测						
5.1.1 印刷和分发自愿咨询检测培训教材						
5.1.2 组织新的自愿咨询检测点和已有的自愿咨询检测点(戒毒所或哨点)的人员进行自愿咨询检测服务培训						
5.1.3 建立和运作自愿咨询检测中心,包括督导和评估						
5.1.4 验收在自愿咨询检测点的艾滋病检测实验室,使其达到国家检测标准						
5.1.5 建立自愿咨询检测与预防、治疗和关怀的转诊网络						

续表

季度主要项目活动纪要								
5.1.6 通过针对注射吸毒者、暗娼和同性恋人群的外展工作,在高危人群和大众人群中促进自愿咨询检测服务								
5.1.7 促进数据的收集和哨点监测系统								
5.1.8 应用性研究								
5.1.9 参加国际培训								
目标6:建立服务网络,确保包括阻断母婴传播在内的、针对艾滋病病人和感染者开展的治疗、关怀和支持等活动的开展								
6.1 治疗需求评估和抗病毒治疗								
6.1.1 回顾、修订、印刷和分发治疗(包括抗病毒治疗)培训资料								
6.1.2 在每一个项目省建立并运转一个培训中心,培训的内容包括抗病毒治疗和机会性感染的治疗								
6.1.3 在指定的治疗点,提供抗病毒治疗,包括督导和评估								
6.1.4 和其他机构相互整合,进行治疗评估,并制订个人治疗计划(其中包括美沙酮疗法、机会性感染治疗、母婴传播阻断等方面)								
6.1.5 在社区和美沙酮治疗门诊,利用并采取安全管理(DOT)机制								
6.1.6 针对服药依从性和可能的副反应以及需求等内容培训感染者的家庭成员,并吸纳家庭成员参加								
6.1.7 在项目地区建立并运行实验室,用于监测抗病毒药物的耐药性问题,帮助扩展和改进国家耐药性监测系统								
6.1.8 建立起一套有效的药物分发和储存机制								
6.1.9 对依从性、有效性和副作用的应用性研究								
6.2 机会性感染的治疗和预防								
6.2.1 印刷和分发有关机会性感染的系列培训教材								
6.2.2 按照国家的治疗标准,根据第三轮项目督导与评估的结果,对医疗机构的工作人员就预防机会性感染和其相关治疗方面的内容提供培训								
6.2.3 在每一个项目点,提供关于机会性感染的预防和治疗,包括督导与评估								

续表

季度主要项目活动纪要						
6.2.4 实施药物的分发和储存机制						
6.2.5 参加国际培训						
6.3 关怀与支持						
6.3.1 回顾、修订、印刷和分发有关关怀和支持方面的系列培训教材						
6.3.2 对社区服务提供者进行培训,使其能够提供基本的咨询、医疗关怀和临终关怀服务						
6.3.3 建立一套可操作性的机制,使其能够提供临终关怀服务						
6.3.4 在医院和社区水平的支持小组中,征募并培训艾滋病病毒感染者和艾滋病病人作为项目的志愿者						
6.3.5 建立以社区为基础的多部门协作的关怀和支持网络,包括妇女健康中心、社会卫生中心,进行督导与评估						
6.4 艾滋病病毒的母婴传播途径的阻断						
6.4.1 印刷和分发有关母婴传播阻断内容的系列培训教材						
6.4.2 对提供母婴传播阻断服务机构工作人员进行培训						
6.4.3 为艾滋病抗体阳性的孕妇及其新生儿提供母婴阻断服务,包括督导与评估						

八、项目经费预算

(一) 经费预算类别的归并和数量调整

原项目建议书的经费预算分为八个类别,包括人力资源、差旅和补贴、基础建设和设备、培训、物品、药品、计划和管理以及监督与评估等。根据项目实施的需要,并为便于项目管理和运作,两年计划将原建议书中的八个类别归并为四个类别,即项目活动、管理人力资源、设备和供应品以及监督与评估。新的四个类别包括了原八个类别的所有条目。在保持总经费预算不变的情况下,两年计划根据需要对项目活动和经费预算数量进行调整。

(二) 总经费预算

项目前两年的总经费预算约为3 093万美元,其中全球基金支持约为2 393万美元,中方配套经费约为700万美元。全球基金第四轮艾滋病项目两年经费预算详见表2-9。

表 2-9　全球基金第四轮艾滋病项目两年经费预算　　　　　　　（美元）

项目省（自治区）	项目活动费	专项监督与评估	设备与供应品	管理人力资源	合　计
广西	3 462 405	137 120	790 720	276 000	4 666 245
贵州	2 380 991	120 860	320 785	240 000	3 062 636
湖南	2 491 345	115 440	377 456	228 000	3 212 241
江西	1 769 806	83 940	219 641	168 000	2 241 387
四川	2 620 306	113 240	433 235	228 000	3 394 781
新疆	3 021 539	126 280	660 583	252 000	4 060 402
云南	4 337 354	181 660	902 604	360 000	5 781 618
中央	3 497 463	479 900	37 910	498 225	4 513 498
合计	23 581 209	1 358 440	3 742 934	2 250 225	30 932 808

九、监督与评估

本项目制定了监督与评估方案,确定了 17 个核心评估指标及其指标值。国家项目办公室将按方案要求组织落实监督与评估活动的开展,定期汇报监督与评估结果。省、地和县级项目办公室分别负责组织辖区内的监督与评估工作,并定期向上级项目办公室提交相关监督与评估报告。

材料二

节日计划讨论方案

1. 教学目标

通过讨论,帮助学员达到以下目标:
- 认识到制订计划的重要性;
- 充分理解制订计划过程中背景、目标与策略之间的关系及意义。

2. 教学重点

让大家充分参与到讨论中,在讨论结束后引导大家进行积极的有针对性的思考。

3. 教学方式
- 参与式教学,动员学员积极参与。
- 启发式提问,让学员理解学习目的。

4. 教学过程
- 随机选择 3 名学员,分别在 3 张白纸上写出制订节日计划的背景(即为什么)、节日计划的目标(即做什么)、计划的实施策略(即怎么做),时间控制在5分钟。

- 请第1名学员分别告诉大家节日计划的背景、实施策略,请其他学员猜他确定的节日目标。
- 猜完后请其公布自己写在纸上的目标。
- 分析其他学员所说的目标与自己的目标的差距,以及为什么会产生这样的差距。
- 请第2名学员分别告诉大家节日计划的背景、目标,请其他学员猜他的实施策略。
- 猜完后请其公布自己写在纸上的实施策略。
- 分析其他学员所说的实施策略与自己的实施策略的差距,以及为什么会产生这样的差距。
- 请第3名学员分别告诉大家节日计划的目标、实施策略,请其他学员猜他的背景。
- 猜完后请其公布自己写在纸上的背景。
- 分析其他学员所说的背景与自己的背景的差距,以及为什么会产生这样的差距。

5. 本部分总结

艾滋病防治计划制订的好差取决于正确分析形势背景、正确设定目标以及有针对性地设计活动策略。这三部分在计划制订过程中是相互承接的。实际工作中,首先,应该避免背景分析过于宏观、不符合本地区的实际情况;其次,应该避免目标设计得过于空洞、重点不突出;再次,应该注意实施策略应该以目标为导向。通过讨论我们可以了解到,一份良好的计划书需要对背景、目标和实施策略进行系统地把握。

6. 需要准备的材料

PPT、白纸和笔。

第三单元 督导与评估

学习目标

（1）认识艾滋病督导与评估（M&E）的性质及其与项目管理的联系。
（2）明确督导与评估的主要术语的定义。
（3）认识结果框架在督导与评估和项目管理中的作用。
（4）学习制定"结果框架"。
（5）提高数据分析能力和将数据用于项目管理的能力。

所需时间 7 小时

单元及课程	学习目标和 KSA 目标	所需时间	所需材料
第三单元	督导与评估	7 小时	
第一课 督导与评估简介和概述	认识艾滋病督导与评估的性质及其与项目管理的联系	1 小时	PPT
第二课 制定"结果框架" （小组案例讨论为主）	（1）"结果框架"的意义 （2）结合中国的艾滋病项目"督导与评估"学习制定结果框架 （3）认识结果框架在"督导与评估"和项目管理中的作用	2 小时	白纸、笔、PPT
第三课 督导与评估指标体系分析	（1）各种指标的收集、汇总和分析 （2）认识我国艾滋病项目中使用的不同指标的优点和缺点 （3）了解当前全球使用的各种指标并掌握对这些指标分析审评的能力	2 小时	白纸、笔、PPT
第四课 总结：以研究证据为依据的决策	（1）列举一组数据实例，分析其优点、弱点和当前应考虑的重点 （2）在项目督导与评估及管理中如何合理有效地使用这些数据；用批评的态度分析数据流系统以及不同人群使用这些数据的方法 （3）进一步认识督导与评估在项目管理中的作用：以项目目的为方向的"螺旋式"前进	2 小时	白纸、笔、PPT

第一课　督导与评估简介和概述

学习目标

(1) 督导与评估的概念及内容。
(2) 理解督导与评估的基本过程及其与项目管理的联系。
(3) 督导与评估的意义。

所需时间　70 分钟

课程内容具体安排
内容一:督导与评估的概念及内容。 　　教学方法:课堂提问与 PPT 教学 　　所需材料:白纸、笔、PPT 　　所需时间:30 分钟 内容二:督导与评估的基本过程以及其与项目管理的联系。 　　教学方法:课堂提问与 PPT 教学 　　所需材料:白纸、笔、PPT 　　所需时间:30 分钟 内容三:督导与评估的意义。 　　教学方法:课堂提问与 PPT 教学 　　所需材料:白纸、笔、PPT 　　所需时间:10 分钟

督导与评估概述

一、督导与评估的概念及基本方法

督导,又称为监督,是指连续地监视整个项目实施的全过程与进展(包括每一项活动内容、每一个操作和效果),发现实际工作(或实际操作)与工作计划(或规范操作)间的偏差,并及时纠正偏差。督导的职能是在项目的过程中不断收集信息,以确保项目的目标能够实现和所制订的计划得以完成。

评估,又称为评价,是指项目的评价者按制定的价值标准,依据所获得的有关证据(数据、实物等)对被评价对象(包括项目管理、实施过程及其产出)的一种肯定或否定(包括程度)的认识与评定。

(一) 督导的内容

1. 督导的内容

在艾滋病防治项目中,常见的督导内容如下。

(1) 项目是否朝着预期目标前进?例如,经费投入是否按时、足额到位?政府多部门能否协调配合?是否制定了艾滋病防治规划?

(2) 项目执行者是否按照计划开展工作?例如,是否开展大众宣传教育、高危人群干预、自愿咨询检测服务?HIV/AIDS 病人能否获得免费抗病毒治疗?

(3) 项目完成质量情况。例如,项目执行人员工作态度如何?责任心如何?

(4) 项目计划是否正确、按时完成?例如,计划发放安全套 1 万个,是否按时完成?不能完成的原因是什么?

(5) 是否超出预算范围?原来项目预算金额是多少?超支的原因是什么?

(6) 服务质量情况。例如,是否成立服务质量控制的专门部门?工作有无差错?

(7) 服务的内容、对象、方式、时间、频率、持续时间和环境。

(8) 项目目标和指标的合理性。比较现阶段的结果和预期结果,产生偏差的原因是否是由于目标或者指标设置得不合理?

(9) 是否需要采取改进措施以及采取哪些改进措施?

2. 督导的类型

督导可分为日常督导、专项督导、联合督导。

(二) 督导方法

1. 定性方法

1) 关键知情人访谈

选择在项目地区生活和工作了较长时间、熟悉本地区情况的人物进行深度访谈,例如,在评估 HIV/AIDS 参与式健康教育中,可以向当地卫生行政部门、疾控中心、公安机关的工作人员以及娱乐场所老板等关键人物了解有关信息。

2) 专题小组讨论

目标人群和利益相关者在主持人的引导下,选定某一主题进行讨论。在项目执行过程中,由目标人群和利益相关者的代表组成一个小组,专门讨论项目实施过程中存在的问题。例如,可以召开娱乐场所业主座谈会,共同讨论现阶段项目实施过程中存在的困难,探索解决的办法。

3) 直接观察

由项目官员和目标人群及利益相关者代表组成督导小组,共同到现场观察项目实施的过程,也可以就某一活动的流程进行全程参观,以了解项目实施的质量。直接观察法更多的是针对项目执行过程的督导。在对娱乐场所女性从业人群的性病检查或者 VCT 中,有关人员可以跟随执行人员亲自观察整个检查过程,考察执行人员的责任心、工作态度等。

4) 利益相关者直接督导

由目标人群的家人和好友进行督导,该方法的优点在于督导者与被督导者关系密切,能进行长期、持续的督导,一般不存在督导的盲区。

5) 同伴督导

在对长途卡车司机的艾滋病参与式健康教育中,采取同伴教育的方式,同伴详细记录每一次开展同伴教育活动的具体内容,提出在开展同伴教育工作中遇到的困难、问题并提出开展工作的建议和意见。

6) 现场考察法

项目指导委员会、专家指导委员会在项目运行过程中到现场实地考察,对活动开展情况、设备利用、管理理念、管理水平、服务项目、服务能力及服务态度进行考察。现场考察由于受到时间和地点的限制,因此主要针对项目实施结果和效果进行考察。例如,在发放安全套或者宣教材料的活动中,督导人员就可以实地考察这些活动开展的情况,及时发现存在的问题。

7) 参与活动

项目官员或调查者亲临参与某个群体或者项目的某一活动,直接感受项目执行的质量和水平,调查者可以从局内人的角度看待发生的活动,也有利于发现项目执行过程中存在的问题,提出的改进措施也更有针对性。

2. 定量方法

1) 服务记录

通过服务记录,可以由利益相关者记录执行者的工作情况,交给项目官员,为其提供督导信息和数据。

2) 专门设计的收集数据的表格

由督导者记录被督导者在项目执行过程中的表现。

在参与式督导中,利益相关者会关心项目执行者是否认真地履行了有关职责。项目官员和专家组定期收集这些表格,可根据记录表的信息和数据,分析执行者的工作质量和效率,并考察目标人群的知识、态度和行为改变情况,从而更好地评价项目的执行过程,发现存在的问题,提出相应的对策。

(三) 督导方案的制订和组织实施

1. 方案制订

(1) 明确督导范围:确定对象、明确督导类型。在确定督导范围时应该充分考虑项目自身可以用于督导的资源及能够支持哪些督导工作(如时间、预算、技术和所掌握的信息,同时还包括政府和有关团体、个人的支持)。

(2) 组建督导小组:负责监督和定期检查督导计划。

(3) 选择督导指标,建立指标体系:选择关键的投入、过程和产出指标,保证指标体系的完整和简单,以便于操作。

(4) 拟定督导工作的计划:制订年度工作计划,明确即将开展的主要活动、活动的方式和产出、时间和地点安排、涉及的机构和个人以及组织工作等。

(5) 设计数据收集工具：根据之前所确定的指标体系、项目活动等工作，在充分考虑工具的信度和效度的基础上，设计、确定数据收集工具。

2. 组织实施的流程

组织实施的流程如图 3-1 所示。

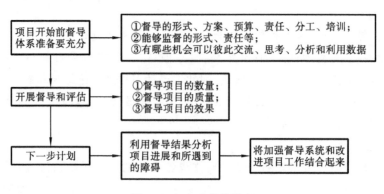

图 3-1　组织实施的流程

（四）评估的内容

评估主要是通过多种方法评价项目的执行情况和影响。

评估内容包括需求评估、过程评估、结果和影响评估以及成本和效果评估。

需求评估：为开发适当的、有效的项目而开展的初步评估，如目标人群当前最迫切的需求是什么？需求规模有多大？

过程评估：检查项目活动是否在预算范围内并且按照计划得到了正确的实施，包括执行的质量如何，健康教育覆盖面多大等。

结果和影响评估：检查具体项目结果和成就，如项目目标人群知识掌握程度提高了多少？危险行为减少了多少？

成本和效果评估：将项目的产出/结果与项目的花费相比较，从而分析其成本-效益。

一般项目分为项目形成阶段、实施阶段、短期效果阶段、长期效果阶段四个阶段。在项目的不同阶段需要开展不同的评估工作。

在项目形成阶段，主要是开展需求评估，即确定人群的需求。

在实施阶段，主要评估投入-产出。

在短期效果阶段，主要评估项目的近期效果和比较直接的结果，一般考察问题的知晓率、态度的改变、行为的改变等。

在长期效果阶段，主要评估项目的远期的、有些可能是相对间接的影响，包括由于项目的实施对当地人群健康状况的影响（如发病率）及对当地经济的影响（如减少的疾病负担）。

二、督导与评估的重要性及意义

(一) 督导的重要性

项目计划制订后,在执行过程中,由于环境发生变化,会出现各种问题,这就需要通过督导工作来解决这些问题,以保证项目按既定的目标进行,督导工作通过检查或者检测项目计划执行中的偏差以及环境所出现的新变化,分析其中的原因,进而采取措施,保证目标顺利实现。经常性和持续性的督导活动是项目成功的关键。能够使督导有效的关键不仅在于能够及时发现问题,更重要的是要能够及时、有效地通过调整项目策略、计划或者人员培训等措施解决问题,从而保证项目目标的实现。

在督导中获得的数据和信息,是有关项目的进展情况、潜力和问题的可靠信息,能揭示需要重新审视的问题、实施策略的调整方向、所取得的成绩和存在的问题,为项目负责人提供必要的数据,以便向资助机构或个人汇报,同时也向受项目直接影响的人群反馈信息,为全面评估和分析项目影响打下坚实的基础。从督导周期图中可以看出督导在项目管理中的地位和重要性(见图3-2)。督导周期是一个循环和螺旋式上升、向着项目目标前进的过程,而不是简单的周期重复。

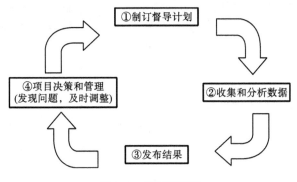

图 3-2 督导周期图

(二) 评估的重要性

评估工作可以确定目标人群的健康教育需求,发现项目执行中的问题和薄弱环节,评价项目的结果,并考虑项目成本是否合理。

评估工作有利于探索对干预措施的需求,有助于确定科学的、可行的项目目标和目的,并提出尝试性的健康教育策略和干预策略,估计可能出现和需要面对的问题,制定合理的评价指标,及时考察项目的实施情况,评价项目实行的效果和对目标人群所产生的影响,并评价项目的科学性和经济性。

阅读材料

材料一

全球基金监督与评估方案

(2005—2007 年)

一、引言

督导与评估是全球基金中国艾滋病项目的重要组成部分。督导，又称为监督，是指连续地监视整个项目实施的全过程与进展（包括每一项活动内容、每一个操作和效果），发现实际工作（或实际操作）与工作计划（或规范操作）间的偏差，并及时纠正偏差。评估，又称为评价，是指项目的评价者按制定的价值标准，依据所获得的有关证据（数据、实物等）对被评价对象（包括项目管理、实施过程及其产出）的一种肯定或否定（包括程度）的认识与评定。督导与评估对确保全球基金中国艾滋病防治项目高质量地完成，并达到预期目标至关重要。督导与评估强调项目地区的实施人员在开展项目工作中要收集、分析、保存好一切有关的信息。各项目地区应高度重视督导与评估工作，各级全球基金项目办公室应有人员专门负责本级的督导与评估工作，并保证项目活动经费的 5%～10% 用于督导与评估。

二、目的

（1）确保项目工作的质量、进度及项目目标的实现。

（2）发现成功的经验与存在的问题，推广好的经验和做法，及时调整目标与活动。

三、原则

（1）与全国艾滋病综合防治示范区的督导与评估工作密切结合。

（2）督导与评估指标紧扣项目的 6 大具体目标和 79 项活动，能直接反映项目的预期目标。

（3）多部门参与，包括政府的多部门与非政府组织的参与。

（4）保证受益人群，尤其是注射吸毒者、暗娼、HIV 感染者及艾滋病病人的广泛参与。

（5）加强各级项目地区艾滋病防治体系督导与评估的能力建设，包括信息系统的建设和人员的培训。

（6）强调将督导与评估的结果用于决策、计划与措施活动的调整，以及决定项目拨款与项目点的调整。

四、组织与管理

1. 督导与评估专家组

由国家协调委员会（CCM）组建国家督导与评估专家组。专家组由熟悉艾滋病综合防治及督导与评估工作的专业人员组成，包括政府多部门、国际组织和非政府组织代表，并邀请一定数量的省级专家参与督导与评估工作，专家组成员保持相对固定。督导与评估专家组负责审查和指导全球基金项目的督导与评估方案，参与重要的督导与评估活动，审阅国家项目管理办公室向全球基金执委会提交的督导与评估报告。项目地区执行机构（疾病控制中心）分别组建本级的督导与评估专家组。

2. 督导与评估活动的组织落实与负责人员

CCM、中国疾病预防控制中心、全球基金国家项目办公室和督导与评估专家组是参与制订国家级督导与评估计划的主体。由全球基金国家项目办公室负责安排与组织落实国家级督导与评估活动，撰写并向 CCM 提交督导与评估报告，最后由 CCM 报全球基金执委会。全球基金中国艾滋病项目办公室韩孟杰总体负责协调国家级的督导与评估工作，并由项目官员具体负责全国的督导与评估工作。

各级项目地区办公室分别安排本地区项目督导与评估工作，包括制订详细的工作计划、定期组织督导与评估活动、定期向上一级项目办公室报送有关的督导与评估材料和报告。由各级项目地区办公室主任总体负责协调本级的督导与评估工作，并指定专门人员具体负责督导与评估工作。

3. 督导与评估的能力建设

全球基金国家项目办定期（如每年 1～2 次）组织举办省级项目人员参加的督导与评估培训班。省级项目办组织市县级培训班，市县级则组织基层的培训班。另外，通过相互交流与考察学习的形式提高督导与评估人员的能力。

4. 信息管理

信息管理是一项常规工作，包括信息收集、分析、报表、报告与档案管理，由各级项目管理办公室负责进行。项目地区在按项目计划开展各项工作时，要做好各项工作活动指标的收集、档案管理、自我检查和定期报告。

项目实施的资料报告采用季报与年报形式。市县级项目办在每季度末或季度结束后的 5 天内、年度结束后的 10 天内，应将项目实施中的活动及其结果根据统一报表通过电子邮件上报省级项目办，并撰写本县的分析报告或工作总结；省级项目办将各项目地区上报的资料整理汇总后在每季度结束后的 10 天内、年度结束后的 15 天内，将本省项目实施进展情况通过电子邮件上报国家项目办，并撰写本省的分析报告或工作总结。国家项目办及时整理分析各项目省上报的资料，并撰写分析报告或工作总结，按规定要求向 CCM 和全球基金总部报告材料。各级项目办在整理分析资料时，要及时进行分析，并及时沟通与解决问题，以便在现场督导时更具有针对性。

五、督导与评估的频度与时间安排

1. 分阶段督导与评估

项目督导与评估分阶段进行,按时间顺序分为三个阶段,即设计阶段的前期督导与评估、实施阶段的过程督导与评估和两年执行期末的中期评估(本质上也属于实施阶段的评估)。对设计阶段的督导与评估结果为不合格的项目地区,将安排专家协助其改进工作,并在提出整改建议后的一个月内对其进行追加督导与评估,仍然不合格的项目县不得进入实施阶段。项目的实施阶段要进行多次督导与评估,发现问题,及时解决。项目执行的两年期末,进行中期评估,根据评估结果确定是否进入下一个实施阶段。本督导与评估方案不包括全球基金项目五年完成后的终末评价,有关方案将另行设计。

2. 督导与评估的频度

国家对省(自治区)每半年一次进行现场督导与评估,省(自治区)对地(州、市)、县(市、区)按季度进行现场督导与评估。

3. 现场督导与评估的时间安排

2005年7月项目启动至2007年6月两年期间,共安排国家级现场督导与评估工作5次:其中2005年度督导与评估2次,分别在2005年4月与2005年10月进行;2006年度督导与评估2次,分别在2006年5月与2006年10月进行;2007年5月份完成项目的中期评估工作。各项目省(自治区)、地(州、市)、县(市、区)根据项目书的具体要求和本地的实际情况安排本地的现场督导与评估工作的时间。

六、督导与评估的内容与指标

1. 督导与评估的内容

(1) 设计阶段的督导与评估。

主要针对各项目地区的实施项目的能力,以及基线调查、实施方案与计划进行评估。

(2) 实施过程与结果的督导与评估。

针对项目实施过程与结果进行督导与评估,包括项目的进度与管理、项目工作的组织建设、项目地区多部门协调机制的建立和各级政府多部门协调与配合情况、合作伙伴的参与情况、工作人员的培训与能力建设、各种方案与材料的制作与分发、VCT与外展服务情况、为注射吸毒人群提供美沙酮替代疗法与针具交换的情况、为暗娼人群提供IEC/BCC材料与安全套的情况、艾滋病病人的治疗与综合关怀支持活动、母婴阻断、青少年健康教育活动及大众参与等。

2. 督导与评估的指标

根据全球基金中国艾滋病防治项目两年工作计划中的六大具体目标,制定督导与评估指标,包括过程、覆盖与影响三个方面,分为投入、过程、产出、结果与影响指标五类,共 17 个评估指标。

七、督导与评估的方法

1. 现场督导与评估

(1) 督导与评估前的培训:统一方法,提高督导与评估能力。

(2) 复习上次督导与评估报告及项目实施方案(第一次督导与评估除外)。

(3) 收集现场督导与评估相关的信息:包括定性与定量的方法。

① 定性的方法如下。

- 召开座谈会:听取当地示范区的工作情况汇报和讨论实施中出现的问题,座谈会由多部门参加。
- 小组访谈。
- 个人访谈。
- 查阅有关档案资料(文件、记录、照片、报表等)。
- 现场考察、观察。

② 定量的方法:抽样调查。

2. 非现场督导与评估

CCM、国家督导与评估专家组和全球基金国家项目办公室按季度和年度评价项目省和项目县的季度与年度工作报表与报告。省级项目办按季度和年度评价项目地(市、县)的工作报表与报告。各级在评价工作报表与报告中,发现问题要及时联系与沟通,及时解决问题。另外,在常规工作中通过电话、电子邮件等联系方式进行督导与评估,及时发现问题和解决问题。

3. 相互或交叉督导与评估

由全球基金国家项目办公室负责组织 7 个项目省间人员的相互或交叉督导与评估,既可提高项目省督导与评估人员的能力,又可起到考察学习、交流经验的作用。项目省可以根据情况组织项目县间的相互或交叉督导与评估。

八、督导与评估结果的判断标准

根据项目的六大具体目标,制定了两年项目阶段拟完成的 17 个工作指标,对每个指标按季度、半年或年度制定出数量化的标准,该标准作为督导与评估项目进程与效果的依据。以项目地(市、县)为单位按年度进行总评价,评价等级分为优秀、良好、合格和不合格,对不合格者应限期改进,否则不给予下年度拨款,对优秀者与良好者给予奖励。

九、督导与评估报告与结果的利用

1. 督导与评估报告与反馈

(1) 督导与评估小组讨论,整理督导意见。

（2）撰写督导与评估的初步报告：包括优点与经验、存在的问题与不足、建议与解决的方法等。

（3）现场反馈督导与评估的初步结果及提供技术支持。

（4）与当地项目相关人员座谈，听取地方对督导与评估现场反馈的意见。

（5）撰写督导与评估书面报告，提交国家项目办公室。

2. 督导与评估结果的正式反馈与改进时限

将督导与评估结果报告以书面的形式正式反馈到被督导的负责单位和省（县）项目办公室，根据专家提出的建议和解决的方法在规定时限内（如1个月之内）改进。

3. 督导与评估报告的分发

将督导与评估报告分发到相关的单位与人员。

4. 督导与评估结果的利用

应充分利用督导与评估的数据，将督导与评估数据用于决策、制订计划，根据督导与评估结果调整今后的目标、措施与活动。根据完成的任务或指标结果，调整计划或决定下一步拨款。

材料二

参与式督导与评估与传统督导与评估的区别

1. 传统督导存在的问题

传统督导的方式主要有两种，分别是会议汇报和现场督导。

会议汇报主要是召开会议，由项目实施地官员向项目主管官员汇报项目进展情况、所取得的成绩和存在的问题，与会者共同分析和探讨其中原因，拟定下一步行动计划。

会议督导的缺点：汇报者由于种种原因未能如实汇报项目执行情况，由于水平所限，对存在问题分析不够透彻，项目主管官员不能实地了解项目实施情况。

现场督导主要由项目主管官员、项目实施地区官员、有关专家组成督导组，进行实地调查，以掌握项目进展情况，寻找在项目执行中存在的问题，提出改进意见和措施。

现场督导的缺点：花费较大，由于受到时间限制，往往无法全面考察项目实施情况，接收到的信息可能有较大偏差。

传统督导最主要依靠自上而下的督导，督导人员的配备主要是以官员、专家为主。而广大的目标人群没有督导的权利或积极性，即目标人员不会主动督导项目的执行情况。项目目标人群是项目实施的对象，也是整个项目的关键参与者，这部分人群没有督导发言权，就意味着他们难以向项目计划的制订者、实施者反馈信息，这可能导致目标人群对项目的兴趣和积极性被削弱，从而影响项目的实施效果。

目标人群没有参与督导,也导致督导工作缺乏连续性和全面性。由于会议督导和现场督导需要做大量的准备工作,消耗大量的人力、物力、财力,而项目的预算有限,不可能经常开展,因此督导工作不可能面面俱到,在时间和空间上存在督导盲区,并且收集到的信息有可能无法及时反馈,延误了计划的及时调整,最终影响项目的实施效果。

传统督导的滞后性。督导工作通常是在项目开始执行之后才开展,而且是过一段时间后,再对前一段时间的工作进行分析和评价,再提出下一步的执行要求。这种督导方式有时间的滞后性,不能及时发现和消除执行中的偏差。

2. 参与式督导

参与式督导是对项目确定的信息进行系统记录及阶段性分析的过程,这些记录与分析由项目设计与实施人员及利益相关者共同完成。目标群体应该根据项目设计中确定的内容和指标随时了解项目的进展情况,并根据对进展情况的分析确定项目调整的有关设计。

3. 参与式督导的特点

(1) 目标人群、同伴和利益相关者均可参与督导。这是参与式健康教育督导最主要的特点。利用目标人群参与督导,既能节约成本,减少不必要的开支,同时也能提高督导工作的效率。另外,目标人群、同伴和利益相关者参与的督导可以保证社会弱势群体也有机会表达他们的观点和意见。

(2) 督导的连续性和持续性。从项目开始之初就把目标人群和利益相关者纳入督导工作之中,使之建立督导意识,参与项目督导。从传统的自上而下的督导方式转变为自下而上、上下结合的督导方式。由于有了目标人群的参与,保证了督导工作能持续进行。

(3) 督导的动态性和灵活性。项目的执行并不是一成不变,而是根据内外环境和所面临的实际情况随时进行修正,而督导也必须适应环境的变化,也就是要根据不断变化的要求加以扩展,督导的方式也应灵活多样。

(4) 督导的有效性。由于目标人群和利益相关者参与了督导,使得督导工作更为全面、可靠,可以随时随地进行督导,避免滞后,从而更好、更及时地反映项目执行情况,并且能及时发现和消除偏差,防止偏差的累积和扩大。

(5) 督导的经济性。由目标人群和利益相关者参与督导,减少了一些不必要的会议和现场调研,减少了管理人员和专家的数量,节约了开支。

(6) 民主参与,调动目标人群的积极性。项目的实施是为了改善人群的健康,这与人们的利益密切相关,通过引导目标人群和利益相关者参与督导,充分发挥民主的优势,集思广益,更能体现人群在项目中的地位和作用,也使得目标人群更有热情投入到参与式健康教育之中。

4. 传统评估方式存在的问题

在需求评估方面,传统评估方式没有充分考虑目标人群的需求,而是由管理者和执行者推测或估计目标人群的需求,造成评估工作与实际脱节。传统评估的执行者往往是项目官员、专家,由于人数有限,评估工作有可能不够细致、不够全面,而且往往会出现自己决策、自己评估的现象,导致评估工作缺乏客观、公正的判断。除此之外,还有重视近期结果、忽视远期效果的倾向。因为项目一般都有实施年限,一旦项目实行完毕,则无人评估远期效果。在艾滋病防治项目中,由于目标人群大多是不愿表露真实身份的人,流动性较强,传统的评估方式会遇到很大困难。

5. 参与式评估

参与式评估是指项目内、外部工作人员对项目的过去进行思考和分析,以便对项目的将来进行决策的过程。

参与式评估能够让利益相关者充分参与到评估和寻找问题的过程中来,强调交换意见、共同检查数据、互相倾听和共同得出结果这个过程;强调在平等和尊重的基础上鼓励利益相关者发现问题,以帮助目标人群意识到他们自身的问题。无论是主管机构、地方执行机构还是利益相关者,都应该把项目评估当成自己项目工作的一部分,积极参与评估的设计、执行和结果分析及展示。

6. 参与式评估的特点

(1) 信息的可靠性、准确性更高。评估所需的信息不仅仅是从目标人群和项目执行者当中获得,也从同伴和利益相关者之中获得,使数据和信息相互印证,提高了评估的准确性、客观性。同时参与式评估的资料收集应经常进行,可以很好地避免回忆偏倚。由于长途卡车司机工作的特殊性,使得资料的收集较为困难,采取同伴参与评估的方式,由同伴教育的志愿者和骨干在进行健康教育时,同时记录下活动的内容和方式、深入个人访谈的结果,以及目标人群认知、态度和行为改变情况。

(2) 内部自我评估和外部评估相结合。除了由项目官员和专家组进行内部的评估外,还可以由利益相关者对项目的执行情况、效果和影响进行评估。

(3) 利益相关者参与,充分体现民主。利益相关者参与到评估工作之中,每个人都可以畅所欲言,充分表达意见,也使得评估方法和内容更为全面。另外,有些活动可以在项目官员和专家组的指导下,由目标人群和利益相关者设计与安排。

(4) 评估方式多样、手段灵活。参与评估的个人或小组有发现问题、解决问题的能力,由目标人群和利益相关者参与部分评估工作,不仅节约了时间和金钱,而且可以发挥这些人的智慧和能力,积极地开展评估工作。

(5) 密切项目决策者、提供者和受益者之间的关系。由于三方共同参与项目的督导和评估,三方的信息可以进行直接沟通,信息传递更为快捷。参与式督导和评估工作成为三方交流的平台。

7. 参与式评估方法

(1) 参与式健康教育评估是一种新型的健康教育方式,参与式健康教育评估应在充分考虑自身特点的基础上,采取有别于传统的评估方式。

（2）过程评估：主要体现于督导之中，过程评估关心的是某个项目的实际情况，包括人员配备、预算、活动、行为、服务、材料和管理等情况，以及评价项目的实施与计划的符合程度。

（3）效果评估方法：实验性研究、半实验性研究、观察性研究、横断面研究。参与式健康教育评估应突出其特点，在观察性、横断面研究中，可以采取间接评估的方法，在调查目标人群认知、行为、态度时，可通过其家人或邻居、朋友来了解有关情况。由目标人群和利益相关者在项目官员或者专家引导下，采取专题小组讨论法、直接观察法、参与活动法共同评价项目执行的质量，并进行定性评估。

（4）成本效果评估方法：费用分析，主要用于了解项目的效率，即单位费用的产出；成本效益分析，主要用来分析项目的效果，单位费用产生的效果和影响。评估者不仅要评价已经事先明确界定的目标，也要关注没有预见到的结果，包括正面结果和负面结果，并分析其产生的原因。

第二课　制定结果框架

学习目标

（1）懂得什么是结果框架以及结果框架的用途，特别是结果框架对项目管理和评估的作用。

（2）知道结果框架的基本内容。

（3）学习制定结果框架。

所需时间　120 分钟

课程内容具体安排

内容一：M&E 结果框架简介。

　　教学方法：课堂提问与 PPT 教学

　　所需材料：白纸、笔、PPT

　　所需时间：15 分钟

内容二：结果框架的基本内容。

　　教学方法：课堂提问与 PPT 教学

　　所需材料：白纸、笔、PPT

　　所需时间：25 分钟

内容三：制定结果框架案例讨论。

　　教学方法：分组讨论、汇报及结果框架的修改

　　所需材料：白纸、笔、PPT

　　所需时间：80 分钟

制定结果框架

一、M&E 结果框架简介

通常采取结果框架的形式来反映督导与评估目标、指标以及数据来源等内容之间的关系,表 3-1 为"注射吸毒人群中的艾滋病预防干预"的结果框架。

表 3-1　结果框架:注射吸毒人群中的艾滋病预防干预

总目标/具体目标	可验证指标(成果)	数据收集方法	假　设
总目标:到 2009 年使注射吸毒者中的 HIV 现患率从 40% 下降到 25%			
具体目标 1:减少注射器具的共用率			
具体目标 2:提高预防服务在注射吸毒者中的可及性			
具体目标 3:提高非法性行为中的安全套使用率			

例如,在 100% 安全套推广项目中,项目的目的、测量指标和相应需要的数据来源是什么?

(一)"结果框架"定义

(1) 通过简单清晰的形式(如表格)展示项目目标、实现具体目标的项目策略等"项目要素"之间的关系。

(2) 表格形式辅以必要的文字说明。

(3) 包括各个项目目标和对应的中间产出结果。

(4) 包括各个项目假设的前提条件(在什么条件或前提下项目或策略才能产生预期效果)。

(5) 既可用做规划工具,也可用做管理工具。

(二)"结果框架"的意义

(1) 在项目的设计阶段就应该完成这个"结果框架"。

(2) 设计一项干预或干预评估方案时,需要了解"问题"产生的原因和背景。

(3) 为了对项目的实施情况提供有用的反馈信息,需要认识项目为什么可以产生预期效果的"机制",以及怎么做才能产生这些效果。

(4) 你要能把"问题"的各个"要素"及它们之间的关系搭建成一个清晰的框架——把"问题"放在具体的背景中,把各个影响因素或项目要素组织在一起,概括总结其中的逻辑关系,通过这个工作可以检验你对这个"问题"是否有清楚的认识。

(5) 让项目有关各方参与这个框架的构建有助于项目相关各方达成共识。

(6) 这个框架对将来项目的督导、评价和管理有很大的帮助。

二、结果框架的基本内容

结果框架的内容如下。
(1) 项目总目标和具体目标。
(2) 指标。
(3) 数据来源(数据收集频率)。
(4) 前提条件。

不同目的的结果框架可以有一定的差异,其核心是要反映项目要素的"逻辑关系",以帮助进行项目管理和项目评估。

三、如何制定结果框架

在实际工作中,结合具体情况制定结果框架。

参考表 3-2,讨论"注射吸毒人群中的艾滋病预防干预"结果框架的制定是否可行。

表 3-2　注射吸毒人群中的艾滋病预防干预(参考答案)

总目标/具体目标	可验证指标(成果)	数据收集方法	假　设
总目标:到 2009 年使注射吸毒者中的 HIV 现患率从 40% 下降到 25%	• 注射吸毒者中的 HIV 现患率	2007 年和 2009 年的 HIV 哨点监测调查	注射吸毒者的样本具有代表性
具体目标 1:减少注射器具的共用率	• 最近一次注射时没有共用注射器具的注射吸毒者的百分比 • 过去一个月内坚持不共用注射器具的注射吸毒者的百分比 (说明:还可以询问有关注射器具共用、注射行为的更详细问题,如注射器具消毒、在注射器具共用中的角色、注射器具共用频率等)	2007 年和 2009 年的行为监测调查	注射吸毒者的样本具有代表性和最小的社会期望偏差
具体目标 2:提高预防服务在注射吸毒者中的可及性	• 参加针具、注射器交换项目的注射吸毒者的百分比 • 收到安全套的注射吸毒者的百分比 • 接受过外展教育的注射吸毒者的百分比 • 接受过自愿咨询检测(或性病)服务的注射吸毒者的百分比 • 参加药物替代治疗(或康复治疗)的注射吸毒者的百分比	2007 年和 2009 年的行为监测调查	注射吸毒者的样本具有代表性和最小的社会期望偏差

续表

总目标/具体目标	可验证指标(成果)	数据收集方法	假　设
具体目标3：提高非法性行为中的安全套使用率	• 非法性行为(嫖娼)中使用安全套的注射吸毒者的百分比(最近一次使用安全套和过去一个月或多个月内坚持使用安全套) • 非法性行为(卖淫)中使用安全套的注射吸毒者的百分比(最近一次使用安全套和过去一个月或多个月内坚持使用安全套) (说明：了解嫖娼和卖淫的注射吸毒者的百分比很重要)	2007年和2009年的行为监测调查	注射吸毒者的样本具有代表性和最小的社会期望偏差

第三课　督导与评估指标体系分析

学习目标

(1) 督导与评估指标的类型以及使用中的优点和存在的问题。
(2) 督导与评估指标的汇总和督导与评估指标的分析和利用。

所需时间　60分钟

课程内容具体安排
内容一：督导与评估指标的类型以及收集。
　　教学方法：课堂提问与PPT教学
　　所需材料：白纸、笔、PPT
　　所需时间：30分钟
内容二：督导与评估指标的汇总和督导与评估指标的分析与利用。
　　教学方法：课堂提问与PPT教学
　　所需材料：白纸、笔、PPT
　　所需时间：30分钟

督导与评估指标体系分析与利用

一、督导与评估指标的类型以及使用中的优点和存在的问题

(一) 指标类型

(1) 投入指标：开展项目所需要的资源，如人员、资金、材料、设施、经费。
(2) 过程指标：为实现项目而开展的活动，如人员培训、教育、治疗、干预等过程的物资、时间、经费分配情况及医疗服务情况(服务利用、药物配备、病人需求引导)，

这些资源的安排与目标符合的程度，项目运行的效率。

(3) 产出指标：实施项目后的直接结果，如受训人员数量、健康教育覆盖率、提供安全套的数量和质量、资源和信息利用率和其他结果指标。

(4) 结果指标：项目实施在人群水平上产生的直接效果（中、短期效果），如健康知识知晓率、高危人群（注射吸毒者、男男性行为者、性工作者）的行为改变、态度改变率、现有资源和技术改变程度、强化因素改变。

(5) 影响指标：人群健康状况改善程度（长期效果），如 HIV 感染率、现患率、发病率、死亡率、生活质量、孤儿情况、社会观念、社会能力。

（二）指标收集的原则

(1) 只收集必须收集的数据。
(2) 确保数据质量。
(3) 尽可能缩短数据的收集、报告和分析流程。
(4) 数据收集工具应尽可能简单。
(5) 整合不同的数据收集工具。
(6) 数据库管理体系应该简便。
(7) 数据收集工具应当容易修改和更新。
(8) 数据收集工具应当满足不同的报告要求。

（三）指标收集质量的把握

(1) 充分的人员培训。为了减少偏倚，调查员在开展调查前应经过培训，统一思想，对问卷的认识应保持一致，统一对问题和答案的理解。

(2) 确保合理的数据流程。在调查表或问卷中，一开始可以问一些有趣而且简单的问题，以此来激发调查对象的兴趣，提高应答率。

(3) 不同阶段的核查机制。每一次数据收集结束后，都应马上开始进行数据的核查工作，发现有漏填或不合理的地方，应尽快让调查对象补充完整。研究项目的数据可以来源于多个渠道，项目官员和专家组应把各种渠道收集来的数据进行综合分析。建立核查机制的另一个目的是建立假设检验和模型。

(4) 数据本身的逻辑性。通过问卷或调查表设计一些有关联性的问题，以此来评价被调查者回答的一致性。

(5) 选择好调查时间。首先，应避免在工作时间和休息时间开展调查。其次，问卷和调查表的篇幅不宜过长，所需的时间相对较短。

(6) 调查员控制答题程序。由于问卷有一定的复杂性，有些问卷和调查表存在转跳问题，调查对象在回答问题时可能出现错误，也有可能出现前后矛盾，此时如果有调查员悉心引导，可以有效地避免不必要的错误。

(7) 加强随访以提高应答率。随访是提高应答率的有效方法，当调查问卷和调查表回收后，研究者要与调查对象保持联系并随访，直接沟通，建立良好的关系，以提高目标人群的应答率。选择知名度较高、信誉较好的人员和机构作为调查者,能大大地提高应答率。

二、督导与评估指标的汇总和督导与评估指标的分析利用

(一)督导数据的收集流程和核查机制

督导数据的收集流程和核查机制如图3-3所示。

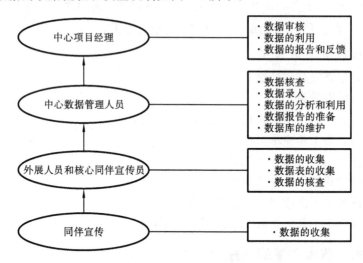

图3-3 督导数据的收集流程和核查机制

(二)督导数据的应用

(1)提供信息。提供有关项目的进展情况、潜力和问题的可靠信息。

(2)管理工具。揭示需要重新审视的问题、实施策略是否需要调整,以及取得了什么成绩和哪些工作尚未完成。

(3)数据报告。为项目负责人提供他们需要的数据,以便向资助机构汇报。

(4)信息反馈。为受项目直接影响的社区提供反馈信息。

(5)分析评估。为全面评估和分析项目影响打好基础。

阅读材料

项目评估案例 通过娱乐业主雇用引导从业人员预防性病、艾滋病行为干预的研究

1. 项目概况

项目名称:通过娱乐业主雇用引导从业人员预防性病、艾滋病行为干预的研究。

项目编码:SA103。

中标金额:10万元。

项目负责人：童明德。

项目总目标：减少性病、艾滋病在娱乐业从业人员及其性伙伴中传播的几率，降低感染 HIV 和 STI 的危险性。

项目具体目标：①提高目标人群（预计 700 人）对性病、艾滋病的知晓程度。项目完成后使目标人群对性病、艾滋病的知晓程度提高 40%；②提高重点干预对象（100 人）对避孕套的使用率，项目完成后使 80 人的避孕套使用率达到 100%。

2. 项目评估过程

项目评估小组一行三人于 2002 年 8 月 14 日下午到达泸州。当日，我们与部分项目执行人员会面，进行了初步的交谈，并仔细地阅读了其递交的相关材料。2002 年 8 月 15 日上午，在泸州市卫生防疫保健站，我们听取了项目负责人和项目工作人员的工作汇报，与两位项目负责人和两位项目工作人员进行了深入的交谈，并让他们填写了问卷。接着，我们又访谈了三位第一类知情人，他们分别是市委郑秘书长、卫生局郑局长和公安局治安队唐队长。下午，同样是在泸州市卫生防疫保健站，我们对六位项目受益人（娱乐业女性从业人员）和三位第二类知情人（娱乐业雇主）进行了访谈，完成了 9 份调查问卷。接着，我们到三个娱乐场所进行了现场参观，与那里的负责人、项目工作人员、市委秘书长、市卫生局局长等人进行了座谈，初步交流了我们对项目工作的大致印象和基本看法。本次项目评估共访谈 16 人，填写了 16 份调查问卷，完成了预定目标。

3. 项目描述

该项目于 2001 年 5 月通过初审，2001 年 9 月复审中标，2001 年 10 月 15 日启动，计划于 2002 年 10 月结束。项目共分为 5 个部分 18 项活动，现已完成前三个部分，13 项活动，第四部分于 2002 年 8 月 30 日之前完成。项目目前进展顺利。

启动前准备工作（2001/09/01—2001/10/15）的内容为：在省项目办专家的指导下学习项目备忘录，修改、完善项目实施工作方案；在准备开展项目活动的三个区（实际是在两个区开展项目活动）对目标场所摸底；向卫生局和政府汇报项目的来源、目的、计划，争取政府支持下的多部门配合。

预调查和基线调查（2001/10/16—2001/01/20）的主要内容为：对目标人群作小样本调查并作信度检验和效度检验；根据预调查情况修正调查提纲，形成正式调查问卷及质量控制意见，完成对 76 个目标场所、目标人群 700 人的基线调查报告、中期工作报告和中期评估。

通过对娱乐场所雇主引导从业人员预防性病、艾滋病的行为干预（2002/01/21—2002/07/31）的主要活动内容为：培训雇主、在雇主帮助下对从业人员进行防治性病、艾滋病的行为干预；选择和培训同伴教育者；向目标场所发放宣传材料；组织目标人群收看防治性病、艾滋病的 VCD；用讲课、访谈、小组讨论、同伴教育活动等多种方式提高目标人群的知晓程度和安全套使用率；行为干预的四个专项宣传活动；匿名咨询、免费提供安全套、对非法性行为的行为干预探索，提供可及性的性病诊疗服务；组织骨干志愿者参加国家项目办的研讨活动。

验证性调查(2002/08/01—2002/09/30)主要活动内容为：用与基线调查相同的方法和问卷进行调查，对比干预前后公共场所女性从业人员对防治性病、艾滋病知识的知晓程度及使用安全套的行为和态度等方面的变化情况，以期对行为干预效果作出评价。现场工作基本结束，资料尚在整理之中。

结题、总结(2002/10/01—2002/10/30)。

4. 项目经验

本次评估的主要目的之一便是总结最佳经验。通过与各类访谈对象的深入交谈，在参阅大量相关资料的基础上，我们认为该项目有以下几点经验是值得总结和借鉴的。

探索"经验观察评价法"，将公共场所女性从业人员区分为不同人群，为有针对性地收集信息和进行干预做好准备工作。

该项目的亚目标人群是泸州市龙马潭区和江阳区内地歌舞厅、保健按摩房(美容店、发廊)、浴室(桑拿)、宾馆、路边店、洗脚房这六类公共场所中的所有女性从业人员；而其目标人群即是上述六类场所中有非法性行为的女性从业人员(散布在亚目标人群中)。根据有无非法性行为所划分的两大群体，无论在观念、行为方式，还是在感染、传播性病、艾滋病的危险性上都有很大的不同。因此，区分不同人群，对基线调查、验证调查所获得的材料进行分类整理，并在项目实施过程中有针对性地对不同人群采取相应的干预措施，是非常必要的。

暗娼(CSW)散布在公共场所女性从业人员中，隐蔽性很强，但毕竟具有不同于一般人群的行为特征。项目执行人把这些行为特征总结为7条判断标准，其中2条是主要标准，5条是次要标准。根据这些标准，我们就可以判断某一女性从业人员是否存在非法性行为。由于我们能观察到的只是与非法性行为有关的行为方式，而非非法性行为本身，因此对公共场所女性从业人员进行二元分类具有一定的风险。为了减少武断所带来的风险，项目执行人在全有、全无之间增加了一个类别，即可疑非法性行为的人群。符合任一主要标准的观察对象均可判定为有非法性行为，符合任一次要标准的均可判定为可疑有非法性行为，不符合任一标准的判定为没有非法性行为。

"经验观察评价法"所依据的2条主要标准(与顾客有亲昵行为并单独与顾客进入包房；正面承认有非法性行为)可以保证筛查CSW这个主要目的的可靠性，误判和漏判的可能性较小。5条次要标准(打扮妖艳，长期滞留可疑场所，并有招揽顾客的行为；与顾客有亲昵行为；主动要求到客房提供按摩服务；主动要求为顾客洗浴；雇主或同伴介绍其有非法性行为)误判的可能性很小，漏判的可能性大些。因为上述特征是半公开的CSW的行为特征，在档次较低的场所很容易观察到，但在高级场所的CSW很难用上述标准筛查，此外，调查员在可疑场所停留时间有限，很难对所有目标进行有效的观察。

对泸州市6类76个公共场所(歌舞厅6个,保健按摩房52个,浴室3个,宾馆8个,路边店4个,洗脚房3个)706名女性从业人员进行的基线调查中,调查员根据上述7条标准对调查对象进行了观察评价,得到了如下结果:220例没有非法性行为,234例疑有非法性行为,252例有非法性行为。用SPSS对各组回答的25个问题共104个选项进行统计分析,结果显示3类人群对大部分问题的回答有显著性差异($P<0.05$),此结果印证了"经验观察评价法"的客观性和有效性。

5. 项目挑战

本次评估的另一目的是识别挑战,以为项目今后的工作提供指导。在综合各方面意见的基础上,我们认为,项目目前面临的最大挑战是有一些雇主的介入成本太高,可能会影响项目的可持续性。造成这种状况的原因是由于项目工作人员过于迁就雇主,使得雇主提出过分的要求。

必须承认,通过娱乐场所雇主对女性从业人员进行行为干预是一个非常好的思路。首先,娱乐场所雇主是该项目不可回避的人物。雇主在很大程度上管理和控制着从业人员,项目如果不能争取到雇主的积极配合,那至少也要征得他们同意,因此,召开娱乐场所雇主座谈会是必不可少的。其次,如果能够争取到雇主的大力支持、密切配合,项目进展将会非常顺利。在该项目中,雇主主要协助完成了以下活动:协助工作人员有效地接近目标人群;推荐同伴教育者;协助发放宣传材料、安全套并放映VCD;协助筛查CSW;以骨干支援者的身份参加项目活动。如果没有雇主的积极配合,要到现场直接进行培训和宣传是非常困难的。

为了表示对雇主支持的感谢并激励他们持续配合,付给他们一定的报酬是合情合理的,但这应该是一种象征性的表示,以显示对雇主劳动的尊重,而不应该演变为推动雇主进行配合的主要动力。项目工作人员不能迁就雇主对报酬的过分要求,否则最终必然阻碍项目的顺利实施。我们认为,项目目前所面临的资金短缺问题部分是由迁就和纵容雇主所导致的。

争取雇主配合的最主要方式不是付给报酬,而首先应是宣传教育。通过宣传教育,使雇主认识到项目开展的意义、价值及对他们本人的益处,这样他们一般都会自愿、积极、主动地配合。泸州项目之所以出现雇主索要报酬的情况,部分原因是由于宣传工作没有做到位。在这种情况下,一方面,我们不能放弃宣传教育,另一方面,我们可以利用卫生部门的监管权力约束雇主的行为。公共场所开业必须得到防疫站(卫生局)的卫生许可,此外,防疫站还经常性地对这些场所进行卫生监督、监测,因此,娱乐场所时刻处于防疫部门的监管之下。该项目的中标单位是泸州市卫生防疫保健站,项目工作人员也是该站工作人员,因此他们完全不必姑息雇主的过分索要行为,应对阻挠项目实施的雇主采取一定的强制措施。

6. 关键问题打分记录以及受益人需求排序

关键问题是指访谈提纲的量表中所提到的问题。不同的访谈对象对这些问题的打分,可以折射出项目实施的环境和效果。由于项目负责人与项目工作人员所填写的量表完全相同(表 3-3 至表 3-6 中每项最高分值为 5 分),因此我们把他们归为一类进行分析(见表 3-3)。

表 3-3 项目执行人打分记录

问题	访谈对象				平均分
	1	2	3	4	
上级领导支持的力度	4.0	4.0	4.0	5.0	4.3
多部门配合的力度	4.0	4.0	4.0	4.0	4.0
受益人配合的力度	4.0	4.0	4.0	5.0	4.3
资金支持的力度	2.0	3.0	4.0	5.0	3.5
专家技术支持的力度	4.0	4.0	4.0	4.0	4.0

注:项目负责人和项目工作人员共四名。

从表 3-3 可以看出,四位项目执行人对资金支持的力度评价最低。他们预计项目资金将有一万元左右的缺额。他们对其他四个方面均较满意。

第一类知情人的打分记录见表 3-4。

表 3-4 第一类知情人打分记录

问题	访谈对象			平均分
	1	2	3	
项目实施人员的组织管理能力	4.0	4.0	5.0	4.3
项目实施人员的政策开发工作	5.0	5.0	4.0	4.7
项目实施人员的协调工作	4.0	4.0	5.0	4.3
项目的总体实施效果	4.0	4.0	4.0	4.0
项目经验推广的前景	5.0	3.0	4.0	4.0

注:第一类知情人三位,分别为市委秘书长、卫生局副局长、市公安局治安支队队长。

表 3-4 显示,三位第一类知情人对项目实施人员的政策开发工作评价最高,其次是组织管理能力和协调工作,评价最低的实施效果和推广前景也达到了较高水平。

表 3-5 受益人打分记录

问题	访谈对象						平均分
	1	2	3	4	5	6	
工作人员采用的方法	5.0	5.0	5.0	5.0	5.0	5.0	5.0
工作人员的责任心	5.0	5.0	5.0	5.0	5.0	5.0	5.0
受益人对相关知识的掌握	4.0	3.0	4.0	5.0	3.0	5.0	4.0
项目对受益人态度转变发挥的作用	5.0	4.0	5.0	5.0	3.0	5.0	4.5
项目对受益人行为转变发挥的作用	5.0	5.0	5.0	5.0	4.0	5.0	4.8

注:受益人六位,两位按摩厅小姐、两位美容院小姐、两位歌舞厅小姐。

表 3-5 显示,受益人对各个问题的打分非常之高,尤其是工作人员采用的方法和责任心被评为满分。受益人认为自己对相关知识的掌握稍差,但这并未妨碍她们的态度和行为的转变,后面这一点我们在其他项目中也发现了。

表3-6 第二类知情人打分记录

问 题	访谈对象			
	1	2	3	平均分
工作人员采用的方法	4.0	5.0	5.0	4.7
工作人员的责任心	5.0	5.0	5.0	5.0
受益人对相关知识的掌握	5.0	4.0	4.0	4.3
项目对受益人态度转变发挥的作用	4.0	4.0	5.0	4.3
项目对受益人行为转变发挥的作用	5.0	5.0	5.0	5.0

注:第二类知情人三位,分别为卡拉OK厅老板、美容美发厅老板、按摩厅老板。

从表 3-6 可以看出,第二类知情人与受益人对相应问题的打分比较一致:工作人员采用的方法、工作人员的责任心及项目对受益人行为转变发挥的作用均受到了很高的评价;项目受益人对相关知识的掌握稍差,但第二类知情人同样也认为这并不影响项目受益人的态度和行为发生转变。

受益人需求描述与需求排序见表 3-7(量表每项最高分值为 10 分)。

表3-7 受益人需求描述与需求排序

问 题	访谈对象						总分	排序
	1	2	3	4	5	6		
定期体检	5.0	6.0	4.0	6.0	5.0	7.0	33.0	2
身体健康	6.0	7.0	6.0	7.0	7.0	6.0	39.0	1
性病知识	3.0	4.0	3.0	5.0	3.0	2.0	20.0	4
免费安全套	2.0	2.0	2.0	4.0	2.0	4.0	16.0	6
项目持续下去	4.0	3.0	1.0	2.0	6.0	3.0	19.0	5
价格优惠的医疗服务	7.0	5.0	7.0	1.0	4.0	5.0	29.0	3
整个社会减少性病、艾滋病	1.0	1.0	5.0	3.0	1.0	1.0	12.0	7

从表 3-7 可以看出,六位受益人的所有需求均与健康有关,可见她们的防病意识已非常强烈。

7. 评估总结

按照项目目前的进展情况,项目执行人应该能够在预定时间内完成项目活动。可能存在的问题是项目所设定的极其精确的目标能否在终期评估中得到验证。另外,项目执行人还应该思考如何使项目具有可持续性,使得即使在项目结束之后,项目活动仍然能够继续开展并发挥效力。虽然,中标单位泸州市卫生防疫保健站与相关单位的协调与配合不错,但仍显不足,尤其是与公安部门的合作还缺乏默契;娱乐业雇主介入项目活动的成本过高;项目工作人员与娱乐业非法性行为者之间的交流仍存在一定障碍,这些都影响了项目的可持续性。而在这些方面,绵阳项目组、江川项目组和永平项目组做得不错,建议其他项目组成员参考、借鉴他们的经验。

当然,泸州项目组也获得了某些宝贵的经验,如我们上面提到的经验观察评价法和科学、严谨的基线调查方法,这些都是值得其他项目组借鉴的。项目组成员利用自己收集的资料及实施项目的经验、体会,撰写论文,把自己的成果呈现出来与大家分享,促进交流。

在评估了多个类似项目之后,我们强烈地感觉到在同一主题的项目之间进行交流和研讨的必要性。有时某一项目的经验恰好可以为解决另一项目的问题提供有益的思路,而有些问题则是各个项目所共同面临的,如如何针对无固定工作场所、没有老板约束、流动性极强的性工作者开展宣传教育和行为干预是所有相关的项目都碰到的难题,因此建议类似项目之间应建立稳定的联络机制,保证可以随时、随地进行交流,仅进行几次集中的研讨会是远远不够的。

第四课 以研究证据为依据的决策

学习目标

(1) 提高数据分析能力和将数据用于项目管理的能力。
(2) 进一步认识督导和评估对项目管理的推动作用。

所需时间 120 分钟

课程内容具体安排

内容一:数据解释,列举一组数据实例,分析其优点、弱点及当前应考虑的重点。
  教学方法:课堂提问与小组讨论
  所需材料:白纸、笔、PPT
  所需时间:50 分钟

内容二:数据流,制定督导与评估所需数据流程图。
  教学方法:PPT 教学与讨论
  所需材料:白纸、笔、PPT
  所需时间:20 分钟

内容三:数据利用,以项目目的为方向"螺旋式"前进。
  教学方法:PPT 教学与角色扮演
  所需材料:白纸、笔、PPT
  所需时间:50 分钟

以研究证据为依据的决策

一、数据解释

督导数据分析案例:性工作者中的艾滋病预防(见表 3-8)。

表 3-8　性工作者艾滋病预防情况

指　　标	第 1 年	第 2 年	第 3 年	第 4 年
性病转介次数	2 000	2 000	1 000	1 000
发放的安全套数量	10 000	10 000	10 000	10 000
性工作者中得到治疗的性病病例数	200	300	450	500
接受性病治疗的性工作者人数	150	250	250	200
发放的 IEC 材料数量	20 000	20 000	2 000	200
接受培训的同伴人数	90	0	0	0
到活动中心的人数	150	200	250	300
参与项目工作的同伴教育者人数	90	70	75	100

1. 讨论

(1) 项目接触的性工作者人数逐渐下降,但同伴教育开展工作的次数却在上升,这意味着什么?

(2) 分发的宣传材料的数量逐渐下降,到活动中心的性工作者人数增,接受性病治疗的人数显著上升,这意味着什么?

(3) 虽然同伴中参与项目工作的人数逐渐上升,但在第一年之后再没有同伴接受过培训,这意味着什么?

(4) 还可以从其他数据中分析出哪些内容?

(5) 以此为依据,下一步的工作计划将如何制订?

2. 提示

(1) 比较不同的指标数据,有助于揭示实际而非表象的状况。

(2) 对同一种趋势往往有不止一种的解释,这就说明需要获得更多的数据信息才能真正知道需要采取哪些矫正措施。

3. 提问

(1) 根据估计的目标人群规模分析项目覆盖面(见图 3-4),第一年与第三年相

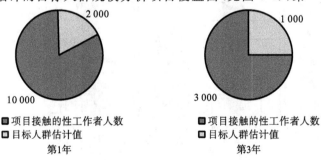

图 3-4　根据估计的目标人群分析项目覆盖情况

比,项目覆盖面是扩大了,还是缩小了。

进一步分析:产生这种变化的原因是什么。

- 性工作者实际人数的变化。
- 季节性流动、公安部门的严打、政府政策的变化……

据此情况,可以作出哪些管理决策?

(2) 技术质量督导:性病观察清单示例教育咨询做得如何。

性病观察清单如表 3-9 所示。

表 3-9　性病观察清单

观察要素清单	很好	正确	不正确	未完成	不适用	备注
教育、咨询						
通知患者:诊断结果、并发症和传播途径				√		
提供有关使用安全套预防性病的教育				√		
解释药物依从性		√				
建议通知性伴			√			
建议接受自愿咨询检测服务		√				
总结、检查患者是否掌握了咨询内容			√			

进一步分析:这样的教育、咨询的结果如何。

- 患者不知道自己是如何的感染的。
- 患者不知道应采取哪些措施来保护自己。
- 即使患者这次得到了正确的治疗,以后还可能再次感染。

(3) 联系监测或评估进行数据的分析。

对图 3-5 不同场所性工作者的基本情况进行分析。

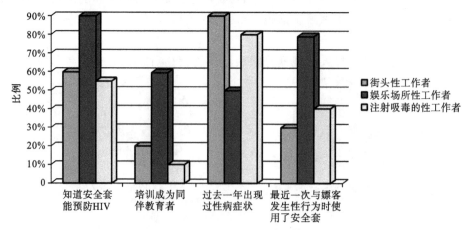

图 3-5　不同场所性工作者基本情况

进一步分析：
- 娱乐场所性工作者知道安全套能预防 HIV 的比例最高；
- 街头性工作者和注射吸毒的性工作者知道安全套能预防 HIV 感染的人很少；
- 街头性工作者和注射吸毒的性工作者与嫖客之间的安全套使用率很低；
- 以此决策，今后的工作应加强针对街头性工作者和注射吸毒的性工作者的干预。

进一步分析：
- 娱乐场所性工作者接受培训后成为同伴教育者的比例最高；
- 注射吸毒的性工作者接受培训成为同伴教育者的可能性最小；
- 注射吸毒的性工作者对使用安全套能预防 HIV 感染的知识水平也最低。

进一步分析：
- 不使用安全套与有过性病症状存在明显关联；
- 街头性工作者和注射吸毒的性工作者的有过性病症状的比例非常高；
- 接受同伴教育培训和使用安全套之间存在某种联系；
- 教育和培训产生了一定的效果；
- 娱乐场所性工作者的教育程度较高；
- 娱乐场所性工作者较其他性工作者在使用安全套和接受医疗卫生服务方面有条件获得更多的支持。

二、数据流

(一) 定 义

从现有的哪些渠道可以收集这些数据以及数据的报告来源，这就是人们常说的数据流。

(二) 良好的数据流系统的特点

(1) 尽量减少数据流程的环节和需要填写的表格数量。
(2) 尽可能利用信息技术。
(3) 数据流系统包括数据质量监督指导环节。

三、数据利用

督导过程数据利用如图 3-6 所示。
利用数据的好处如下。
(1) 能及时而且深入地认识项目需要哪些矫正举措。
(2) 能更好地致力于实现项目目标和相关的项目活动。
(3) 能了解背景环境的变化以及项目与变化的背景环境的相互影响。

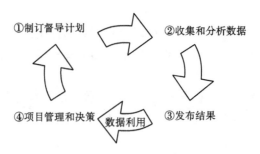

图 3-6　督导过程数据利用

阅读材料

角色扮演游戏：数据利用

1. 教学目标
- 通过讨论,帮助学员认识到数据利用的重要性。
- 通过讨论,帮助学员充分理解如何依据项目数据来提高规划、管理运作项目的技能。

2. 教学方式
- 角色扮演,每个学员都应该积极参与。
- 启发式提问,让学员理解学习目的。

3. 教学过程
- 将学员分成 4 个小组,其中 1 个小组使用前面"数据解释"中分析过的数据。
- 打印下面内容,然后裁开,发给每个小组。

小组 1:你的领导手头有一份数据,他/她想让你们根据这些数据对年度规划提出一些建议。

小组 2:要求小组成员利用数据来指导现场工作人员的工作(提供外展服务和性病医疗服务)。

小组 3:要求小组成员将数据呈现给资助机构,为扩大项目规划筹集资金。

小组 4:利用数据流程图与领导讨论如何改进该协调和规划体系的效率。
- 准备时间为 15 分钟,然后请每个小组进行 5 分钟的角色扮演活动。

4. 本部分总结

该活动展示了同一个数据集如何被与项目相关的不同组织机构用于不同的目的。它显示了如何从单一的数据集中得出多种解释,同时还显示了不同的组织机构是如何为了不同的目的而采用特定方式描述数据的。

角色扮演的结果应该使学员得到如何依据项目数据来提高规划、管理运作项目的技能。例如,人们是如何根据不同目的解释和利用数据的,要改进项目就要知道如何与项目不同层次人员交流项目信息和如何说服他们,了解不同的利益着眼点可能歪曲人们表述和解释结果的方式,认识到不同的利益着眼点也同时会对督导与评估系统的设计规划、充足的综合数据信息提出需求,只有这样才能更好地进行项目规划、督导与评估。

5. 需要准备的材料

课件、白纸和笔。

第四单元 财务管理

学习目标

(1) 了解财务管理的含义及其与项目管理的关系。
(2) 了解捐资人对项目财务管理的要求,减少项目实施风险。
(3) 掌握财务预算的编制方法。
(4) 了解财务内部控制。
(5) 了解财务预算的管理。
(6) 了解财务分析。

所需时间 8 小时

单元及课程	学习目标和 KSA 目标	所需时间	所需材料
第四单元	财务管理	8 小时	
第一课 财务管理简介	了解财务管理的含义、财务管理的周期及其与项目周期的联系。让学员通过自身的活动去了解财务管理的内容,使之明白他们每一个人都是"财务管理专家"	0.5 小时	白纸、笔、PPT、案例
第二课 项目财务管理的风险	了解项目财务风险管理的内容,熟悉项目财务风险的管理方法和项目财务风险处理,保障项目的顺利执行	0.5 小时	白纸、笔、PPT
第三课 财务预算的编制	1. 了解计划编制的过程:项目周期中,什么时间需要编制预算,编制预算需要什么样的项目计划作基础 2. 预算的类型和作用:包括跨年度预算,年度预算,季度/半年度财务预算 3. 费用结构:非常重要的是根据项目活动计划划分固定费用和变动费用,并确定费用分类(会计科目) 4. 制定预算的步骤和方法。掌握财务预算的编制方法。让学员学会通过我国艾滋病防治工作与费用支出分类矩阵,结合预算编制的基本原则和方法编写预算	3 小时	白纸、笔、PPT、案例
第四课 财务内部控制	了解内部控制制度是为了保护机构资产的安全、完整,提高会计信息质量,确保国家规制、项目协约及营运方针执行,避免或降低各种风险,提高管理效率,实现组织为达到经营目标而制定和实施的一系列控制方法、措施和程序	2 小时	白纸、笔、PPT、案例

续表

单元及课程	学习目标和 KSA 目标	所需时间	所需材料
第五课：财务分析	掌握会计报表的使用方法，让学员明白财务分析的重点	1.5 小时	白纸、笔、PPT、案例
第六课：财务管理中的几个问题	了解与财务管理相关的一些活动及其对财务管理目标的影响	0.5 小时	白纸、笔、PPT

第一课　财务管理简介

学习目标

（1）了解财务管理的含义。

（2）了解财务管理的周期。

（3）了解财务管理的周期与项目周期的联系。

（4）了解财务管理工作与项目管理间的关系。

所需时间　30 分钟

课程内容具体安排

内容一：项目财务管理的含义，让学员通过自身的活动去了解财务管理的内容，具体要点如下。

　　（1）他们每一个人都是"财务管理专家"。

　　（2）项目财务管理的含义及其周期。

　　（3）项目财务管理与项目管理的关系。

　　教学方法：PPT 教学，参与式讨论

　　所需材料：PPT、白纸、笔

　　所需时间：15 分钟

内容二：在上述基础上，讲解财务管理周期和项目管理周期，并对照讲解两个周期之间的对应联系。

　　教学方法：PPT 教学

　　所需材料：PPT、白纸、笔

　　所需时间：5 分钟

内容三：讲解财务管理工作和财务管理关系。

　　教学方法：PPT 教学，小组讨论，参考资料提供，问卷调查

　　所需材料：PPT、白纸、笔

　　所需时间：10 分钟

财务管理简介

一、财务管理的含义

关于财务管理的含义,中国注册会计师协会在其编制的教材中说,财务管理是有关资金的筹集、投放和分配的管理工作。财务管理的对象是现金(或者资金)的循环和周转,主要内容是筹资、投资和股利分配,主要职能是决策、计划和控制。

现金循环的过程如图 4-1 所示。

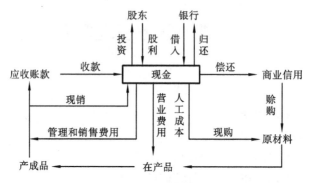

图 4-1 现金循环的过程

筹资是指筹集资金,企业发行股票、发行债券、取得借款、赊购、租赁等都属于筹资。

投资是指以收回现金并取得收益为目的而发生的现金流出,例如,购买政府公债、购买企事业股票和债券、购置设备、兴建工厂、开办商店、增加一种新产品等,企业都需要发生货币性流出,并期望取得更多的现金流入。

股利分配是指在公司赚得的利润中,有多少作为股利发放给股东,有多少留在公司作为再投资。

财务决策是指有关资金筹集和使用的决策。

财务计划是指预先决定做什么、何时做、怎样做和谁去做。广义的财务计划工作包括很多方面,通常有确定财务目标、制定财务战略和财务政策、规定财务工作程序,以及针对某一具体问题制定财务规定和编制财务预算。狭义的财务计划工作,是指针对特定期间的财务规划和财务预算。

财务控制和财务计划有密切联系。计划是控制的重要依据,控制是执行计划的手段。它们组成了企业财务管理循环(见图 4-2)。

综上,财务管理(或财务管制)是指一个组织为确保其所发生的费用与产生的收益相当而采取的一系列管理行动。财务管理从会计人员那里得到财务信息并利用预算控制和标准成本技术(即分析两者之间的差异)开展工作。

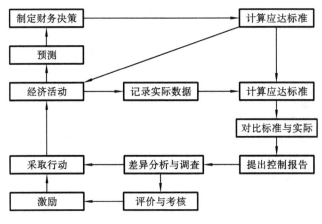

图 4-2 财务管理循环过程

二、财务管理周期与项目管理周期

财务管理周期包括编制预算、执行预算、会计核算、财务分析、预算调整和审计。项目管理周期则包括计划编制、实施计划、记录工作成果、报告工作成绩、项目进展分析、工作计划调整和项目评估。这两个周期是紧密联系的。编制预算是财务管理周期中的一个重要环节。它反映了所计划的项目活动与可利用资源之间的关系。一个有效的预算编制工作,必须与会计核算紧密结合。如果两者不能很好地结合,管理人员将无法调整项目活动,使其与有限的资源相匹配,计划实施过程中的问题也无法及时发现,从而造成大量的资源浪费。同样,如果会计核算不能与活动支出相联系,那么,它所提供的财务信息将无法反映活动支出的计划完成情况,它对项目管理的作用也就非常有限。

财务管理和项目管理的流程及两者之间的对应关系如图 4-3 所示。

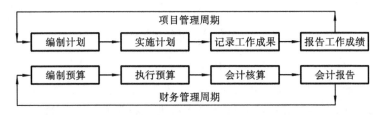

图 4-3 财务管理和项目管理的流程及两者之间的对应关系

利用财务报告,分析项目进展、资金使用与项目计划、预算的差异,并分析造成差异的原因,及时调整工作计划进度和经费预算是监督项目实施的有效工具。项目评估是对项目设计目标的取得、项目实施和管理方法是否有效的客观评价,在对应的财务管理行为中,体现为内部审计活动和外部审计活动。项目财务管理体系如表 4-1 所示。

表 4-1　项目财务管理体系

财务管理 \ 项目管理	编制计划	实施计划	记录工作成果	报告工作成绩、项目进展分析、工作计划调整和项目评估	项目评估
编制预算					
报告预算					
会计核算					
财务报告、财务分析、预算调整					
审计					

由此可见,一个项目的财务管理体系应该能够反映出这个项目的特点。一个好的财务管理人员应该很好地了解他的工作所要反映的项目内容。

三、财务管理工作

财务管理应循序渐进地做好以下工作。
(1) 设置会计机构或会计主体:财务室(部、组)。
(2) 人员配备:应有会计从业资历。
(3) 建立会计管理制度及岗位职责。
(4) 建立会计控制制度。
(5) 组织会计核算、进行会计基础工作规范。
(6) 编制财务计划、进行财务控制。
(7) 披露财务核算结果,进行财务分析、评估控制。

阅读材料

项 目 周 期

沃伦·C.鲍姆[①]

世界银行的业务主要是根据它的协定条款而致力于项目贷款。协定条款要求,除特殊情况以外,世界银行一般只能给具体的建设和开发项目贷款。本阅读材料叙

---

① 沃伦·C.鲍姆,美国人,1959 年进入世界银行工作,1972 年任该行主管项目的副行长,他以此身份,负责该行有关项目的全面政策、标准和程序的工作。1973 年起,他担任国际农业研究磋商小组的主席。鲍姆先生毕业于美国哥伦比亚大学,并在哈佛大学取得经济学博士学位。在进入世界银行以前,他在经济合作署(马歇尔计划)、兰德公司和联邦交通委员会工作。鲍姆先生著有《马歇尔计划和法国的对外贸易》(普林斯顿大学出版社,1915 年版)、《法国经济和政府》(普林斯顿大学出版社,1956 年版)和其他文章。

述并讨论项目周期的各个阶段,并把世界银行的项目工作与其从事开发工作方法的演变联系起来。1970年6月,鲍姆先生在《金融与发展》杂志上发表了一篇关于项目周期的论文。本阅读材料系根据当时情况改写该文而成。原载《金融与发展》1978年12月号。

如果要用几个字来回答"世界银行是干什么的"这个问题,那么,答案就是它向开发项目提供贷款。世界银行的主要业务就是为仔细挑选准备、切实评估、严密监督、系统评价的具体项目提供贷款。世界银行于1946年开业(1961年以前只有国际复兴开发世行),它和1961年成立的软贷款附属机构国际开发协会,总共发放了大约2 350笔开发贷款及信贷,总额超过580亿美元,其中90%以上是贷给学校、农作物生产计划、水坝、道路和化肥厂等具体项目的。

集中于项目贷款这种做法,目的是保证世界银行的资金用于可靠的、生产性的项目,能对借款国家的经济发展并增加其偿还贷款能力有所贡献。世界银行既是一个开发机构,也是个金融机构。它所贷款的每个项目必须满足这个机构所具有的这两个特点。

近年来,贷款项目的数目和金额都有显著增加。20世纪50年代初期,世界银行每年贷款不超过20笔,大多数是在欧洲和拉丁美洲,总额大约为4亿美元。1967年财政年度贷款67笔,涉及的地区更为广泛,总额达11亿美元。在1978年6月终止的财政年度里,世界银行批准了对74个国家的贷款236笔,总金额达84亿美元。

在项目性质上,变化也不小。世界银行的贷款在借款国家、开发策略、贷款部门和项目设计等方面都越来越以开发为目的。

就贷款国家来说,贷款越来越多地以亚洲、非洲和拉丁美洲的贫穷国家和欠发达国家为对象。

就开发策略而言,所谓的"慢慢滴入"的理论,即假定经济增长的好处最终将为贫苦大众所享有的理论,已经由一个更加兼顾的办法所代替,这就是把加速增长和通过提高城乡穷苦大众的生产力和生活水平的各种规划与直接向贫穷进攻结合起来。

就部门而言,重点已由基础设施(道路、铁路、电力)和工业转向以经济增长、提供基本服务和更好的收入分配为目标的更加全面的规划。基础设施虽然仍然很重要,但是对于农业、农村发展、城市工地和服务、供水和卫生、教育、人口和营养方面的贷款也已开始发展。

就项目设计而言,不论是在新的部门还是在传统的部门,对收入分配与就业、对环境的影响、地方资源和机构的开发与发展、本地人员的培训以及克服社会与文化的限制因素等方面都受到了更多重视。

世界银行贷款向以开发为目标的这种演变,是质的演变,可以通过对比20世纪50年代的"典型"贷款和20世纪70年代中期的"典型"贷款来加以说明。20世纪50年代的贷款大多数是贷给中等收入的发展中国家,用以建立电站,从某种意义上来说,它是一种"飞地式"的项目。它由外国顾问设计和监督,由外国承包商和供应厂商来执行并由移居该国的外国人帮助管理。项目在技术上及财务上的可行性会得到分析,对项目的组织与管理也会进行研究,但是,对项目在能源部门内应占的地位、电力如何分配、电的收费标准与结构对电力消费会产生什么影响等问题,则很少考虑。

20世纪70年代的贷款则可能是用于低收入发展中国家的农村发展。它提供一整套商品和服务(技术推广、信贷、销售、储藏、基础设施和调查研究)以提高当地农民的生产力和生活水平。现有的地方机构将得到加强或建立新的机构;由于有广泛的培训计划,可以尽可能多地使用当地人员;由于强调费用低的设计或合适的技术,因而当地的承包商或资源供应者可以有较多的机会;建立内部监督和评价制度将有助于调整进行中的项目,并为未来的项目提供经验教训。另外,由于注重从受益人那里收回成本,所以,项目可以反复进行。

尽管有以上的发展和变化,世界银行所经营的项目为数仍然很少,但每一项目的规模却很大。每项贷款的金额现在平均为3 500万美元,而一个项目投资有时可高达1.1亿美元。由世界银行提供资金的项目可产生重要的示范影响,可以鼓励其他投资者用他们的钱来补充世界银行的贷款。因此,这些项目在开发作用方面,在经济、技术和财务的可靠性方面,应当是高质量的。项目各不相同,各有背景,因此,贷款必须根据情况而定。另一方面,每个项目都必须经历一个周期,这个周期对所有项目而言是共同的,只是略有差异。本文就要讨论项目周期的各个阶段,即确定项目、准备、评估、谈判并向执行董事会提出报告,执行并监督以及评价世界银行在每个阶段所起的作用。每个阶段导向下一阶段,而最后一阶段又产生对新项目的探讨和想法,因而又导致对新项目的确定,使周期本身不断更新。

世界银行在项目周期中所起的作用,主要由项目工作人员来体现。这些项目工作人员来自大约100个国家,总数大约为1 100人。项目工作人员人数约占世界银行雇用的业务人员人数的3/4,约占全体专业人员的一半,有大量经济学家、财政分析专家和各种各样的工程师,也有种类繁多的其他人才:农学家、热带农业或地下水专家、农业信贷专家、畜牧专家、人口统计学家、建筑师、城乡社会学家、保健专家、研究环境污染问题的专家、教育专家、能源专家和实际计划工作人员等。一般来说,技术专家是在他们从事的行业内取得广泛的经验后才来世界银行工作的。这些经验有些是在发展中国家取得的。有些时候,他们还具有领导经验。世界银行期望项目工作人员对开发问题有广泛的了解,并有能力熟练地作出正确的独立判断。大概可以这样说,世界银行的专业人员人数众多,且来自不同的国家并拥有各种各样的专业,因而他们是十分优秀的。

1. 确定项目

周期的每一个阶段就是确定那些需要优先考虑,适合世界银行提供资金,而世界银行、政府和借款人①有兴趣考虑的项目。过去世界银行按此确定项目,主要是对政府及借款人提出的建议作出回答。这些年来,世界银行鼓励并帮助一些国家发展他们自己的计划能力,并且也加强了它自己的形成项目方法的能力。世界银行进行的经济分析和部门分析,使人们了解有关国家的发展潜力,并为评价国家和部门的政策和存在的问题奠定基础。这些经济的和部门的分析还为世界银行或国际开发协会对贷款国家的"偿债信誉"加以评定。这种分析为世界银行与有关国家之间,就制定恰当的策略,开发整个经济和它的重要部门的问题,包括政策性的改变和机构性的改变,提供了继续对话的基础。这样,就可能确定一些符合条件并能支持前后一贯的发展策略、适合部门目标、而且政府和世界银行均认为适合的项目。这些项目还必须经受可行性的初步试验——所花的费用应与预期的好处相称,这一点可以从技术上和机构上找到解决办法。

要确定一项适合这些要求的项目并不容易,也许还缺乏能够赖以作来正确判断的知识。政府和其他贷款机构也许并不同意世界银行持有的那种关于开发目标或部门优先顺序的观点。要对项目范围作出选择也许还有困难(应当从小规模试验的阶段开始,还是从规模较大、但是比较冒风险的投资开始),为了达到项目的目标,分歧会很快在是否需要改变政策或改变机构的问题上表面化。把这些问题解决了,便进入了准备阶段。

实际上,在这种情况下项目是怎样确定的呢?由于涉及世界银行和政府双方,因此,这个过程很复杂,而这种复杂性又与不同政府处理经济计划和产生项目的不同能力结合在一起。世界银行对某个国家的经济分析会受该国所提供的作为基础的资料的广泛性和质量的影响,也会受世界银行本身经济工作的影响。部门分析可由国家自己来做,或由世界银行来做,或者通过世界银行与联合国的专门机构的一项合作规划,或者通过由联合国开发计划署(UNDP)的双边援助计划,或者世界银行以前的贷款中为进行研究而专门规定的、有时称之为"背在背上的(piggy backing)"条款提供资金而进行的研究来做。

最后,有些项目是由私人发起者提出来的,例如,目的在于开发新资源的采矿和石油企业。这些项目,在按照世界银行的观点、被视为"确定"以前,必须满足上述标准。

一俟项目确定之后,这些项目就被列入对每个国家多年度的贷款规划,这一规划

---

① 世界银行的借款人可以包括会员国政府本身、政府机构或公司,或者是有政府担保的私营单位或公司。国际开发协会(IDA)的信贷只对各国政府,如有必要,可下放到负有实施项目责任的经济实体,在本文中,这个经济实体也称借款人。贷款系由世界银行发放,收取利息,其利率按照世界银行借入款的成本定期调整。国际开发协会按 50 年为期的优惠条件提供贷款,只收 0.75% 手续费。两机构的项目工作方法是一样的。本文中凡适用于世界银行及贷款的,也适用于国际开发协会及信贷。国际金融(IFC)也是世界银行的附属机构,负有通过鼓励发展中国家的生产性私人企业的发展进一步发展经济的任务。它的项目周期与世界银行和国际开发协会的不同。

就成为世界银行在这个国家今后工作的基础。这些国家规划用于世界银行为编制业务计划和预算,也是为了保证获得必需的资源,使每个项目都能通过其周期的各个连续阶段而向前进行。

2. 准备

一俟项目编入贷款规划,它就进入了项目管道。世界银行和借款人之间紧密合作的时期——一般为一两年——也就开始了。每个项目都要准备一份项目概要说明,说明它的目的,确定主要问题,并为今后的进程制定时间表。因为准备阶段取决于项目的性质、借款人的经验和能力、现在所掌握的知识(对部门或借款人来说,这是第一次贷款还是重复性贷款)、准备阶段的资金来源和可靠性,以及世界银行、政府和可能涉及的其他借款人之间的关系,因而很难将准备阶段一般化。

借款人负有准备的正式责任。世界银行一度不愿意对项目准备进行帮助,原因是根据世界银行的原则,这样的卷入可能会影响它评估的客观性。但是,经验证明,世界银行必须在保证及时且源源不断地有经过很好准备的项目上起积极的作用。这种作用有许多方面:使有能力、有资金可以自己准备项目的借款人了解世界银行的要求和标准;帮助其他借款人为准备工作寻找资金或提供技术上的帮助;弥补准备不完全或不充分的项目中存在的差距。在例外的情况下,世界银行自己也做准备工作。在东非和西非建立世界银行代表团,主要就是为了对该地区的政府在确定和准备扎实的项目方面的有限能力给予补充。

对项目准备给予资金和技术援助可以有多种方式。世界银行可以对技术援助或详细的工程准备提供特别贷款,从新建立的项目准备便利基金(project preparation facility)中给予预支,在所商定的贷款中偿还借款人先期为进行准备工作而垫付的费用,或者将进行这项准备工作所需的资金包括在该部门另一项目的贷款之中。世界银行和粮农组织(FAO)、联合国教科文组织(UNESCO)、世界卫生组织(WHO)及联合国工业发展组织(UNIDO)之间的合作规划,与联合国开发计划署(UNDP)援助计划和双边援助计划一样,都是重要的支持来源。尽管借款人要偿还世界银行所提供的资金,但是大多数的其他援助是赠款,因此,对借款人来说特别具有吸引力。在提供这种帮助时,我们必须小心,不要在这个阶段把这个项目看做是"世行的项目";还须注意到,政府和借款人均应深入参加到准备工作中去并为此而负责。这一点,对"新型"的项目来说,比对传统的基础设施项目关系更大。在传统的基础设施项目中有建设完善的实体,它们的目标和达到目标的方法均很清楚。对新型项目来说,这些条件经常并不存在,政府和借款人承担责任,不仅对准备阶段重要,而且对项目的顺利执行也很重要。

准备阶段必须包括为达到项目的目标所需要的技术、机构、经济和财政条件的全部范围。例如,一个重新安置居民的项目也许需要根据遥测的数据进行研究,以确定可耕的土地、交通通道以及计划定居地区的现有人口。土地测定后就要对土壤和水力资源进行更详细的调查,根据可能得到的资源以及研究掌握的知识,决定适宜的种植形式;选择有助于提高作物产量所必要的种植技术;对定居了的人们进行经济调查和社会调查以决定适当的土地使用、推广服务制度,以及销售制度、项目管理制度和其他机构性安排。政府关于投入费用和农产品价格的政策、费用回收的程度和方法,以及他们对受益人和政府的经济地位的影响,这些均须一一加以研究。

准备阶段的关键,就是把达到项目目标所需要的技术及机构方面可供选择的方案进行比较并加以确定。大多数发展中国家的特点是有丰富而低廉的劳动力,但缺少资本。因此,我们不是要寻求那种最先进的技术解决办法,而是要寻找最适合这个国家资源和它目前的发展阶段的解决办法。虽然世界银行已在为先进的电信准备和最现代化的集装箱港口设施提供资金,我们仍然在考虑这样的问题:种庄稼用牛是否比用拖拉机更经济;就城市贫民最低限度的居住条件而言,是否对贫民窟加以改进或提供场地和服务比传统的住房更加合适;或者就供水而言,公共储水管是否比各家各户连接水管更为适宜。因此,准备阶段需要有可行性的研究,以确定并准备各种可供选择的技术性及机构性的初步设计方案,并比较它们各自的成本和效益,然后,再对更有希望的方案进行更详细的调查,直到最后得到最满意的解决办法。

所有这些都要花费时间。世界银行有些时候因为承做贷款需时过长而受到批评。但是就有关的国家而言,每个项目都是一项具有长期经济生命的重大投资,为了取得最好的技术解决办法,为了建立适当的组织,为了预测和事先处理销售或其他问题等,即使花好几倍时间也是值得的。

3. 评估

当项目成形,研究接近完成,就准备对项目进行评估。评估也许是项目工作中最为人们所熟知的阶段,部分的原因是由于有世界银行的直接参与。它是项目周期中一个关键阶段,因为它是准备工作的顶点,要对项目的各个方面进行全面检查,并为项目执行和为在项目完成时对之进行评价奠定基础。

评估纯粹是世界银行的任务,它由世界银行的工作人员来做,有时也聘请顾问来做,他们经常需要在实地工作 3~4 周。如果准备工作做好了,评估就能相对顺利地进行。否则,也许随后还得派一个或几个工作组去该国完成这项工作。评估包括项目的四个重要方面——技术、机构、经济和财务。

1) 技术方面

世界银行必须保证使项目设计合理、工程适当,并且符合人们所接受的农学标准、教育标准和其他标准。估价组要对考虑中可供选择的技术方案、拟议中的解决办法以及预期的效果进行研究。

更具体地说,技术评估所关心的是设施的具体规划、布局和位置问题;使用的技术,包括设备或制作法的类型;所采用的技术标准对地方条件的适应性;提供服务所采用的方法;执行计划的现实性;达到预期产量的可能性等。对一项计划生育的项目,技术评估也许要关心母子保健站的数量、设计、地点以及产科医务是否适应其所服务人口的需要;对公路项目,要关心公路的宽度以及路面是否与预期的运输量相适应，并在最初的建设费和经常维护费两者间考虑怎样花钱才合算，在采用较高或较低的劳动集约建设方法之间进行权衡；对教育项目，则要关心所拟订的课程、教室、实验室、其他设施的数目和布局是否适合该国的教育需要。

技术评估的一个关键部分，就是对费用估计以及它们所赖以作为根据的工程或其他资料进行审查，以决定他们在可以接受的误差的范围内是否正确，在为执行期中所出现的物资方面的意外情况及预料的价格增长所留余地是否适当。技术评估还要审查已提出的采购安排，务必使这些安排符合世界银行的要求。工程、建筑或其他专业劳动的程序也要审查。此外，技术评估还要审查项目设施的运转和劳务的费用以及取得必要的原材料或其他投入物的可能性。项目对人和自然环境的潜在影响也要进行检查，务必使消极影响得以控制和尽量缩小。

2）机构方面

在世界银行目前所用的术语中，"机构建设"也许已成为世界银行贷款的最重要的目的。这意味着，尽管资金的转移、调拨以及物质设施的建造本身很有价值，但从长远来看，终究不如建立一套健全而有生命力的当地"机构"更为重要。从最广泛的意义来解释，它不仅包括借款人本身（包括机构、管理、人事、政策和工作程序），而且还包括政府的一系列使机构得以运转工作的政策。

经验表明，对项目的机构方面重视不够就会在执行运转过程中发生问题。对机构进行评估必然要处理一系列问题，例如，负责项目的实体是否组织得很好，它的管理是否能承担所负任务，是否已经有效地使用了当地的能力，是否需要从该实体以外进行政策和制度性的改变以达到项目的目标。

对于传统的项目实体而言，这些问题都很重要，但是，对于那些负责准备并且执行目的在于造福城乡贫民的新型项目（在那里还没有现成的机构模式可以遵循的实体），则这些问题更加重要而且更难回答。目前，我们的经验还没有任何现成的解决办法，可以搞出一套机构，能有效地和经济地为许多人（他们常常是在边远地区，政府也鞭长莫及）提供商品和服务，并能激励他们，改变他们的举止行为。

从项目的各个方面来说，机构建设也许是最难解决的。部分原因是因为它的成功在很大程度上取决于对文化环境的了解。世界银行已经认识到对机构性的安排有必要进行连续不断的再考察，要吸取新观点，并愿意采取能扩大运用到几个项目的长期方法。

3）经济方面

对几个可供选择的项目设计方案进行成本效益分析，可借以选择那一个最能达到国家开发目标的方案。这种分析一般是在项目准备期间各连续阶段进行的，但是，评估则是在最后审查时进行。

经济评估要研究项目的部门背景。对这个部门的投资计划、部门各机构的优缺点以及政府的重要政策都要加以考察。在交通运输方面，每次评估都要考虑整个运输系统以及它对国家经济发展的贡献。对公路项目进行评估要研究它和与它竞争的其他交通方式（如铁路）的关系。整个部门的运输政策要接受检查，并对需要进行的改革提出建议，例如，对那些扰乱了交通分配的规章性做法提出建议。在教育、电力和电信中，世界银行所定的"项目"可能就涉及整个部门的投资规划。在农业方面，由于它更加多种多样，并且在发展中国家的经济活动中占很大的比重，所以更难为它制定一个全面的策略，但是，对部门性的问题，如土地使用制度、政府税收、价格和补贴政策以及公用服务事业等，均应予以注意。只要目前技术状况许可，就要对项目进行详细分析，分析它们所花费的成本和为国家带来的好处，核算的结果通常用经济回收率来表示。这种分析通常要求解决复杂困难的问题，例如，如何决定项目的物质效果，以及如何按照这个国家的发展目标，对这些物质效果进行估价。这些年来，世界银行与经济评估方法学方面的进展保持着密切联系。由于受贸易限制、税收或补贴等的影响，成本和效益的真正经济价值受到歪曲，不能在市场价格中反映出来，在这种情况下，就经常使用"影子"价格。这种用影子价格来进行调整的情况，在计算中涉及汇率及劳力成本时最为常用。对项目利益的分配以及它对财政的影响都要加以慎重研究，利用"社会"价格，使政府改善收入分配，增加公共积累的目标在成本效益分析中的分量，这一点目前还处于试验阶段。由于估计未来的费用和利益常会有较大的误差，因此，要对由于一些设想的主要情况变动而使回收利润率随之变化的敏感性进行分析，对出现较少但是重大的不稳定因素也要进行风险性分析或概率分析。最适宜的投资时间可以联系第一年的效益进行考察。当世界银行提供资金给中间机构（开发金融公司、农业信贷机构等）使之转贷给较小的企业，或者在部门性贷款的情况下，这些机构自己的评估方法也应当是令人满意而且是可以接受的。

项目费用和效益的一些因素，如污染控制、保健或教育、人才培训等，也许不能以数量加以衡量；其他项目，如电力和电信，也许有必要使用财政收入这类替代性的东西来衡量，但它不能完全表示出电力服务和电信服务所产生的对经济的贡献。在有些情况下，可能需要在两个具有同样好处的可供选择的解决办法间取舍，并选定费用最少的办法。在其他情况下，如教育，则可能要在效益不同、费用不同的几种供选择的办法间取舍，这就要取决于对质量的估计。

不管是质量估计，还是数量估计，经济分析总是要按项目对国家开发目标所作贡献的大小加以估算。这仍是选择项目、评估项目的一个根本标准。项目的分配效果受到了更多的关注，这一点反映了开发的目标更加广泛，但这并不意味着世界银行已经降低了它的评估标准。不论是"老"式的项目还是"新"式的项目，所有项目都必须具有令人满意的经济利益。我们相信这一标准既符合国家的最高利益，也符合世界银行的最高利益。

4）财务方面

财务的评估有几个目的。一个目的就是保证有充分的资金以解决执行项目所发生的费用。世界银行一般并不提供项目的全部费用。一般来说，它只为外汇费用提供资金，而希望借款人或政府能够解决国内费用的部分或全部。此外，其他共同贷款者,如欧洲发展基金组织(EDF)、阿拉伯基金组织、地区发展世界银行、双边援助机构和数目日益增多的商业世界银行,它们参加了对项目的共同投资,规模和范围已日益扩大,这些共同投资在许多情况下是由世界银行评估并加以监督的。因此,评估的一个重要方面,就是保证有一个能获得资金、使项目按日程进行的资金提供计划。当资金应由政府提供,而该政府筹措国内收入又有困难的情况下,可以提出特殊安排,如提前拨给周转性基金,或者在税收中指明用途。

对于盈利的企业来说,财务评估总关心它在财务上是否有生存能力,即它是否能偿付所有的财务负债,包括对世界银行债务的还本付息,它是否有足够的流动资金,它是否能运用内部资产增殖资金,为它的资产挣来合理的利润,并为其未来的资本需要作出满意的贡献。企业的财务状况通过对资产负债表、收益表和资金流动情况的预测而受到仔细审查。凡是财务账目不健全的,可以用由贷款提供的技术援助资金,帮助建立一套新的会计制度。要做到财务完善,还可以采取别的保障办法,如规定债务与资产净值比或对再增加长期贷款加以限制。

财务检查经常强调有必要调整企业所提出的价格水平和结构。由世界银行提供资金的企业不论是否属于公有,它们一般要提供基本性的服务并且要受到公众的仔细检查。由于政府愿意把津贴这种对消费大众的服务作为一项政策,或者只不过作为一项方针,以求可以受到最小限度的抵制,因此它也许不愿批准为保证有效使用企业产品、完成其财务目标所必需的涨价办法。但是,适当的价格乃是世界银行给盈利企业贷款的绝对必要的条件。价格的调整问题对于评估及以后的执行均极为重要。

财务评估也关心从项目受益人回收投资和经营费用的问题。就灌溉项目而言,世界银行一般期望农民能经过一定时间,从他们增加的生产中支付所有的经营费用和至少大部分的资本费用。对各种情况来说,实际的回收都要考虑受益人的收入地位以及许多实际问题,例如,很难实行一种特殊的收费制度,或者采取对世界银行出资的项目收费比别处为高的制度。因此,世界银行的政策是要在以下三方面相互间求得平衡:需要有效地使用不多的资金、公平合理以及需要获得更多资金,使这个项目能反复进行下去,让更多的可能受益人得到好处。费用可能通过许多方法收回——通过对灌溉用水收费,通过普遍收税或者要求农民按照控制价格把他们的粮食卖给政府的销售机构。有些国家一直采用比世界银行建议的标准为低的费用回收标准,因而,要就怎样才合乎需要、怎样才切实可行的标准取得一致意见,乃是评估或随后的协商谈判阶段中比较难办的问题之一。

为了保证有效使用不多的资本,世界银行相信向最终受益人收取的利息,一般应能反映该经济社会中的机会成本(表示预料中各种可能情况的成本)。但是利息率常常得到补助,而且,通货膨胀率常常超过利息率。在通货膨胀较快的国家里,通常采用按指数调整的办法。与费用回收的情况一样,利息率达到什么水平才算适当,也可能成为容易引起争论的问题。由于考虑到金融政策上要取得深远的变化往往需要时间,因此,世界银行必须着眼于长期的目标。当政府正企图控制利息率和其他价格作为反通货膨胀计划的一部分的时候,情况尤其如此。

评估工作组要准备一份报告,提出它的调查结果并提出有关贷款条件的建议。这份报告起草后要反复修改,并在世界银行管理当局批准贷款和借款人谈判以前受到仔细审查。由于世界银行密切参与了项目的确定和准备工作,因此,在评估阶段很少有否定一个项目的情况。在此阶段,项目可能要大大修改或者需要重新设计以改正其缺点,否则,项目也可能遭到否定。

4. 谈判并向执行董事会提出报告

谈判是世界银行和借款人为保证项目的成功、力求就所采取的必要措施达成协议的阶段。然后,将这些协议变成法律义务,列入贷款文件。例如,我们可以同意一个公用事业的借款人,为了赚得适当的报酬并且为它的投资筹措一定比例的资金,价格必须立即提高(如20%),并且在今后2年内再提高10%。在谈判期间订立的一项财务契约可以载明总的财务目标,规定必要的利润回收率以及最初的增加利润率的时间。如果必须建立一个新的项目单位来管理项目或者协调有关各部的活动,贷款文件还必须规定什么时候并且怎样建立这个机构并配备人员。事实上,在评估前或评估期间所提出来的所有主要问题都应在贷款文件中加以处理。这样,法律文件的起草和谈判乃是保证借款人和世界银行,不仅在项目的一般目标,而且在为达到这些目标所必须采取的行动以及项目执行的具体日程上,都能取得一致的一个重要部分。

谈判是双方折中妥协的过程。就世界银行方面说,必须学会使它的一般政策在具体的项目、部门和国家的处境内适应于所能合理达到的程度。而借款人方面,不仅必须认识到世界银行的建议乃是根据专业知识和从世界范围内取得的经验作出的,还须认识到世界银行要求把它的资金合理使用乃是符合项目的最高利益的。尽管在解决问题时总不可避免地会出现分歧,但在项目周期的这一阶段或其他阶段,世界银行和借款人之间长期以来所发展的关系都是好的。世界银行的工作人员越来越清楚地知道,当地条件是项目取得成功的关键。借款人也开始懂得,世界银行所采取的方法是专业的、客观的,贷款给那些考虑周到、执行良好的项目是世界银行对项目工作感兴趣的唯一所在。

谈判以后,把经过修正用以反映达成的协议的评估报告,连同世界银行行长的报告和贷款文件一并提交世界银行执行董事会。如果执行董事会批准这项任务,贷款协定就在简单仪式中签订。这标志着项目周期中一个阶段的结束及另一个阶段的开始。

5. 执行和监督

项目的下一个阶段就是建设及其以后的业务活动的实际执行时期。当然,执行是借款人的责任。世界银行可以根据协议给予诸如组织方式的研究、人员的培训、派遣管理人员和顾问帮助监督建设等方面的援助。世界银行的作用就是在项目的执行中实施监督。

监督是项目工程最没有魅力的部分,但是,在一些方面它却又是重要的。一旦某项项目的贷款合同签订,借款国的注意力就会转到新项目上去。这种态度是可以理解的,尤其是,要过几个月或几年,"老"项目才能开始产生有形的成果。然而,不论一个项目确定、准备、评估得怎样好,只有执行恰当,项目的开发利益才能实现。所有项目都面临执行问题,其中有些问题是无法事先确定的。这些问题来自发展过程中所固有的困难,或者来自具体原因,如经济和政治形势的变化、项目管理的变化,甚至气候的变化。结果是,虽然项目的发展目标一般并不改变,但是,它的执行过程却往往与设想相距甚远。

正因为这些原因,世界银行才决定项目工作人员的首要任务就是实施适当的监督。实际上,随着时间的推移,用于监督的资金,其绝对数及与项目的其他任务相比的相对数均大大增加。

世界银行根据其协定条款的要求,要作出安排来"保证贷款款项只能用于为之而给予贷款的目的"。虽然这种"检查人"、"监察人"的作用仍然很重要,但是监督的主要作用,在于保证项目能达到它们的开发目的,特别是和借款人一起明确并处理在执行期间所产生的问题。因此,监督主要是为了解决共同的问题。为此目的,监督就成为向世界银行会员国提供技术援助的最有效的办法之一。

这些年来,出现了监督的另外一个中心目的,这就是集中所积累的经验"反馈"到为未来项目的设计和准备中去,"反馈"到政策和程序的改进中去。监督和评价单位经常结合在一起,以求为此目的取得资料,特别是在新型的项目中更是如此。每年要对整个监督工作进行总结,以找出执行方面的重大问题,并对世界银行的政策或程序的适当修改提出建议。

监督可以以多种方式出现。在谈判期间,可就借款人提出的项目进展报告的日程达成协议。这些报告包括项目的实际执行情况、项目费用、盈利企业的财务状况以及有关项目收益的演变情况,这些进展报告由总行审查,出现的问题则通过通信解决,或由派往每个项目的工作组实地解决。

这些工作组派出去的次数和项目的复杂程度、执行情况、碰到问题的数量和性质相应。在对监督中的项目(目前已超过1 300个)进行定期内部检查中,有些项目列入特别"问题"类。这类项目,通常不到总数的10%,会受到特别仔细的对待,一年视察3~4次。

项目监督的一个重要内容涉及用贷款采购商品和实施工程。采购是按照列入每个贷款协议的指导方针进行的,这些指导方针是为了保证能用最有效和最经济的方式采购到所需的商品和实施工程而设计出来的(参见约翰·A.金的《世界银行投资项目所进行的采购》和戴维·M.萨松的《监督采购过程》,两者均见《金融与发展》1975年6月号)。在多数情况下,达到这个目标的最好办法是通过对全体世界银行会员国中有资格的承包商或制造商开放的国际竞争性招标。为了促进当地能力的发展,可以给予国内供应商某种程度的优惠,在某些条件下,此种优惠也可给予国内承包商。对某些工程太小、不适于国际招标的项目,在当地进行竞争性招标,甚至由借款人以自己的力量进行建设，可能更为经济有效。要使商定的采购方针在实际中执行(一项贷款可以包括几项到几百项合同)是一件很费时间的工作，世界银行对此也极为认真。有些时候，这一工作较为简单易行，而在某些情况下，它又成了重大问题。例如，在电信或电力项目中，就需要在几家国际供应厂商之间仔细挑选，看谁对几百万美元的合同所开的评定投标价最低。借款人，而不是世界银行，负责准备各种规格的招标文件以及评定投标。世界银行的作用是务使借款人准确地进行工作，并遵守指导方针，这样，世界银行的资金就可按合同支付。任何有关中标建议的争执肯定会很快引起世界银行的注意。

6. 评价

监督在某种程序上只是一个通过经验而学习的过程，它主要关心项目实施过程这样一段时期，在此时期，各具体组成部分要进行建设，设备要采购和安装，新机构、新规划和新政策要妥善落实。只要这些阶段完成了，世界银行的资金全部支出了，监督的程度就明显降低。在积极进行监督的时期，注意力自然会集中在当前的问题上。尽管项目在实施过程中也会受到监督和评价，但有必要用更加全面的办法来评价项目的成果。大约 8 年以前，建立了这样一种评价制度，作为项目周期中最新也是最后的阶段。

所有由世界银行提供资金的项目现在都要受到事后的审核。为了保证审核的独立性和客观性，它由"业务评价局(OED)"负责。该机构与世界银行的业务人员完全分开，通过由执行董事会任命的评价局局长直接向执行董事会和行长提出报告。这个制度一方面保证充分的责任所在，另一方面它也可以紧密配合业务人员的监督活动，并加以利用。项目工作人员在支付末期，为每个项目准备一份完成报告，以作为监督的最后一步。这些报告，从某种程度上说，是自我评价，它常常是很坦率的而且是有批评性的。每份报告都要受到 OED 的检查。OED 再提出自己的评价报告。两份报告通常都送交执行董事会。在许多情况下，评价是根据对有关项目的全部材料进行案头审查而作出的。但是如有必要，评价人员可以实地审查，其全面程度有时可以与最初评估阶段一样。世界银行要求借款人评论业务评价局的评价，并且还要求他们准备他们自己的完工报告，此外，世界银行还鼓励借款人建立评价制度以审查他们的开发投资。

每次评价报告和完工报告都根据实际执行费用和有关业务费用的最新资料及预期收益重新估计经济利润回收率。然而，这种评价并不能对某些项目的成败作出最后判断。这些项目的经济寿命，连同其业务费用和收益，都远远超越支付终止的时间。现在正在研究建立在项目经营的较后阶段进一步评价的制度，以弥补此差距。

此外，业务评价局的年度报告总结了所有项目的评价。对一些项目群(如对各开发金融公司的所有贷款)、特别问题(如贷款生效的延迟)或者是某个国家某个部门(如印度尼西亚的农业)，还要作更深入的研究。

评价制度被证明是情报的宝藏，可以补充那些由项目监督报告提供的资料。其中有些发现能使人消除顾虑。成本费用增加和推迟完工的问题使得许多项目大伤脑筋,特别是在石油价格提价以后,以及随之而来世界范围的通货膨胀时期更是如此。许多项目在执行期间改变了规模。然而,评价了109个项目的业务评价局(OED)最近的年度审查表明,91%以上的投资仍是值得的。它们中间有许多项目预期能收到的经济利益,接近或者高于评估阶段的估计数。

特别令人高兴的是,情况表明世界银行对经验教训的态度是积极的。过去的错误,我们也有份,一般不常重复。在一个部门内,一个个项目在以前的项目基础上提出。新的方法、政策和程序得到采用以改善项目性能。例如,项目概要说明制度就有助于在项目设计的早期阶段使政府同意项目目标并对之承担义务;乡村发展计划现在把有助于实现小农生产持续增长所需的各种服务、投入资金和物资以及基础设施结合在一起;在项目准备的较早阶段就提供贷款,以便能比较准确地估计费用,减少费用增大和推迟执行的可能性,这一办法现已开始采用。经验教训就这样为未来项目的设计及准备所利用,换句话说,项目周期正在按照我们的意图进行。

第二课　项目财务管理的风险

学习目标

（1）了解项目财务风险管理的内容。
（2）熟悉项目财务风险的管理方法和项目财务风险处理。

所需时间　30分钟

课程内容具体安排
内容一:了解捐资人的管理要求,明确财务管理的风险,了解项目财务风险管理的内容。
　　教学方法:PPT教学
　　所需材料:PPT、白纸、笔
　　所需时间:10分钟
内容二:在上述基础上,熟悉项目财务风险的管理方法和项目财务风险处理,以保障项目的顺利执行。
　　教学方法:PPT教学、参与式讨论
　　所需材料:PPT、白纸、笔
　　所需时间:20分钟

项目财务管理的风险

一、财务风险管理

财务管理本身往往因不确定因素的影响而为项目带来风险,因此,研究项目存在的财务风险并采取一定的措施进行防范和管理就成为一个重要的课题。本课程通过分析财务风险,着重探讨项目财务风险管理的内容、项目财务风险的管理方法、项目财务风险处理等,避免因财务风险给项目带来危机。

对于国际援助项目的捐资人,预见并管理项目实施过程中潜在的风险是决定项目成功与否的关键。对于项目实施人,了解项目捐资人对项目管理的要求、分享并关注项目实施的风险、加强项目内部财务监督和控制、增加财务管理的透明度是保障项目顺利实施的主要工作。

二、财务风险的种类

一般的国际援助项目,项目实施过程中的财务风险一般体现在以下几个方面。
（1）战略风险。
（2）预算。
（3）外汇兑换损失。
（4）财务审计。
（5）报告。
（6）第三方合同管理。

(一) 战略风险

国际援助项目,在项目实施前期,因项目实施办公室的人员没有全部参与项目的初期设计,对于项目的理念、项目的目标、捐资方对于项目的期望和管理要求没有很清楚的认识,会造成项目实施阶段的风险。

(二) 预算

项目工作计划设计阶段,项目执行人和捐资人会共同介入。这个时期,充分了解捐资人对于工作计划、预算设计的要求,对工作计划地制订和后期的审批非常有帮助。

（1）在国际项目的管理惯例中,预算的制定和工作计划及项目的活动相关是保证财务核算和项目设计一致的基本要求。

（2）通过预算的制定,可以衡量工作计划和活动的设计是否合理。

（3）捐资人通常要求预算的制定是真实的,用最少的投入获取最大的产出。

（4）捐资人一般对于项目的预算都有很清楚的费用定义和相关的约定。例如,以下的费用内容会经常出现在捐资人编写的财务管理中。

① 汇率(例如,如何记录结汇的汇率,如何记录报账的汇率)。

② 专家的选择和劳务费的支付(专家费的支付标准)。

③ 可使用经费,不可使用经费(例如,英国国际发展部在所有捐赠的项目中,都会提到其捐赠的项目款不得支付各项税金,如个人所得税、关税等;所有经费的使用必须是在批准的年度工作计划内的)。

④ 固定资产的采购程序和登记管理。

⑤ 管理费（例如，管理费用必须是实报实销的费用支出，不能留作项目实施方的额外收入，管理费不能支持商业贿赂的费用等）。

⑥ 差旅费。

⑦ 不可预见费（可以列支不可预见的费用内容及比例）。

⑧ 其他的约定。

为了规避以上提到的在预算制定阶段可能出现的问题，项目实施单位在制定预算前需要注意以下几点。

① 仔细查看合同条款和财务管理手册的要求。

② 明确编写工作计划和财务预算的小组成员及其职责分工。

③ 查看以往的项目费用记录，制定预算的标准成本。

④ 确定所有合同中提到的相关内容都已包括在项目的预算中（如项目审计费用、管理费、不可预见的费用等）。

⑤ 考虑是否需要购买财务软件以支持项目的核算，如果需要，将费用预算包括进去。

⑥ 如果在预算中对捐资人制定的管理手册或管理办法有疑问，与捐资人保持沟通。

好的预算一般有以下几个特点。

① 预算能清楚地反映出工作计划间的关系。

② 通过预算的制定，捐资人能看到你是专业的合作伙伴。

③ 项目的成功得益于好的预算制定和后期的管理。

（三）外汇兑换损失

国际援助项目通常提供的都是外币项目款。因为绝大部分的项目执行单位都是使用人民币来支付日常的费用，所以在外币兑换人民币时发生的汇率变动很可能影响到项目的正常执行，尤其是持续多年的合作项目。

1. 外币兑换人民币的汇率升高

如果发生外币兑换人民币的汇率升高的情况，无疑项目可使用的资金会比预算制定的资金多。在此情况下，项目实施人需要提交额外的申请报告给项目捐资人，申请并要求审批因汇率的原因导致的项目款人民币增加需要开展的年度计划外的工作计划及预算。

2. 外币兑换人民币的汇率降低

如果发生外币兑换人民币的汇率降低的情况，项目可使用的资金会比预算制定的资金少。在此情况下，除非项目预算中包括不可预见费，明确项目因汇率的变动造成对项目的影响，否则，项目的实施可能会因此受到影响。

为了规避外币的汇率变动带给项目资金的短缺风险，在项目执行初期或是项目执行中期，以下的问题需要特别关注。

(1) 捐资人资助的项目资金币种和项目执行单位银行开户的外币币种是否相同?

因中国境内对同一单位开立第二个外币账户的限制,很多接受过国际项目捐赠的项目办公室只能用以往使用的外币账户接收新的捐资人的项目赠款。此时会有接受资助的项目资金币种与已开户的银行外币币种不同的情况发生。项目执行单位要充分考虑到因外币的不同所产生的汇兑风险,尽量将项目的外币存在汇率相对稳定的外币账户。

(2) 项目执行单位预算的制定使用的是外币还是人民币?

项目执行单位如果按照人民币制定项目的预算,需要充分考虑汇率的兑换风险。如果有可能,在不可预见费中,包括此汇兑预算。

(3) 项目执行过程中,项目执行单位是按照外币还是按照人民币预算监督、管理项目经费的使用?

通常情况下,项目执行单位为了管理项目方便而使用人民币制定年度预算,再根据人民币的使用折成外币呈报有关捐赠币种的资金使用状况给捐资人。在此情况下,往往会出现忽略外币实际使用和未使用金额的统计,尤其是多年合作项目,在项目接近尾声时,发现项目资金不够使用或有大量的项目资金结余。为了避免此风险的发生,要求项目实施单位的财务人员和项目负责人按照人民币管理项目资金的使用,同时也关注项目外币资金的结余,在项目执行中期,充分考虑汇率的问题并采取相应的措施。

(四)财务审计

项目捐资人通常会在项目合作协议中注明:捐资人保留对出资的项目进行财务内部督导和检查的权利,项目实施单位需要在每个财政年度末提交审计署出具的项目审计报告。对于前者,捐资人更注重审查项目的内部控制和项目财务管理制度的执行情况,资金的合理、有效使用。对于后者,捐资人希望通过国家权威的审计单位,参照财政部颁布的国际合作项目的财务管理规范,针对执行国家政策及财经法规、廉政、资金安全进行项目的审计。

在此,重点强调一下捐资人执行的内部审查,因为此审查直接影响到捐资人对项目执行单位管理能力的评估。捐资人开展的内部审查重点非常值得项目执行单位关注,它们直接影响到项目的执行效果。捐资方财务检查重点复核以下几点。

(1) 项目执行方内部的组织机构及职责分工是否明确。

(2) 财务管理流程是否清晰(如复核审批的程序等)。

(3) 财务记录和财务报告是否及时、准确。

(4) 项目合同是否保存完整,合同的签署和付款是否有据可查。

(5) 财务内部的监督机制(内部财务督导记录、财务分析、第三方项目资金的使用等)。

(6) 项目资金的管理程序(付款程序、采购流程、出差管理办法等)。

所有在财务督导中发现的问题和提出的改进建议,项目实施单位需要认真对待,在短期内拿出改善办法并付诸实施。

(五) 报告

认真理解并准备捐资方要求提交的财务报告是项目资金及时到位的保证。项目执行方往往因为忽略准确的财务信息的提供,使捐资人对资金的使用产生误解和疑问,影响项目资金的到位。国际捐助项目一般是按照项目的执行情况和资金的使用情况,由捐资人采用报账的方式下拨项目款。

项目执行单位需要特别注意项目管理手册中对报告期、报告的汇率、报告内容和相关发票提交的特别约定。

(六) 第三方合同管理

鉴于国际合作项目的特点,往往项目执行单位很难单独完成所有项目设计的活动。大多数的项目活动需要通过选择项目合作方,签署项目合作协议来完成。按照管理程序选择合作方,有效的监督项目经费的使用,避免合作方因为各种原因滥用项目经费的风险是管理项目的另一个重点。

有效的第三方合同管理离不开以下的工作。

(1) 评估合作方的项目执行能力和财务管理能力。

(2) 制定标准合同样本(包括项目执行期间、项目建议书、项目目标、产出、活动、时间表、财务预算、报告要求、付款条件等)。

(3) 对于合同金额相对较大的项目执行方,开展内部审计,确保经费使用的有效性以及与项目的相关性。

三、总结

综上所述,在项目执行前期、执行中期,仔细阅读捐资人的合同的相关管理要求,与捐资人妥善协调和解决任何管理条例中不清楚或不可行的内容,充分利用项目管理周期的原则,划分项目执行内部的工作人员职责,认清并规避财务管理风险,及时地总结经验是保障项目顺利实施、增加捐资人的投资信心的重要工作。

第三课 财务预算的编制

学习目标

(1) 了解财务预算与活动计划的联系。

(2) 掌握财务预算的编制方法。

所需时间 3 小时

课程内容具体安排

内容一:"好"的活动计划与"坏"的活动计划的特点,活动计划与财务预算的联系。
  教学方法:PPT 教学、参与式讨论
  所需材料:PPT、白纸、笔
  所需时间:60 分钟

内容二:财务预算的编制方法:
  (1) 我国艾滋病防治工作分类;
  (2) 我国艾滋病防治工作费用支出分类;
  (3) 我国艾滋病防治工作与费用支出分类矩阵;
  (4) 预算的编制过程;
  (5) 结合中英性病、艾滋病防治合作项目外展活动预算编制过程,说明预算编制方法;
  (6) 集体讨论并编制中英性病、艾滋病防治合作项目同伴教育活动预算。
  教学方法:PPT 教学、小组讨论、提问、参考资料提供
  所需材料:PPT、白纸、笔
  所需时间:120 分钟

财务预算的编制

一、"好"计划与"坏"计划

由于财务预算与项目计划之间存在着紧密的联系。因此,一个"好"的财务预算应该是以一个"好"的项目计划为基础的。那么,"好"的项目计划应该具备什么样的特点呢?

一个"好"的项目计划应该像指南针一样,它能够将一个组织从目前的发展水平带领到一个更高的水平。一个"好"的项目计划,应该包括活动、活动间的项目关系、有关的前提条件、时间安排和所需的资源。

如果一个计划只包含了支出和收入,就不是一个"好"计划,因为它不能指导这个组织去实现这个计划。

因此,无论采用什么样的技术去分析问题和设计方案,最后形成的计划都应该包括以下内容。

(1) 项目的目的。
(2) 项目的目标。
(3) 实现项目目标的措施。
(4) 具体的活动。
(5) 时间表(如甘特图)。

一个好计划反映出了项目中的因果关系。计划活动关系如图 4-4 所示,具体的活动和时间的管理反映在工作计划中,如表 4-2 所示。

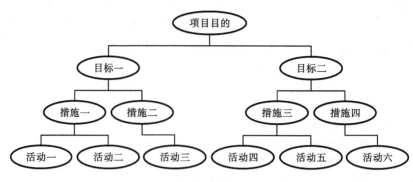

图 4-4 计划活动关系

表 4-2 工作计划中活动和时间的管理

活 动	××年					
	1月	2月	3月	4月	5月	6月
1.1 建立项目办公室						
1.1.1 筹建办公室,购买办公设备						
1.1.2 招聘员工						
1.2 协调多部门						
1.2.1 指导委员会召开第一次会议						
1.2.2 召开各部委的定期例会						
1.2.3 召开项目指导委员会例会						
1.3 开展计划研究						
1.3.1 协调多部门对计划研究课题重点达成一致						
1.3.2 召开工作小组会议						
1.3.3 开展计划研究						

二、活动计划与财务预算

(一) 活动计划与财务预算紧密相连

活动计划描述了活动的策略,包括目的和目标。它们是需要在一个特定时间段内实现的。

活动计划还描述了实现上述目的和目标的具体活动。

财务预算是一个寻找资源、消耗资源的过程,它需要为每一项活动找到资源,并确定每一项活动所需要的资源的多少。

所以,活动计划和财务预算是一个事物的两个方面。它们之间存在着内在的联系。

活动开始时,所编制的计划也许需要进行修改,因为可利用资源的多少决定了能够开展活动的数量。

在活动计划开始实施以后,需要对资源的来源、活动的支出和目标的实现进行密切监督,以便随时解决资源的不足或过剩问题。

上一年的监测报告,包括财务报告和活动报告,将成为下一年度编制计划和财务预算的基础。

(二) 制定预算所需要的信息资料

(1) 项目目标。
(2) 活动时间。
(3) 预算金额。
(4) 活动计划。
(5) 地点、人力。
(6) 费用需要。
(7) 计算标准。

(三) 项目单位营运费用预算的编制

(1) 先根据实际业务情况,把非营利组织总费用分解为各单项费用。
(2) 搜集相关信息资料,分别计算各单项费用的预算。
(3) 把各单项费用预算进行汇总,编制出机构营运费用总预算。

(四) 单项费用预算的编制

(1) 编制行政费预算,计算办公室日常开支的各项杂费。
- 编制依据:项目战略、目标,业务计划,业务量等。
- 信息资料:以前会计核算的资料。
- 费用项目:办公用品、通信费。
- 费用标准:市场询价,日常经验,以前会计核销过的标准。
- 编制期间:月、季、年。

(2) 编制工资及福利预算,计算机构员工薪酬。
- 编制依据:项目战略、目标,业务计划。
- 组织发展目标:人事政策、人力资源计划。
- 工作量规划:业务量规划、行动方案。
- 人力资源配置:人力资源配置、人力资源计划。
- 薪酬、福利标准:薪酬、福利政策。

(3) 编制房租费详细预算。
- 编制依据:房租租赁合同、协议。
- 标准:房租费标准。

(4) 编制设备购置详细预算,计算设备更新、购置、维修费用。
- 编制依据:需求评估、设备购置计划、修理计划。
- 标准:询价、会计核算数据资料。

(5) 编制项目人员能力建设计划预算。
- 编制依据:项目战略、目标,能力建设计划,人力资源计划,培训、学习计划。
- 标准:需要评估、以前年度资料、活动预算。

在此需要强调:在预算的编制过程中,项目人员和财务人员共同参与预算编制是项目实施后财务人员和项目人员顺利沟通和配合的重要保障。

活动计划和预算间的关系,反映在预算的编制中,以表 4-3 为例。

表 4-3 活动计划和预算间的关系(节选)

活动	单位成本/数量	会计科目	××年 1月	2月	3月	4月	5月	6月
1.1 建立项目办公室			3 000元	24 000元				
1.1.1 筹建办公室,购买办公设备				24 000元				
a. 办公家具	5 000元	固定资产						
b. 办公设备	10 000元	固定资产						
c. 实验室设备	9 000元	固定资产						
1.1.2 招聘员工 招聘广告费	3 000元	招聘费	3 000元					
1.2 协调多部门				1 000元	1 000元	1 000元	1 000元	1 000元
1.2.1 指导委员会召开第一次会议	1 000元	会议费		1 000元				
1.2.2 召开各部委的定期例会	1 000元	会议费			1 000元		1 000元	
1.2.3 召开项目指导委员会例会	1 000元	会议费				1 000元		1 000元
1.3 开展计划研究						24 000元	1 000元	112 000元
1.3.1 协调多部门对计划研究课题重点达成一致						12 000元		
a. 研讨会会议室租用	2 000元/天×2 天	会议费				4 000元		
b. 住宿、餐费	300元/人/天×10 人×2 天	会议费				6 000元		
c. 专家费	500元/人/天×2 人×2 天	专家费				2 000元		
1.3.2 召开工作小组会议	1 000元	会议费					1 000元	
1.3.3 研究实施								112 000元
a. 专家费	500元/人/天×2 人×10 天	专家费						10 000元
b. 差旅费	2 000元/次/人×3 次×5 人	差旅费						30 000元
c. 实验室费用	10 000元	实验费用						10 000元
d. 会议费	3 000元/次	会议费						3 000元
e. 办公用品	1 000元	办公费						1 000元
f. 通信费	2 000元	通信费						2 000元

(五)"坏"预算的影响

(1) 无法监督经费使用。
(2) 无法使用完捐资人承诺的经费或经费使用超出捐资人的资金。
(3) 无法实现项目的目标。
(4) 失去捐资人的信任,失去项目合作方(如各政府部门,机关学校等)对合作项目的兴趣和信心。
(5) 丢失潜在的项目资源和合作机会。

三、我国艾滋病防治工作的活动分类

尽管各地的情况不一样,性病与艾滋病的防治重点不同,但归纳起来,性病与艾滋病防治工作主要包括以下几类。

(1) 监测与检测,主要活动有自愿咨询检测和实验室设备。
(2) 宣教干预,主要活动有健康教育、重点人群宣教干预和母婴传播阻断。重点人群干预又包括娱乐场所干预活动、美沙酮维持治疗和针具社会营销。
(3) 治疗关怀,主要活动有抗病毒治疗和关怀。
(4) 培训。
(5) 项目管理,主要活动有项目监督和项目管理。
(6) 其他。

防治重点不同,上述这些活动的工作量也就不同。一个好的财务预算,应该与工作计划紧密联系,因此,在编制财务预算之前,应该编制出活动计划。所以,在编制财务预算时,应该首先确认项目的目的是否清楚、项目的目标是否明确、措施是否得当、活动是否可行。

在考虑具体活动时,可以按照上述的活动分类进行逐项检查。

四、我国艾滋病防治工作的投入与支出分类

(一) 医疗机构成本费用分类

(1) 劳务费,包括工资、补贴、奖金、合同制工人保险金、按规定提取的职工福利费等用于个人的劳务性支出。
(2) 公务费,包括办公费、邮电费、差旅费、宣传费等。
(3) 业务费,包括业务用的水、电、煤、汽油费、燃料费、印刷费、职工培训费,业务招待费等。
(4) 药品材料费,包括药品费、卫生材料费、其他材料费等。
(5) 低值易耗品消耗费,包括各科室在用的各种低值易耗品的消耗费。
(6) 固定资产折旧及大修理费,包括各科室在用的所有固定资产的折旧及大修理费用,固定资产租赁费。

(7) 其他费用,包括财务费用、药品盘亏、药品降价损失以及技术性医疗事故大赔偿等。

(二) 性病与艾滋病防治工作的投入分类

性病与艾滋病防治工作的投入分为人员、消耗品、设备、通信、差旅五类。上述投入的货币表现即构成性病、艾滋病防治工作的支出。

(1) 人员经费,是指参加性病与艾滋病防治工作的全部人员费用,如咨询顾问的咨询费、本单位人员的工资和福利等。

(2) 消耗品费用,是指性病与艾滋病防治工作过程中所消耗的一次性用品的费用,如宣传资料等。

(3) 设备费,是指为开展性病与艾滋病防治工作而购置的可以重复使用的设备,如相机等。

(4) 通信费,是指为开展性病与艾滋病防治工作而发生的通信费用,如电话费、邮寄费等。

(5) 差旅费,是指离开办公地点所在城市到其他城市去开展性病与艾滋病防治工作所发生的费用,如交通费、住宿费等。

五、我国艾滋病防治工作与费用支出矩阵图

如果我们将前述的性病与艾滋病防治工作的活动与经费支出联系起来,便可得到以下的矩阵结构(见表4-4)。

六、财务预算的编制过程

预算的编制离不开清晰的预算编制程序,编制财务预算时要清楚地理解捐资人对预算的要求,利用以往项目的经验,让专业的财务人员参与。

项目管理周期如图4-5所示。

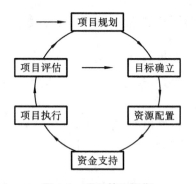

图4-5 项目管理周期

参照项目管理周期的图示,预算的制定分为三个阶段:提交项目申请书阶段(跨年度预算),开始项目实施工作前一个年度(详细的以年度工作计划和活动为基础制定的当年预算),项目执行阶段(季度、半年预算调整)。

表4-4 我国艾滋病防治工作与费用支出一览表

费用支出	监测检测			宣教干预					关怀治疗			项目管理	
	自愿咨询检测	实验室设备	健康教育	重点人群教干预			母婴传播阻断		抗病毒治疗	关怀	培训	项目监督	项目管理
				娱乐场所干预活动	美沙酮维持治疗	针具的社会营销							
人员经费													
消耗品费													
设备费													
通信费													
差旅费													
经费来源													
政府预算													
赠款													
自有资金													

注:每一项活动都对应着一项或几项费用,编制预算就是要找出对应每一项活动的各项费用。

(一) 年度预算的编制

年度预算的编制是在活动计划编制完成后,在对活动计划从目的到具体活动都检查过后开始进行,编制财务预算一般需要经过以下几个步骤。

(1) 确定完成具体活动所需要的资源。这时所需要的是一组技术数据,包括以下几点。

① 人力资源,需要有明确的数据表示需要什么样的人、需要多少人。
② 消耗品,需要有明确的数据表示需要什么样的消耗品、需要多少消耗品。
③ 设备,需要有明确的数据表示需要什么样的设备、需要多少设备。
④ 通信,需要有明确的数据表示需要进行什么样的通信、需要多少通信费用。
⑤ 出差,需要有明确的数据表示需要出差多少次、谁会出差。

这是一组技术数据,这些数据的完成应该有助于项目目标的实现。这也是一组主观数据,主要来自于经验。

(2) 合理估算每项任务的成本的具体方法如下。

① 向供应商询问价格。
② 检查以前年度开展同样活动所消耗的资源。
③ 与酒店和交通部门联系,测算出差所需要的费用。
④ 参照同行业的相关费用支出比例。

特别需要注意的是,千万不要主观地估计这些财务数据,而应该根据有效的信息来源去估计这些数据。

(3) 预算有据合理。每项具体内容最好用明确的数据表示需要的数量和时间、单位费用情况。

特别提示:所有以元为单位的预算,填写时应填写到角、分;无角、分的,角位和分位可写"00",或者符号"—";有角无分的,分位应当写"0",不得用符号"—"代替(《会计基础工作规范》,1996 年 6 月 17 日财政部财会字 19 号发布)。

(4) 客观的预测外币汇率,不可预见费一般不超过 10%。

预算不足将导致没有足够的资源去完成项目目标。预算过剩,特别是大量过剩,将反映出预算编制能力很差,而且还会失去出资人对你今后预算的尊重。

(5) 确定资金来源,包括确定数量。除此之外,确定资金来源还需要明白这些资金的使用限制。

资金来源包括:①国家预算资金;②捐赠资金;③业务收入。

如果项目活动是由国家预算资金支持的,那么,编制财务预算的目的主要是为了预测资金数量和确定能够最大限度实现的目标。

如果项目活动是由赠款资助的,那么,编制财务预算的目的是为了预测完整的费用并使预算与每一项项目活动相对应。这时,还需要考虑赠款人的限制和兴趣。

如果项目活动或多或少是由业务收入来支持的,那么,编制财务预算的目的是为了精确估计出直接费用和间接费用,并且确定价格与收费体系。

(6) 比较资金来源与费用预测。
① 如果支出不等于收入,项目活动应进行调整。
② 如果支出需要减少,采用固定的比率将预算内的所有内容都削减,并不是一件好事情。
(7) 无论如何,固定费用应该保证,可变费用应可以调整。

(二) 季度或半年预算调整

随着项目的开展,项目活动的进展会因为各种原因提前或推迟,项目活动支付的经费可能比预算低,也可能比预算高。调整计划执行时间,并将与此对应的预算进行调整是保证项目按计划执行、合理使用资金的要求。因此,在项目执行到一个季度或半年后(依据项目的大小而定),项目小组需要进行年度工作计划剩余时间和预算的调整。

(三) 下一个年度预算的制订

项目在进行到第二个财政年度前,根据捐资人和项目管理的要求,需要总结上年项目的执行情况和资金的使用情况,重新编制新的一年的工作计划和预算。编制新的一年的工作计划,需要充分考虑上一年没有执行完的项目及其经费,将其列入新的一年的工作计划和预算中。

(四) 编制预算适用的方法

(1) 弹性预算(上下限预算):按一系列可能达到的预计业务量水平编制的能适应多种情况的预算。
(2) 增量预算:在基期费用水平的基础上,考虑预算期业务量水平及有关降低费用的措施,通过调整原有费用项目而编制预算的方法。
(3) 零基预算:编制预算时不是以现有费用为前提,而是一切从零开始,从实际需要与可能性出发,逐项审议各项费用开支是否必要合理,进行平衡预算。
(4) 定期预算:传统的业务预算与财务预算一般以一个会计年度为单位定期编制。

七、财务预算的编制方法:中英艾滋病防治合作项目外展活动预算案例

1. 项目地区背景

某市人口为 500 万,辖 5 县 1 区,为内地的毒品通道。

该市吸毒人员较多,截至 2003 年底,共抓获吸毒人员 8 000 余人,以 A 区最多,达 2 000 余人。

市内的卡拉 OK、美容按摩的服务小姐大多为女性性工作者,估计为 2 万人,A 区、B 县估计近万人,2003 年抓获卖淫嫖娼者近 1 000 人。

2002 年元月至 2002 年 11 月在某市 A 区开展了在吸毒人群中开展针具交换的干预研究,2002 年 10 月至 2003 年 3 月开展了市吸毒人群性病、艾滋病综合干预工

作；2003年3月至今在A区、B县开展性病、艾滋病综合防治。2003年通过制定市艾滋病防治战略规划，召开政府相关部门协调会、街道社区联系会、非政府部门座谈会等十余次，营造了有利于项目工作开展的外部环境；对项目工作人员，性病、艾滋病医疗服务咨询点的医务人员，社区干部的十五次培训，提高了项目工作人员及相关人员的专业技能。按某省统一方案开展了综合监测，对IDU、CSW、艾滋病感染者通过同伴教育者进行高危行为干预及直接对上述目标人群进行宣传教育；提供可及性、规范的性病诊疗服务及自愿咨询检测；为艾滋病患者提供社区关怀及机会性感染治疗等，使吸毒人群的性病、艾滋病知识有了明显提高。2003年10—11月对246名吸毒人员进行艾滋病防治知识问卷调查，知晓率达到89.4%，静脉吸毒人员168名，共用注射器的比例下降到9.8%。性工作者的性病、艾滋病知识有所提高，其知晓率达到67.4%，安全套使用率达到64.6%。

该市性病的发病率呈逐年上升趋势，2003年报告性病2 668例，其中，A区报告1 678例，B县报告328例。

该市累计查出的艾滋病病毒感染者41例（大多为吸毒所致），主要分布在A区，其生存环境普遍较差，大多受到不同程度的歧视，往往不能获得正规的医疗服务。通过本项目实施，社区歧视有所下降，艾滋病病毒感染者大多能够获得一定的正规医疗服务。

根据该市的实际情况，决定由性病门诊医务人员组成外展小组，定期到中低档娱乐场所提供STD健康教育、免费妇科检查和相应的医疗咨询等外展服务。动员检测中发现的性病患者到定点性健康服务试点门诊就诊，对就诊者提供减免药费等优惠服务。

2. 具体活动计划

(1) 外展小组由2名医务人员组成。

(2) 在计划期内，外展小组需要到中低档娱乐场所24次。

(3) 在计划期内，外展小组准备每次对40人进行诊疗。

(4) 在计划期内，外展小组准备发放宣教材料5 000份。

在确定了活动计划后，性病门诊单位根据有关的收费规定和实际成本，编制出本次活动计划的预算。

(1) 开展外展活动，需要向外展人员提供劳务费，每人每次20元。

(2) 开展外展活动，需要支付交通费，每人每次20元。

(3) 开展外展活动，提供免费诊疗，每人每次5元。

(4) 开展外展活动，发放材料，每份1元。

使用前述的活动与经费支出矩阵，编制出本次活动的预算（见表4-5）。

表4-5 中英艾滋病防治合作项目外展活动预算

	监测检测		健康教育	宣教干预			母婴传播阻断	关怀治疗			项目管理	
	自愿咨询检测	实验室设备		重点人群宣教干预		美沙酮维持治疗		抗病毒治疗	关怀	培训	项目监督	项目管理
				娱乐场所干预活动	针具的社会营销							
人员经费												
(1) 劳务费				2人,24次,20元/次/人,共计960元								
(2) 诊疗费				24次,40人,5元/人,共计4 800元								
消耗品费												
(1) 宣教材料费				5 000份,1元/份,共计5 000元								
设备费												
通信费												
差旅费												
(2) 交通费				2人,24次,20元/次/人,共计960元								
合计				11 720元								
政府预算												
(1) 卫生经费				960元								
(2) 防艾专项				10 760元								
赠款												
自有资金												

八、财务预算的编制方法：中英艾滋病防治合作项目同伴教育培训预算案例

1. 同伴教育培训练习

根据本市实际情况，决定由项目聘用人员和志愿者核心人员对娱乐场所的服务小姐进行性病与艾滋病知识宣传培训。

成立同伴教育者活动小组，建立同伴教育者交流活动场所，与同伴教育者进行交流、座谈，每月两次。

2. 预算的编制

(1) 编制具体活动计划，确定投入。

(2) 根据有关的收费规定和实际成本编制活动计划的预算。

(3) 确定资金来源。

第四课 财务内部控制

学习目标

(1) 了解内部控制制度的含义以及内部控制制度的内容、方法、目标和局限性，了解建立内部控制制度的评估体系的重要性。

(2) 了解建立会计控制制度的确立原则、步骤、方法和控制内容，熟悉主要项目类型及控制要点。

所需时间 2 小时

课程内容具体安排

内容一：了解内部控制制度的含义以及内部控制制度的内容、方法、目标和局限性，了解建立内部控制制度的评估体系的重要性。

　　教学方法：PPT 教学、提问

　　所需材料：PPT、白纸、笔

　　所需时间：30 分钟

内容二：了解建立会计控制制度的确立原则、步骤、方法和控制内容。熟悉主要项目类型及控制要点，特别是预算执行的管理，包括采购与付款的控制和收入的控制两个方面；预算的调整。

　　教学方法：PPT 教学、提问、参与式讨论、参考资料提供

　　所需材料：PPT、白纸、笔

　　所需时间：90 分钟

财务内部控制

一、财务内部控制及方法

项目单位的免疫系统——内部控制制度在项目的实施、资金使用中发挥了关键的作用。内部控制是指为了保护机构资产的安全、完整,提高会计信息质量,确保国家规制、项目协约及营运方针的执行,避免或降低各种风险,提高管理效率,实现组织经营目标而制定和实施的一系列控制方法、措施和程序。

(一) 内部控制内容

内部控制的内容非常广泛,从横向看,涵盖组织内部和各个部门、各项业务;从纵向看,涉及各个部门的各个岗位、每个员工及各项业务的各个环节。我们把它分为以下三大内容。

(1) 管理控制:组织结构、人事制度、质量、安全等。

(2) 会计控制:账簿凭证、货币资金、实物资产、收入、支出、采购和付款、核算程序、担保等。

(3) 审计控制:管理流程审计、财务收支审计等。

(二) 内部控制方法

内部控制方法是指实施内部控制所采取的手段、措施及程序等。不同机构、时期、经济业务、控制内容采用的控制方法不完全相同,同一业务或控制内容可同时采用几种不同的控制方法,这些控制方法在财务系统中是相互交叉、共同发生作用的(见图4-6)。

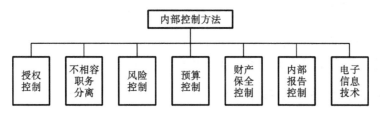

图 4-6　内部控制的各种方法

(三) 内部控制目标

内部控制目标是指内部控制对象应达到的目标或效果,其作用如下。

(1) 有助于管理层实现机构发展战略和目标。

(2) 保护各项资产的安全和完整,防止流失。

(3) 保证经营管理信息和财务会计资料的真实、完整。

(4) 有助于避免或降低经营风险和财务风险,防止欺诈和舞弊。

(5) 保证国家法律、规制的执行。

(6) 保障项目资金按既定用途使用。

(四) 内部会计控制的局限性

任何一项制度、方法都有其自身的局限,有其不足之处,内部会计控制制度也不例外,充分认识其局限性,对设计有效的内部会计控制制度并保证其有效运行十分重要。内部控制制度的局限性如图4-7所示。

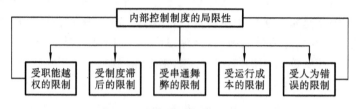

图 4-7 内部控制制度的局限性

(五) 内部会计控制体系评估

内部控制制度因控制环境、控制对象、控制时间、业务调整、管理要求提高等而变化;再加上任何制度本身都具有的局限性特点,因此,需要定期对内部会计控制体系进行评估,建立内部控制制度的评估体系。

1. 评价方法

(1) 制度调查法:①确定调查内容;②确定调查方法。

(2) 健全性测试法:①制度描述;②比较与评价。

(3) 符合性测试方法:①业务测试;②功能测试。

2. 评价达到的目标

(1) 健全性。

(2) 合理性。

(3) 可行性。

(4) 得到遵循的程度。

内部控制对于健全财务管理是非常必要的。

二、建立会计控制制度

任何项目的资金使用合理与否都要把预算作为参照物。一个好的项目的财务执行,同样离不开清晰的、可以指导操作的财务控制流程。

1. 会计控制制度的确立原则

(1) 符合国家法律、规制。

(2) 符合实际情况。

(3) 具有广泛约束性。

(4) 全面、系统性。

(5) 实行内部牵制。

(6) 讲究成本效益,动态反馈信息。

2. 建立会计控制制度的步骤和方法

(1) 步骤。

① 评估组织内部结构和外部环境。

② 按系统论的方法和要求划分组织内部结构。

③ 找出所属系统活动过程中的关键环节。

④ 用文字形式形成内部会计控制制度。

(2) 评估关键控制点。

① 关键费用项。

② 关键业务活动。

③ 关键业务环节。

④ 重要因素。

⑤ 重要资源。

(3) 设计方法。

① 内部牵制法。

② 体制牵制。

③ 簿记牵制。

④ 实物牵制。

(4) 一般控制法：人、财、物等要素合理配置。

3. 会计控制内容

(1) 控制依据：机构管理规定、财务政策、预算、项目文件、标准。

(2) 控制主体：财务部门。

(3) 控制效果评估：控制主体、控制标准、合理有效性、制度遵循情况。

(4) 控制内容：预算控制。

(5) 货币资金控制：现金、银行存款、其他货币资金。

(6) 实物资产控制：存货、固定资产。

(7) 采购控制。

(8) 付款控制。

(9) 往来账控制。

(10) 费用控制、工程项目费用控制。

(11) 担保控制。

4. 主要项目类型及控制要点

(1) 研讨、会议类型。

资金特点：支出业务量大、票据较多、金额较小、会计账务简单；但费用项目多、分类细、繁琐，并且要求归类准确。

重点监控：审核票据及其所反映经济业务的真实性、有效性、合理性和完整性；票据合规、全面、附件充足，分清项目费用与非项目费用的界线。

(2) 小基建项目类型。

资金特点：依据工程承包合同支付工程款、据工程进度审批表和其他凭据支付进度款、工程结算及发票、扣质保金后付尾款；资金核算及账目简单，监管难度大。

重点监控：工程预算、工程招投标、施工合同、工程监管、材料质量及数量的验收监管、工程质量及工程量验收监管、工程竣工验收、进度款审批、工程及财务结算、工程变更调整、工程监管资料等。

(3) 物资采购。

资金特点：依据项目预算购买所需要的物资、材料等。支出单位成本价值较高，所采购物资因商品的特殊性，采购人很难从价格上判断商品的好坏，采购和监督难度较大。

重点监控：商品预算，采购招标、比价，参与人员职责分工，采购合同，采购付款，商品验收等。

(4) 课题和劳务合同。

资金特点：服务在各个项目中所占的资金比例非常大，因项目分散、时间跨度长，管理监督难度大。

重点监控：课题和劳务服务合同、协议；项目付款是否和预算和工作内容相关，预算制定的合理性，项目资金的使用是否与预算相关等；另外，财务部门是否有所执行合同的资金拨付或未拨付的记录，并按照记录拨付项目款。

三、采购预付款的控制

在实施活动计划的过程中，一项主要工作就是购买所需要的物资、材料和服务等。例如，在前述的举例中，外展活动中所需要的宣传材料，就涉及如何选择印刷服务，可能还涉及如何选择宣传材料的设计服务、研究课题的服务等。

采购往往是开始实施活动计划的第一步。这似乎有点"兵马未动，粮草先行"的味道。采购的好坏，不仅关系到随后活动开展的好坏，而且还关系到活动成本的多少。正所谓良好的开端是成功的一半，因此，应该重视采购工作。

要取得良好的采购成绩，关键是对整个采购过程有一个很好的控制。

一个单位的采购过程，应该包括以下几个步骤：

(1) 请购；

(2) 审批；

(3) 采购；

(4) 验收；

(5) 付款。

在对采购进行控制的过程中，首先要注意的是有关人员的分离，即整个采购过程应该由多个不同的人员共同完成，这包括以下几点。

(1) 请购与审批不应该是同一人。

(2) 询价与确定供应商不应该是同一人。

(3) 采购合同的订立与审核不应该是同一人。
(4) 采购与验收不应该是同一人。
(5) 采购、验收与相关会计记录不应该是同一人。
(6) 付款审批与付款执行不应该是同一人。

除了不同人员互相牵制、共同完成采购外，应该按照请购、审批、采购、验收、付款等规定的程序办理采购与付款业务，并在采购与付款各环节设置相关的记录、填制相应的凭证，建立完整的采购登记制度，加强请购手续、采购订单（或采购合同）、验收证明、入库凭证、采购发票等文件和凭证的相互核对工作。在实际工作中应该注意以下几点。

(1) 建立严格的请购审批制度，确定归口管理部门，授予相应的请购权，并明确请购程序。

(2) 加强采购业务的预算管理。预算内的采购，应严格按照预算执行进度办理请购手续；超预算和预算外的采购，应首先审核采购申请再办理请购手续。

(3) 在采购过程中，应当建立采购与验收环节的管理制度，对采购方式确定、供应商选择、验收程序等作出明确规定，确保采购过程的透明化。

(4) 一般物品或劳务等的采购，应采用订单采购或合同订货等方式；小额零星物品或劳务等的采购，可以采用直接购买等方式。

(5) 应当充分了解和掌握供应商的信誉、供货能力等相关情况，采取由采购、使用等部门共同参与比质比价的程序，并按规定的授权批准程序确定供应商。

(6) 应当根据规定的验收制度和经批准的订单、合同等采购文件，由独立的验收部门或指定的专人对所购物品或劳务等的品种、规格、数量、质量和其他相关内容进行验收，并出具验收证明。

(7) 付款是采购过程的最后一个实质性环节。货款支付后，需方便失去了对供方的控制。

(8) 财会部门应当对采购发票、结算凭证、验收证明等相关凭证的真实性、完整性、合法性及合规性进行严格审核。

(9) 建立预付账款和定金的授权批准制度，加强预付账款和定金的管理。

(10) 定期与供应商核对应付账款、应付票据、预付账款等往来款项。

四、计划实施与预算执行的联系

计划编制完成、预算编制完成并得到批准后，便进入实施阶段。计划实施阶段的主要任务就是按照活动计划开展活动，包括投入人力资源、采购物资材料、取得预定的效果。

预算的执行过程和计划的实施过程是同步进行的。预算的执行过程除了在计划的实施过程中为人力资源的投入、物资和材料的采购支付货币资金外，还有一项重要的任务，就是从财务的角度控制计划的实施过程，从而确保计划的实施按照当初的计划开展，确保计划的目标能够实现，确保资金的使用符合成本效益原则。这个过程就是对支出的控制过程。

在计划实施过程中,预算执行的另一项任务就是确保计划实施所需要的资金来源能够兑现。预算执行在这个过程中要按预算落实资金来源,在计划的资金来源不能兑现的情况下,寻找新的资金来源以满足计划实施的需要。这个过程就是对收入的控制过程。

在计划实施过程中,预算执行过程还有一项工作,就是记录资金的使用情况、记录资金来源的落实情况。同时,预算执行过程还会根据会计记录的情况向管理人员提供会计报告,以便管理人员检查预算的执行情况,并对活动计划作出调整。这个过程就是会计核算与报告的过程。

在计划实施过程中,技术人员会对活动的成果进行记录,形成业绩报告。管理人员会根据会计报告检查计划,作出对调整计划的决定。这就是计划的调整过程。

正如前面所说,计划与预算是同一活动的两个侧面,它们从不同的角度反映活动的情况。在活动开展过程中,计划实施与预算执行之间的关系也是如此。一个反映了活动的开展情况、资源投入的情况、活动的绩效;另一个反映了活动的开展所获得的资金来源情况、资源投入的货币价值。

五、收入的控制

获得资金是实施活动计划的最强有力的保证。巧妇难为无米之炊,有了资金,活动计划便能得以实施,活动目标便能得以实现。因此,一定要对收入给予足够的重视,一定要加强对收入的控制,具体步骤如下。

(1) 建立资金申请程序。
(2) 编制申请文件。
(3) 审查与签发申请文件。
(4) 递交申请文件。
(5) 监督资金的到位情况。

编制申请文件,即应该按照资金供应机构的要求编制申请文件,准备有关的证明文件,这是获得资金的第一重要工作。要注意确保申请文件的形式正确、申请文件的份数满足资金供应机构的要求。

审查与签发申请文件,即应该按照资金供应机构的要求,由有关人员在申请文件上签字。正确地签署申请文件是获得资金的重要保证。申请文件签发人员还应该在签发申请文件前对申请文件进行审查,保证其所签发的申请文件正确无误。

递交申请文件,即将资金申请文件准确、及时地递送到资金供应机构指定的地址,交与指定的收件人。要注意确保资金供应机构收到电子文件,并确保在递交申请文件的最后期限之前递交。

监督资金的到位情况,即按照资金供应机构的对外承诺,在承诺的时间来临时,检查所申请的资金是否汇入指定的银行账户。如果资金没有及时到账或资金没有足额到账,应该及时向资金供应机构询问原因,找出解决办法。

收到资金后,应该将资金及时入账,不得账外设账,不得擅自坐支现金。对于不同机构提供的资金,应该按资金供应机构设立不同的台账。

第五课　财务分析

学习目标

(1) 熟悉财务分析的目的、方法和主要的财务分析报表。

(2) 掌握会计报表的使用方法。

所需时间　1.5 小时

课程内容具体安排
内容一:介绍财务分析的目的、方法和主要的财务分析报表。
　　教学方法:PPT 教学、参考资料提供
　　所需材料:PPT
　　所需时间:30 分钟
内容二:通过综合的财务报告,让学员利用所学的知识分析财务状况,指出报告中存在的问题,并提出解决问题的建议。
　　教学方法:分组讨论
　　所需材料:白纸、笔
　　所需时间:60 分钟

财 务 分 析

一、项目单位的财务报告体系

(1) 资产负债表。

(2) 收入支出表、现金流量表。

(3) 财务状况说明。

(4) 项目财务报表。

(5) 现金和银行存款余额表。

(6) 固定资产明细表。

(7) 项目拨款明细表。

(8) 各种管理附表(如行政费、工资明细表等)。

二、财务数据与财务报告的图示

财务数据与财务报告的关系如图 4-8 所示。

(1) 在图 4-8 中的位置越高,数据越概括;位置越低,数据越详细。

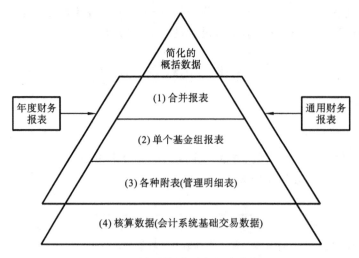

图 4-8 财务数据与财务报告的关系

（2）会计报表从上到下一级比一级详细，各表之间是相互接合的；简化的概括数据和详细的交易数据都不在依据财务制度编制的报告和报表的范围内。

三、不同使用者对报告的需求和关注不同

（1）项目管理者：了解财务状况、现金流量、项目进度及预算执行情况，是管理决策的依据。

（2）捐赠者：资金安全，保障资金按既定用途使用。

（3）政府及相关机构：法律、规制执行，资金筹集运用、分配情况，满足其监管的需要。

四、财务分析介绍

财务分析是以财务报表和其他资料为依据，运用系统科学的方法，对组织的财务状况和业绩成果进行比较、评价，以利于组织管理者、投资者、社会公众及政府管理机构掌握组织的资金活动情况并进行营运决策的一项管理活动。

（一）财务分析目的

（1）为财务报表的使用者所要作出的相关决策提供客观的、可靠的依据。

（2）对项目资源的配置使用结果，资金流量、流向及效益作出客观评价。

（3）促进项目单位改进、完善财务管理。

（二）财务分析对象

（1）财务分析主体：项目单位财务人员、主管领导。

（2）财务分析客体：项目单位财务状况、资金营运情况与趋势。

（3）分析依据：资产负债表、收入表、支出表、机构财务计划、项目资金预算。

(三) 适用财务分析方法

基于项目单位的性质和资金特点,财务分析应根据实际需要进行,适当选用一些有实质意义的财务指标,没有必要套用公司、企业的财务分析指标。

1. 对比分析法

(1) 本期实际完成数字与计划、预算数字进行对比(如实际费用支出与费用预算,实际收入与收入预算)。

(2) 本期实际完成数字与往期实际数字进行对比(如本年费用支出与上年费用支出)。

(3) 本机构实际数字与同类型其他机构或地区的实际数字相比较(如甲地区的医疗救助投入与乙地区的医疗救助投入)。

2. 比率分析法

(1) 构成比率分析(如员工工资占项目运行经费的百分比分析)。

(2) 相关比率分析(如各项目实施省的投入和产出对比)。

3. 趋势分析法

对连续数期相同财务指标进行比较,分析变动趋势,如项目单位数年收入趋势分析、项目单位数年支出趋势分析等。

4. 因素分析法

因素分析法是指主要针对项目实施中活动受其他因素影响进行变更调整、某些项目费用发生较大超支情况或其他重大会计事项,对其变更情况进行因素分析所采用的方法。

五、主要的财务分析报表

(一) 项目经费实际收入,支出或经费收入,支出预算表

此会计报表从价值的角度反映了活动计划的实施情况,因此,将会计报表费用支出与财务预算进行比较,便可以知晓财务预算的执行。

为此,会计报表应该能够与财务预算进行简单而直接的比较,包括比较活动计划所得到的资金来源、活动计划的实际支出等。这就要求会计报表准确、相关、易于理解、前后一致、及时。

对于会计报表的最低要求:它能够按月编制并提供给活动经理和财务经理。

当收入低于或支出高于计划,活动经理和财务经理应立即采取行动,或是调整他们的行动计划,或是加强管理。

为反映财务预算的执行情况,会计报表应该能够反映以下一些情况(见表4-6)。

① 现金流量。

② 实际收入与预算收入。

③ 实际支出与预算支出。

表 4-6 项目费用支出/预算

报告单位:艾滋病关怀项目办公室
报告时间:2004-03-31

单位:英镑,元(人民币)(英镑兑换人民币报告日汇率:1:13)

类 别	年度计划 (1—12月)		本季度实际费用支出 (1—3月)		本季度预算 (1—3月)		项目未执行季度计划 (4—12月)	
	人民币 (RMB)	英镑 (GBP)	人民币 (RMB)	英镑 (GBP)	人民币 (RMB)	英镑 (GBP)	人民币 (RMB)	英镑 (GBP)
1. 政策与机构建设	7 774 000	528 211	800 000	61 538	1 510 000	102 598	6 974 000	466 673
2. 艾滋病和性病防治	11 442 000	777 437	1 000 000	76 923	804 250	54 645	10 442 000	700 513
3. 艾滋病关怀模式	3 712 000	252 215	500 000	38 462	955 500	64 922	3 212 000	213 753
4. 督导与评估	4 246 000	288 498	200 000	15 385	906 500	61 593	4 046 000	273 114
5. 项目管理支持	4 718 000	320 569	1 000 000	76 923	1 197 000	81 331	3 718 000	243 645
项目支出总计	31 892 000	2 116 930	3 500 000	269 231	5 373 250	365 089	28 392 000	1 897 698

(二) 现金流量预测表

现金流量预测表同年度预算一样重要。它能够告诉项目管理者什么时间需要支出费用，什么时间应该收到项目款，项目资金管理的好坏、资金是否及时到位是影响项目执行的关键因素。所以，对于财务人员来说，及时进行现金流量的预测、提供信息给项目管理者、同捐资人保持顺畅的沟通是项目活动计划成功的关键，现金流量预测表应该反映以下信息：

① 有足够的现金来满足每月的支出；
② 能够预测现金支出与现金来源；
③ 应该能够通过活动计划和财务预算分析支出的时间要求。

会计报表应该能够反映出财务预算中的收入与支出。

在准备新的活动计划和财务预算时，有关人员应该仔细分析上年度的会计报表，从中分析出有用的财务信息。

(三) 预算执行情况分析报告

预算执行情况如表4-7所示。

(四) 资金平衡表

资金平衡表是指我国企业、事业单位或其他经济组织等用以全面地、概括地反映某一日期的财务状况的一种会计报表。它分"资金来源"和"资金占用"两部分，各设若干项目，项目的记录金额来自各类账户。"资金占用"方各项目主要反映资金的分布、使用、存在的状况。"资金占用"方和"资金来源"方的金额总计应相等。通过阅读资金平衡表，可以了解企业的资金运用、来源等是否符合国家的有关法令、政策，并作为考核、分析企业经营状况的主要依据。还有一种表称为"比较资金平衡表"，资金平衡表在列出本期的金额数时，同时列出上期期末金额数，以便于投资者比较。

报告单位：艾滋病关怀项目办公室
报告时间：2004-06-30

表 4-7 项目费用支出/预算财务分析报告

单位：英镑，元（人民币）（英镑兑换人民币报告日汇率：1∶13）

类 别	年度计划 （1—12月）		累计费用支出 （1—6月）		半年预算 （1—6月）		未执行完预算 （7—12月）	
	人民币 (RMB)	英镑 (GBP)	人民币 (RMB)	英镑 (GBP)	人民币 (RMB)	英镑 (GBP)	人民币 (RMB)	英镑 (GBP)
1. 政策与机构建设	7 774 000	528 211	800 000	61 538	3 000 000	230 769	6 974 000	466 673
2. 艾滋病和性病防治	11 442 000	777 437	1 000 000	76 923	4 000 000	307 692	10 442 000	700 513
3. 艾滋病关怀模式	3 712 000	252 215	500 000	38 462	1 700 000	130 769	3 212 000	213 753
4. 督导与评估	4 246 000	288 498	200 000	15 385	1 500 000	115 385	4 046 000	273 114
5. 项目管理支持	4 718 000	320 569	1 000 000	76 923	2 300 000	176 923	3 718 000	243 645
总计	31 892 000	2 166 930	3 500 000	269 231	12 500 000	961 538	28 392 000	1 897 698

第六课　财务管理中的几个问题

学习目标

（1）了解计划实施过程中的采购。
（2）了解计划实施过程中的审计。
（3）了解计划实施单位的财务管理责任。

所需时间　30 分钟

课程内容具体安排
内容一：介绍计划实施过程中的采购，强调采用竞争性采购的方式是为了降低项目成本。 　　教学方法：PPT 教学、参考资料提供 　　所需材料：PPT 　　所需时间：10 分钟 内容二：介绍计划实施过程中的审计，强调政府审计与注册会计师审计的不同。 　　教学方法：PPT 教学、参考资料提供 　　所需材料：PPT 　　所需时间：10 分钟 内容三：介绍计划实施单位的财务管理责任，强调出资人对项目的资金管理很大程度上依赖于项目单位的财务管理。 　　教学方法：PPT 教学、参考资料提供 　　所需材料：PPT 　　所需时间：10 分钟

财务管理中的几个问题

一、采购程序

在项目活动计划实施过程中，采购是主要的支出活动之一，包括购买设备、材料、服务和咨询顾问。因此，控制采购过程，有助于保证项目活动质量，有助于控制项目活动的成本。

为此，世界银行在其采购指南中指出，公开竞争是有效公共采购的基础，借款人应为具体采购选择最合适的方式，在多数情况下，管理得当、按照事先确定的条件适当地向国内工程承包商提供优惠的国际竞争性招标是最合适的采购方式。因此，在多数情况下，世界银行要求借款人通过向合格的供货商和承包商进行公开的国际竞争性招标来获得货物、工程和服务。

在国际竞争性招标不是最合适的采购方式的情况下，可采用其他采购方式。
国际竞争性招标程序如下。

(1) 编制招标文件。
(2) 招标文件报批（适用于事前审查的合同）。
(3) 刊登招标通告。
(4) 发售招标文件。
(5) 接收投标书。
(6) 开标。
(7) 评标。
(8) 评标报告报批（适用于事前审查的合同）。
(9) 发中标通知。
(10) 合同谈判。
(11) 合同报批（适用于事前审查的合同）。
(12) 签署合同。
(13) 公布合同授予情况。
(14) 执行合同。

在采购金额不大、设备技术含量不高的情况下，可以采用非国际竞争性招标，但仍应允许国际供货商参与采购过程。除了国际竞争性招标外，可以采用底价采购的方式。

货物询价采购程序如下。
(1) 编制询价书。
(2) 确定合格供货商。
(3) 发出询价书。
(4) 接收报价书。
(5) 报价书评比。
(6) 合同谈判。
(7) 签署合同。
(8) 执行合同。

二、审计

我国国家审计机关的主要职责是对以下事项进行审计监督。
(1) 本级和下级政府预算的执行情况和决算，以及预算外资金的管理和使用情况。
(2) 中央银行的财务收支和国有金融机构的资产、负债、损益。
(3) 国家事业组织的财务收支。
(4) 国有企业（包括境外国有企业）的资产、负债和损益。
(5) 国家建设项目预算的执行情况和决算。
(6) 政府部门管理的和社会团体受政府委托管理的社会保障基金、社会捐赠资金,以及其他有关基金、资金的财务收支。

(7) 国际组织和外国政府援助、贷款项目的财务收支。

(8) 其他依法应由审计机关审计的事项。

我国国家审计程序通常包括制订审计项目计划、审计准备、审计实施和审计终结四个阶段。

(1) 在制订审计计划阶段,审计机关应根据国家社会和经济发展的方针、政策,对一定时期的审计工作目标任务、内容重点、保证措施等进行事前安排,编制审计项目计划。

(2) 审计准备阶段需要对审计对象进行初步调查,确定审计内容,编制审计方案,制发审计通知书并对内部控制进行调查和初评。

(3) 审计实施阶段包括测试并评价内部控制、进行实质性测试、取得审计证据、进行审计判断、编制审计工作底稿和进行审计评价等。

审计人员通过审查会计凭证、账簿、报表,查阅与审计事项有关的文件、资料,检查现金、实物、有价证券,向有关单位和个人调查等方式进行审计,并取得证明材料。

(4) 审计终结阶段主要包括编制审计报告、审计机关进行审计复核和审定审计报告、出具审计意见和下达审计决定,以及其他有关审计终结的工作。

审计组对审计事项实施审计后,应当向审计机关提交审计报告。审计报告报送审计机关前,应当征求被审计单位的意见。被审计单位应当自接到审计报告之日起十日内,将其书面意见送交审计组或者审计机关。

三、财务管理责任

财务管理的重要性不言而喻。

财务预算将为项目活动计划确定资金来源、确定投入的货币价值,保证活动计划的实施有足够的资金保证。

项目活动实施过程中的财务控制将保证项目活动按计划实施,保证预算资金能够用于计划中的项目活动,保证项目活动资金的安全。

会计核算将准确记录项目活动所得到的资金,记录项目活动所发生的支出,会计报表将提供与项目活动有关的收支情况,为调整项目活动计划提供有效的信息。

财务管理的重要性使得有关资金供应机构对资金使用机构的财务管理格外重视。

财政部陆续出台了一些规定,要求资金使用单位加强预算、加强会计控制、加强会计核算、规范会计报告等。

世界银行在项目评估时要对项目管理办公室的项目财务管理能力进行评估,要求项目办建立、健全财务管理体系,保证项目资金的安全。

英国国际发展部在项目开始实施时,要求项目管理办公室建立良好的财务管理体系,保证项目资金能够用于实现项目目标,保证资金的安全。

由此可见,资金使用机构有责任建立、健全财务管理体系,保证资金能够用于实现项目目标的活动,保证资金的安全。这是资金使用机构的责任。为了能够获得更多的资金用于性病与艾滋病的防治,资金使用机构应该自觉地加强财务管理,提高财务管理能力,为资金供应机构提供一个放心的环境,使其能够放心地将资金投入到项目中来。

第五单元 管理及项目管理基本知识介绍

学习目标

（1）掌握管理的基本概念、要素及基本职能与方法。
（2）理解项目、项目管理的基本概念及特征。
（3）学习项目的时间管理。
（4）学习项目的沟通管理。
（5）学习并在日常工作中应用信息管理原则。
（6）学习并在日常工作中应用人力资源管理。

所需时间　7 小时

单元及课程	学习目标和 KSA 目标	所需时间	所需材料
第五单元	管理的基本技能	7 小时	
第一课 管理概念	（1）掌握管理的概念、要素及基本职能与方法 （2）了解有效组织的关键点 （3）提高对管理重要性的认识	45 分钟	白纸、笔、PPT、案例
第二课 项目管理	（1）了解项目与日常工作的区别、项目的特征与分类及项目成功的因素 （2）掌握项目管理的概念、项目管理的六要素及项目管理的特点 （3）了解项目管理的精髓 （4）掌握项目管理知识体系（PMBOK）规定的相关内容体系	45 分钟	白纸、笔、PPT
第三课 项目沟通管理	（1）了解项目沟通的作用，熟悉项目沟通过程 （2）通过沟通方式比较，了解良好的沟通方式 （3）掌握正式沟通的 5 种类型 （4）了解会议沟通的类型、内容及项目沟通存在的主要障碍	45 分钟	白纸、笔、PPT、案例

续表

单元及课程	学习目标和 KSA 目标	所需时间	所需材料
第四课 时间管理	（1）了解项目进度管理与活动之间的关系 （2）了解项目网络图及活动时间的估计与计算 （3）了解关键线路法/计划评审技术（CPM/PERT）和甘特图等工具 （4）掌握项目成员的时间管理	45 分钟	白纸、笔、PPT、案例
第五课 人力资源管理	（1）了解人性假设理论，介绍四种人性假设，以及基于人性假设基础的管理理论，促使学员认知自身人性假设的特点 （2）介绍领导的主要理论，分析学员的基本领导风格 （3）讨论在人力资源管理过程遇到的实际问题，分享经验	120 分钟	白纸、笔、PPT
第六课 信息管理	（1）了解信息管理的重要性，树立信息管理的正确态度 （2）掌握有价值的信息的特点 （3）掌握信息管理的关键技能和基本程序 （4）了解如何做好信息搜集工作	120 分钟	白纸、笔、PPT、案例

第一课　管理概念

学习目标

（1）掌握管理的概念、要素及基本职能与方法。
（2）了解有效组织的关键点。
（3）提高对管理重要性的认识。

所需时间 45 分钟

课程内容具体安排
内容一:管理的基本概念,主要内容包括管理的基本概念、要素及基本职能与方法。
教学方法:PPT 教学、提问
所需材料:PPT、白纸、笔
所需时间:30 分钟
内容二:小讲座,讲解有效的组织的关键点,主要内容包括"组织"的适用定义以及有效组织的关键点。
教学方法:PPT 教学
所需材料:PPT
所需时间:15 分钟

管 理 概 念

一、重要的管理术语和定义

(一) 管理(management)

管理是指管理者在认识客观事物内在联系和外部环境及其相互关系的基础上,通过计划、组织、领导、控制等职能和方法,有效地组织和利用人、财、物、时间、信息等资源,达到管理目的的活动过程。

(二) 管理的五要素

(1) 管理主体。

(2) 管理客体:指管理活动所作用的对象或管理的收受者。

① 组织中的一般成员。

② 组织中的其他资源(物资资源、金融资源、信息资源、关系资源等)。

③ 组织向外扩张和发展时作用于相关的人、财、物、信息和其他组织,这些也成了管理客体。

(3) 管理目的。

(4) 管理职能:计划、组织、领导、控制、协调。

(5) 管理环境与条件。

环境(environment)是指对组织绩效起潜在影响的外部机构和力量。一般环境(general environment)包括组织外的一切,如经济因素、政治条件、社会背景及技术因素。

具体环境(specific environment)是指与实现组织目标直接相关的那部分环境。它是由对组织绩效产生积极影响或消极影响的关键顾客群或要素组成的。具体环境对每一组织而言都是不同的,并随着条件的改变而改变。

(三) 管理艺术

管理艺术是管理者在管理活动中,针对管理客体,为实现管理目的,在管理原则指导下所掌握和运用的富有创造性的各种管理技能、技巧和方法。

(四) 目的(purpose)

项目要实现什么,通常被表示为一项总目标或成果。对于非政府组织或社区组织而言,它通常被表示为任务。示例如下。

(1) 全国艾滋病防治项目的总目标。

(2) 在全国督导与评估框架下的项目的影响、成果和产出结果。

(3) 特定项目的总目标,如中英艾滋病策略支持项目、全球基金、全国艾滋病综合防治示范区项目、中英项目。

(4) 您所在机构的任务(对于实施机构而言)。

(五) 策略(strategy)

对于中国艾滋病防治而言,策略包括项目的大方向、长期目标及选择适当的"形势应对行动"的过程,该过程依赖于当地流行病学、危险行为模式及可用的资源。示例如下。

(1) 中国遏制与防治艾滋病行动计划(2006—2010年)。

(2) 2006年3月颁布的《艾滋病防治条例》。

(3) 省级遏制与防治艾滋病行动计划。

(4) 机构策略和行动计划。

(六) 组织(organization)

职责和任务的正式分配以及决策框架,依照它们来划分、组织和协调工作任务,以便高效运用各机构的资源,从而实现共同的目标。示例如下。

(1) 总体规划机构。

(2) 协调机构。

(3) 实施机构。

(4) 多部门职责和任务。

(七) 系统(systems)

系统包含按特定功能分组的过程和管理实践。它们由相互关联的较小的子系统组成。示例如下。

(1) 监测。

(2) 规划。

(3) 财务。

(4) 人力资源。

(5) 能力建设。

(6) 监督。

(7) 督导与评估。

二、有效组织的关键点

(一) 有效组织的要点

有效的组织根据自己的策略、项目目标或法定义务而确立明确的目的。然后,它还需要确立明确的职责和任务,与总体策略相联系,通常是通过规划过程来确定。这些职责和任务被指派给积极主动的工作人员,他们会得到高效的系统的支持。工作人员形成工作团队,以便按时、高质量地实现预期结果。

(二) 管理人员

优秀的管理人员会通过组织的过程来联合或协调人员、资源、信息、时间等,从而产生对目标对象(或利益相关者)有价值的"结果"。

三、有效的地方层次艾滋病防治项目的管理框架

(一) 技能

(1) 了解管理、项目管理。

(2) 时间管理的要点。

(3) 信息管理的要点。

(4) 人力资源管理的要点。

(二) 管理职能

1. 策略和规划

(1) 评估利益相关者的需求。

(2) 确立重点。

(3) 确立总目标和具体目标。

2. 组织

(1) 了解目标。

(2) 职责和责任。

(3) 人员管理(了解自己与别人的有效协作)。

(4) 财务资源管理(编制预算、会计核算、报表等)。

(5) 描绘和改进工作流程。

3. 领导

(1) 指导。

(2) 激励。

(3) 协调。

(4) 解决冲突。

4. 控制

(1) 衡量结果。

(2) 督导与评估系统。

四、艾滋病防治项目的管理事宜

(1) 针对疫情开展应对行动。

(2) 将监测纳入规划过程。

(3) 通过透明的过程与多个合作伙伴协作。

(4) 扩大应对行动。

(5) 将项目纳入整体规划。

(6) 克服羞辱和歧视。

第二课 项目管理

学习目标

(1) 了解项目与日常工作的区别、项目的特征与分类及项目成功的因素。

(2) 掌握项目管理的概念、项目管理的六要素及项目管理的特点。

(3) 了解项目管理的精髓。

(4) 掌握(PMBOK)规定的相关内容。

所需时间 45分钟

课节内容具体安排

内容一:项目的基本概念,主要内容包括项目的基本概念、特征,项目工作与日常工作的区别及项目成功的因素。

  教学方法:PPT教学、提问

  所需材料:PPT、白纸、笔

  所需时间:15分钟

内容二:小讲座,讲解项目管理的概念、项目管理的六要素及项目管理的特点,掌握项目管理的精髓。

  教学方法:PPT教学

  所需材料:PPT

  所需时间:20分钟

内容三:讨论PMBOK规定的项目管理知识体系。

  教学方法:PPT教学

  所需材料:PPT

  所需时间:10分钟

项 目 管 理

一、项目的定义

项目(project)是一个组织为实现自己既定的目标,在一定的时间、人员和资源约束条件下,所开展的一种具有一定独特性的一次性工作。

二、项目的特征

项目的特征:整体性、独特性、一次性、约束性、生命周期、渐进明细。

三、项目与日常工作之间的不同点与相同点

项目与日常工作之间的不同点与相同点如表 5-1 所示。

表 5-1 项目与日常工作之间的不同点与相同点

比较		项目(project)	日常工作(operation)
不同点	负责人	项目经理	部门经理
	实施组织	项目组织	职能部门
	组织管理	项目团队	线性管理
	管理方法	变更管理	保持连贯
	是否持续	一次性的	经常性的
	是否常规	独特性的	常规性的
	实施目的	特殊目的	一般目的
	考核指标	以目标为导向	效率和有效性
相同点	实施者	都是由人来实施	
	资源占有	都受制于有限的资源	
	管理过程	都需要计划、实施和控制	

四、项目的分类

项目的分类如表 5-2 所示。

表 5-2 项目的分类

分类依据	项目的分类
项目规模	大型项目(program)、中等项目(project)、小型项目(subproject)
复杂程度	复杂项目、简单项目

续表

分 类 依 据	项目的分类
项目结果	结果为产品的项目、结果为服务的项目
所属行业	农业项目、工业项目、投资项目、教育项目、社会项目
用户状况	有明确用户的项目、无明确用户的项目

五、项目利益相关者分析

(一) 利益相关者

1. 定义

任何对项目的结果和效果感兴趣、能正面或负面影响活动的或受到正面或负面影响的个人、社区、团体或组织都可称为利益相关者,具体包括以下几类:

(1) 在供方组织及其运作环境中工作的具有共同利益的个人或群体;

(2) 在项目中有既定利益的任何人员;

(3) 包括项目参与人和其利益受该项目影响(受益或受损)的个人和组织。

除了项目的参与人外,还可包括政府的有关部门、社区公众、项目用户、新闻媒体人、市场中的潜在竞争对手与合作伙伴等。

项目不同的利益相关者对项目有不同的期望和需求,他们关注的问题常常相差甚远。

知道有哪些项目利益相关者,并弄清他们各自的需求和期望是什么,对项目管理者及项目的成功是很重要的。

2. 利益相关者分析的作用

(1) 确定可能受项目影响的相关者的利益,清楚共事各方的利益、权利与义务。

(2) 寻找合作伙伴,为政策或项目的实施争取尽可能广泛的支持。

(3) 弄清楚可能存在的反对力量,分析可能危及项目的潜在冲突和风险。

(4) 达成共识、促进参与。

(二) 项目成功的关键因素

(1) 高层领导者的支持。

(2) 明确的目标和范围。

(3) 优秀的项目负责人。

(4) 项目团队积极参与。

(5) 项目受益者的全程参与。

(6) 良好地沟通。

(7) 严密而灵活的计划。

(8) 随时监控和反馈。

(9) 正确的技术。

六、项目管理

（一）定义

项目管理(project management)就是把知识、技能、工具和技术应用于项目各项工作之中，为实现或超过项目利益相关者对项目的要求和期望所开展的各种管理活动。

（二）项目管理的六要素

项目管理的六要素：目的、范围、组织、时间、成本、质量。

（三）项目管理的特点

项目管理的特点：复杂性、创造性、系统性、专业组织、项目负责人。

七、现代项目管理知识体系

（一）定义

现代项目管理知识体系是在现代项目管理所要开展的各种管理活动中要使用的各种理论、方法和工具等一系列内容的总称。

现代项目管理知识体系是 PMI 从 1984 年开始研究，1996 年推出并投入使用，2000 年新版修订，并以此为蓝本制订了 ISO10006 标准的一整套现代项目管理的程序、技术、工具和方法。

（二）PMBOK 规定的项目管理知识体系

(1) 项目整体管理：指确保各种项目工作和项目的成功要素能够很好地协调与配合的相应的管理理论、方法、工具。

(2) 项目范围管理：指计划和界定一个项目或项目阶段需要完成的管理工作的理论、方法、工具。

(3) 项目时间管理：又称为项目工期进度管理，指有关如何按时完成项目工作的理论、方法、工具。

(4) 项目成本管理：又称为项目选价管理，指如何在不超出项目预算的情况下完成整个项目工作所需的管理理论、方法、工具。

(5) 项目质量管理：指如何确保项目质量，以及保证项目质量所需的管理理论、方法、工具。

(6) 项目人力资源管理：指如何更有效地利用项目所涉及的人力资源，以及在项目人力资源管理方面所需的管理理论、方法、工具。

(7) 项目沟通管理：指如何有效、及时地生成、收集、储存、处理和最有效的使用项目信息，以及在项目信息和沟通管理方面所需的管理理论、方法、工具。

（8）项目风险管理：如何识别项目风险、分析项目风险和应对项目风险，以及项目风险管理所需的管理理论方法、工具。

（9）项目采购管理：又称为项目获得管理，指从项目组织外部寻求和获得各种商品与劳务的管理，以及这一管理所需的理论、方法、工具。

阅读材料

材料一

向波音公司学项目管理

美国著名项目管理专家詹姆斯·刘易斯的著作《全球最成功的项目管理实战案例》，主要从波音公司的777飞机研制项目的成功完成，总结出成功进行项目管理的黄金法则，分别是：携手合作、梦想蓝图、明确目标、项目计划、人人参与、从数据求解放、透明管理、适度抱怨是可以接受的、提出计划-寻求办法、彼此倾听-相互帮助、保持心情愉快、享受工作乐趣。这十二个法则指导了777飞机项目从启动、计划到执行控制、最后顺利交付客户的全过程，历经5年、遍布44个国家、涉及人员成千上万。777飞机项目的成功不仅仅是工程技术上的成功，也使得整个波音公司在项目管理水平上取得了长足的进步。我们可以从波音公司学到哪些项目管理的理念和技能呢？

777飞机项目的成功首先是因为项目战略定义正确。这里有两个要素：一是要与该项目所有干系人进行充分的沟通，了解、分析、过滤与项目任何相关的信息；二是要将项目战略与最大干系人的需求紧密结合起来。在777飞机项目启动之初，项目团队就与设计人员、市场销售人员、采购、法律顾问、客服人员及工程人员一起合作，了解什么样的飞机更适合消费者的需求、对消费者更加友好，以及如何便于制造、如何方便维修等，然后将收集到的信息进行分析、过滤。在对所有的信息进行前期处理之后，还要进行权重的排序，把最大干系人（消费者）的要求和项目目标紧密结合起来。项目战略类似于产品规划，项目战略的成功可以保证我们是在"做正确的事"，即做适合市场的产品，不做完美的产品，不做"无头小鸡"项目（杀鸡时先去掉脑袋后身子还在动，而实际上鸡已经死了，因为死亡信息的传递太慢了，意指注定死亡的项目还要继续做）。在制定项目战略的过程中，"携手合作"是波音公司一条人人自觉遵循的行为准则，也是保证制定正确的项目战略的要求之一。

我们在了解了波音公司如何制定项目战略之后，再来看看他们是如何描绘项目目标（即"梦想蓝图"）的。在PMI的专用教材PMBOK的定义里，项目目标要做到"SMART"，即具体的、可测量的、可达到的、现实的、有时间限制的，"SMART"是以这五个英文单词开头的字母组成的。在777飞机项目启动之初，项目经理艾伦·穆拉利就为人们描绘了项目目标,"炎热一日跨越丹佛和火奴鲁鲁",并且把它制成卡通形的徽章给成员佩戴,以便让大家时刻了解团队的"梦想蓝图"。一旦定下了项目目标,就不能随便偏移,一定要"咬住青山不放松","以终为始",让它成为一切工作的出发点。在史蒂芬·柯维博士的《高效能人士7个习惯》中,他提出了一个有趣的观点:任何创造实际上经过了两个层次,一次是"心智的创造",在项目管理过程中指制定项目的目标,另一次才是"实际的创造",即执行项目目标。其中心智的创造(制定目标)尤为重要,因为它是做事的源头和起始,难度更大。在平常的项目管理过程中,应该让公司内外所有的项目干系人都了解这个目标并且考虑自己该如何去做才能最终达成我们的"梦想蓝图"。

没有目标就无法做计划,没有计划就无法去控制,因为你不知道你现在身处的地方和你应该在的地方是不是同一个地方。在一些项目运作的组织里,我们经常会听到这样的话:时间太紧了,哪有时间做计划,赶紧干吧。有一份调查显示,当被问及与项目成功最密切的因素是什么时,被调查者的回答中,好的计划和对客户需求的正确理解高居前两位。人们总是有时间去返工而没有时间去做计划,在一些公司传统的开发流程中,奉行着项目任务来了就开干的作风,而很少考虑让项目组成员坐在一起来制订一个可行的计划。而在国际领先的产品开发流程 IPD 中,在概念阶段就严格规定:所有项目成员都要参与制订计划,并且在计划阶段还要进行调整。在波音公司,项目计划的制订是一个人人参与的过程,协同的项目计划使所有人的步调一致,因此可以避免项目中出现不规则的"布朗运动"。

有了计划,我们就有了路标,就要去执行,就要去"正确地做事"。执行的方法可以通过流程去引导,执行的效果可以通过计划去控制,但在项目执行的过程中,有一些大家公认的、形成习惯的行为模式也是必要的。在波音公司,倡导"从数据求解放、透明管理、适度抱怨是可以接受的、提出计划-寻求办法、彼此倾听-相互帮助"等管理法则。基础数据的整理和分析是一个比较烦琐的过程,但对于及时发现一些项目风险和遗漏之处及提高项目管理水平等方面都有益处,同时,也可以作为历史的经验供后来者借鉴,从而提升整个公司的项目管理成熟水平。在一次波音公司 777 飞机项目例会上,有一个人报告了本部门的工作进展,当他结束发言时,来自另外一个部门的人说,"我们不这么认为",并给出了一些相反的陈述。然后第一个人承认自己没有完全说出目前项目面临的问题。于是大家提出"不能一边保密,一边管理,如果大家都保守秘密的话,那干脆都回家去好了"。这就是"透明管理"这个法则的由来。项目组内信息不流畅会产生很多的问题,所以问题不能掩盖,要大家一起协作解决。艾伦·穆拉利对他的项目成员说:"只要不养成万事抱怨的习惯,那么在你需要安慰的时候,尽可以告诉我们。"尽管我们有"梦想蓝图",但人毕竟是感情的动物,有喜、怒、哀、乐,所以如果在工作上有什么怨气,尽可以找人谈谈,释放自己的心理压力。遇到了困难,可以与成员们一起"提出计划、寻求办法"。"彼此倾听-相互帮助"说的是沟通的重要性。史蒂芬·柯维说过："先理解他人,再寻求被理解。"项目中的沟通是一个很常见的环节,但在沟通中也极易产生矛盾。沟通有六个主要要素——信息发送者、信息接收者、通道、反馈、噪声、背景,任何一个要素产生问题都会影响沟通的效果。

"保持心情愉快、享受工作乐趣"也是波音公司极力倡导的。有一个说法:当你要发怒时,先要从一数到十,然后再去发泄,而不要立即就发泄你的怒气。实际上,当你从一数到十后,你的怨气基本上已经消掉了四分之三,剩下的也会很快平息。艾伦·穆拉利对777飞机项目组的全体成员说过:"我们的愉快情绪可以给整个团队带来稳定和希望,这样大家才能提出计划,找到解决问题的方法;如果我们不这样表现,那么团队就会成为一盘散沙。"詹姆斯·刘易斯在该书中写到:"任何人之所以能够得到一份工作,唯一的原因就是某个组织有一些问题要让他来解决,在工作的过程中,当一个人放弃的时候,他就放弃了组织交付给他的责任。"所以,我们每个人的工作对于组织来说都是必要的、必需的,我们的存在是因为我们可以创造价值。在项目运作过程中,每一个项目成员都是一个项目干系人,每个人只有保持愉快的心情工作,精诚合作,才能使"梦想蓝图"实现,这样既享受了过程中的乐趣,同时也成就了个人的成功。

在777飞机项目的每周例会上,艾伦·穆拉利都会与大家一起回顾这些管理法则。文化的改变是通过不断地强化和重复来实现的,这就像广告一样,如果只播出一次,那么这则广告基本上不会对你产生影响。但广告如果连续播出好几周、好几个月,人们就会开始关注它,广告也就会取得比较好的效果。这些法则不能算是灵丹妙药,也不是万金油,但波音777飞机项目因为这些法则而取得了巨大的成功,波音公司也在不断地推行、强化这些法则。就像艾伦·穆拉利在读完本书初稿后所说的一些想法:"这本书是一个机会,让我为人们作一点特殊的贡献,为许多人创造价值和意义。在这个环境中,我们感到自己非常安全,没有互相取笑,没有互相牵制,只有彼此欣赏、相互帮助和学习,以及年复一年高效地工作和发展。"

管理大师彼得·德鲁克说过:"管理是一种实践,其本质不在于知,而在于行;其验证不在于逻辑,而在于果。"我们了解了波音公司的项目管理基本法则,就是要与我们的实际结合起来,与我们的团队成员一起携手合作,将这些法则运用到我们的项目管理中,成就我们自己的"梦想蓝图"。

材料二

西游记　古代最成功的项目管理案例

古代有一个最成功的项目团队,那就是西游记的取经团队。

背景:为了完成西天取经任务,组成取经团队,成员有唐僧、孙悟空、猪八戒、沙和尚。其中唐僧是项目经理、孙悟空是技术核心、猪八戒和沙和尚是普通团员。这个团队的高层领导是观音。

团队的组成很有意思，唐僧作为项目经理，有很坚韧的品性和极强的原则性，不达目的誓不罢休，同时还得上司的支持和赏识（直接得到唐太宗的任命，既给袈裟，又给金碗；又得到以观音为首的各路神仙的广泛支持和帮助）。

沙和尚言语不多，任劳任怨，承担了项目中挑担这种粗笨无聊的工作。

猪八戒这个成员，看起来好吃懒做，贪财好色，又不肯干活，最多牵一下马，好像留在团队里没有什么用处，其实他的存在还是有很大用处的，因为他性格开朗，能够接受任何批评而毫无负担、压力，在项目组中承担了润滑油的作用。

最关键的还是孙悟空，由于孙悟空是这个取经团队里的核心，但是他的性格极为不羁，回想他那大闹天空的历史，恐怕没有人会让这种人呆在团队里，但是取经项目要想成功实在缺不了这个人，只好采用些手腕来收复他。把他压在五指山下500年，整天喝铜汁铁水；在他绝望的时候，又让项目经理去解救他于水火之中，以使他心存感激；当然，光收买人心是不够的，还要给他许诺美好的愿景（取完经后高升为正牌仙人）；为了让项目经理可以直接控制他，给他戴了个紧箍，不听话就念咒惩罚他。

孙悟空毕竟是牛人，承担了取经项目中斩妖除魔的绝大多数重要任务，但他是个难以管束的主，不能只用手段来约束他，这时猪八戒的作用就显示出来了：在孙悟空苦恼的时候，上司不能得罪，沙和尚这种老实人又不好伤害，只好通过戏弄猪八戒来排除心中的郁闷，反正猪八戒是个乐天派，任何的指责都不会放在心上。

在取经的项目实施的过程中，除了付出了艰辛劳动外，这个团队非常善于利用外部的资源，只要有问题处理不了，马上向领导（主要是直接领导观音）汇报，或者通过各种关系，找来各路神仙（从哪吒到如来佛）帮忙，以解决各种难题。

项目团队的组织和项目实施是一门艺术，希望艾滋病防治项目管理者能够以另一种角度来好好地看一下西游记。

第三课　项目沟通管理

学习目标

（1）了解项目沟通的作用。

（2）熟悉项目沟通过程。

（3）通过沟通方式比较，了解良好的沟通方式。

（4）熟悉正式沟通的5种类型。

（5）熟悉会议沟通的类型及内容。

（6）分析项目沟通存在的主要障碍。

（7）掌握有效沟通的方法。

（8）沟通术语的规范化。

所需时间 45 分钟

课程内容具体安排
内容一:讨论项目沟通的作用及沟通过程。
　　教学方法:PPT 教学、提问、讨论
　　所需材料:PPT、白纸、笔
　　所需时间:10 分钟
内容二:小讲座,通过沟通方式比较,了解良好的沟通方式,熟悉正式沟通的 5 种类型、会议沟通的类型及内容。
　　教学方法:PPT 教学
　　所需材料:PPT
　　所需时间:20 分钟
内容三:项目沟通存在的主要障碍,有效沟通的方法,沟通术语的规范化。
　　教学方法:PPT 教学
　　所需材料:PPT
　　所需时间:15 分钟

项目沟通管理

一、项目沟通的作用

(1) 决策和计划的基础。
(2) 组织与控制的依据和手段。
(3) 建立和改善人际关系的条件。
(4) 项目负责人成功领导的手段。

　　在项目管理的过程中,经常用到的一种能力是沟通。沟通有很多种方式,包括一对一的沟通、一对多的沟通、多人之间的相互讨论等。从沟通的载体而言,有口头的、书面的、肢体语言的。沟通的途径包括面对面、电话、网络、电视、广播等。所有这些沟通方式,无论多复杂,实际上都可以简化成一对一的沟通形式,最终沟通都只是两个人之间的事情。沟通可以是相互的,但是具体到沟通的"一招一式",都是一个信息的发出者,一个信息的接受者。

　　沟通的目的是为了两个人之间信息的交流,对于交换信息、拓宽思路和统一认识,沟通的作用巨大,而且很多时候是必不可少的。同时,沟通需要付出一定的成本。最主要的成本有两类:一是沟通所花费的时间和精力,二是沟通过程中信息的失真和损失。当一个人的头脑里处理信息的时候,信息传递不需要时间和精力,而且没有失真和损失,这两种成本为零;当信息被两个人相互传递的时候,将花费时间和精力的成本 S 和信息的失真和损失成本 X,成本的具体大小取决于两个人的表达能力、理解能力、观点和思维的一致性,以及达成一致的意愿强烈程度等多种因素。

值得注意的是:在很多情况下,即使是两个同样具有很强的表达能力和理解能力的人,他们进行沟通要达成一致所需要花费的沟通成本是巨大的,而且很可能是沉没成本。聪明而执著对于沟通而言,有时候是相当危险的。很多人渴望说服别人而不愿意被别人说服,事实上沟通的目的也并不是为了说服别人。

二、项目沟通的基本原则

到目前为止没有一个办法可以完全消除沟通的成本,但是有一些基本的原则可以帮助我们有意识地进行一些控制。

第一,沟通之前对沟通的基本概念和目标进行清晰的界定。

第二,不应沉溺于沟通本身,而应时刻清楚沟通的目的,意识到沟通是有成本的,沟通的时间就是成本,客户在为这些成本买单。

第三,注意一些规则,包括时间和回合的限制、耐心听完对方的话,进行"集中"决策,由最终必须对此负责的人决定。特别需要注意的是不能折中和调和。

简单地讲,就是说沟通的效果是以算术级数增加的,而沟通成本是以几何级数递增的,因此在管理咨询实践中,一般最小的业务单元都是由一个人或者两个人负责的。

一般而言,管理咨询的业务单元有如下四种基本类型。

(1) 项目负责人负责,适用于较小的项目,三个人以下,项目负责人对事件负责,其他人提供辅助性支持。

(2) 一个顾问负责各自的一部分,项目负责人进行管理和统筹。

(3) 划分成很多小的部分,每部分由两个顾问承担,两个顾问是平等的,没有主从之分。

(4) 每部分由两个顾问承担,但是有明显的主从,或者都是由项目负责人指导一个人,进行讨论和决策时,以一个人的意见为主。

为了把事情做好,必须事先进行明确分工,并进行充分的授权。

虽然整个项目由项目负责人负责,但是在决定这个业务单元由某个人或者某两个人完成后,项目负责人只能起管理上的控制、建议和指导的作用,不能对具体的内容进行过多的干预。

从沟通的效果和效率角度出发,一般只有上面四种模式,很多时候,顾问在进行决策时需要获取大量的信息,需要进行广泛的讨论,包括项目组内部讨论、头脑风暴会议,甚至进行上百人的问卷调查,这些都是辅助性的信息支持,最终的承担和负责的单元就是一个人或者两个人。

三、项目沟通的过程

总的来说,项目沟通的过程为:信息发出,信息传递,信息接受(见图5-1)。

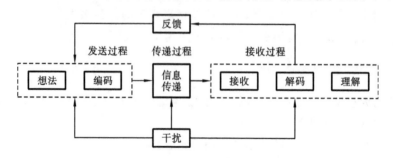

图 5-1　项目沟通的过程

四、沟通方式的比较

沟通方式的比较如表5-3所示。

表 5-3　沟通方式的比较

方式			沟通内容	目的及创新
面对面(2人)	语言沟通	口头	指示和要求	上下级意见交流
		书面	工作要求,规范	考察报告,通报情况
	形体沟通		手势,表情	感情交流,工作示范
小组(多人)	语言沟通	口头	部门会议	解决问题的会议
		书面	日程表	会议的建议
	非语言方式		停顿,沉默	收集真实感情,座位的安排

五、正式沟通的5种类型

(1) 链式沟通　链式沟通属于控制性结构,在组织系统中相当于纵向沟通网络,网络中每个人处于不同的层次中,不同层次的信息传递速度慢且容易失真,信息传递者所收到的信息差异大。

(2) 轮式沟通　轮式沟通又称为主管中心控制性沟通,在该种沟通网络中,只有一名成员是信息的汇集发布中心,相当于一名主管领导直接管理几个部门的权威控制系统。这种沟通形式集中程度高,信息传递快,主管者具有权威性。但由于沟通渠道少,组织成员满意度低,士气往往会受到较大的影响。

（3）Y式沟通　Y式沟通又称为秘书中心控制型,这种沟通中秘书是信息收集与传递中心,这种网络形式能减轻主要领导者的负担,解决问题速度较快。但除主管以外,下级人员平均满意度和士气较低,容易影响工作效率。

（4）环式沟通　环式沟通又称为工作小组型沟通,在该沟通网络中,成员之间依次以平等的地位相互联系。由于沟通渠道少,信息传递较慢;但成员之间相互满意度和士气较高。

（5）全通道沟通　全通道沟通是一个完全开放式的沟通网络,沟通渠道多,成员之间地位平等,合作气氛浓厚,成员满意度和士气均较高。

六、会议沟通的类型

会议沟通的类型包括:项目情况评审会议、项目技术评审会议、项目问题解决会议(见图5-2)。

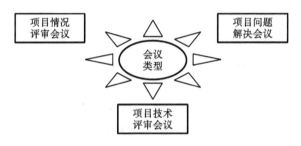

图5-2　会议沟通的类型

七、项目沟通存在的主要障碍

项目沟通存在的主要障碍如下(见图5-3)。

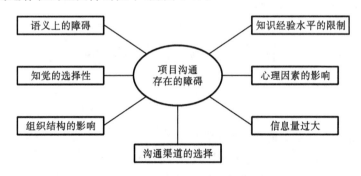

图5-3　项目沟通存在的主要障碍

（1）语义上的障碍。
（2）知觉的选择性。

(3) 组织结构的影响。
(4) 知识经验水平的限制。
(5) 心理因素的影响。
(6) 信息量过大。
(7) 沟通渠道的选择。

八、有效沟通的方法

（一）改善沟通的一般思路

(1) 重视双向沟通。
(2) 多种沟通渠道并用。
(3) 正确运用语言文字，使用对方易懂的语言，意思要明确，条理要清楚，不要模棱两可；语言要精练，针对性要强。

（二）有效沟通的方法

(1) 沟通前先澄清概念。
(2) 只沟通必要的信息。
(3) 明确沟通的目的。
(4) 考虑沟通时的一切环境情况。
(5) 计划沟通内容时应尽可能取得他人的意见。
(6) 要使用精确的表达。
(7) 要进行信息的追踪与反馈。
(8) 要言行一致地沟通。
(9) 沟通时不仅要着眼于现在，还应该着眼于未来。
(10) 应该成为一个好听众。

第四课　项目时间管理

学习目标

(1) 了解项目进度管理与活动之间的关系。
(2) 了解项目网络图及活动时间的估计与计算。
(3) 了解 CPM/PERT 和甘特图等工具。
(4) 讨论项目成员的时间管理及项目进度追回的方法。

所需时间 45 分钟

课程内容具体安排

内容一:了解项目进度管理与活动之间的关系,了解项目网络图及活动时间的估计与计算。
  教学方法:PPT 教学、提问、讨论
  所需材料:PPT、白纸、笔
  所需时间:15 分钟
内容二:了解 CPM/PERT 和甘特图等工具。
  教学方法:PPT 教学
  所需材料:PPT
  所需时间:10 分钟
内容三:讨论项目成员的时间管理及项目进度追回的方法。
  教学方法:案例讨论
  所需材料:PPT
  所需时间:20 分钟

项目时间管理

一、项目时间管理主要过程

(1) 活动定义。
(2) 活动排序。
(3) 活动历时估算。
(4) 制订进度计划。

二、项目进度管理与活动之间的关系

(1) 结束对开始(FS)——前一活动必须在后一活动开始前结束。
(2) 结束对结束(FF)——前一活动必须在后一活动结束前结束。
(3) 开始对开始(SS)——前一活动必须在后一活动开始前开始。
(4) 开始对结束(SF)——前一活动必须在后一活动结束前开始。

三、项目网络图

(一) 项目网络图的作用

(1) 能展示项目活动并表明活动之间的逻辑关系。
(2) 表明项目任务将以何种顺序继续。
(3) 在进行历时估计时,表明项目将需要多长时间。
(4) 当改变某种活动历时,表明项目历时将如何变化。

（二）项目网络图

前导图法（precedence diagramming method，PDM）又称为单代号网络图（activity-on-node，AON），是一种利用方框作为节点代表活动，用箭线将节点联系起来表示依赖关系的编制项目网络图的方法（见图5-4）。

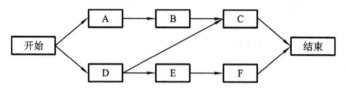

图 5-4　使用 PDM 表示的网络逻辑图

箭线图法（arrow diagramming method，ADM）又称为双代号网络图（activity-on-arrow，AOA），是一种用箭线或弧线表示活动，而在节点处将活动连接起来表示依赖关系的编制网络图的方法（见图5-5）。

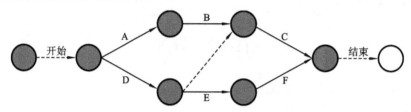

图 5-5　使用 ADM 表示的网络逻辑图

四、甘特图等工具

（1）甘特图又称为横道图、条形图，它有两种表示方法，一种是用矩形条表示，一种是用带三角形的线条表示。

（2）甘特图的优点是明了、直观、易于编制。

（3）甘特图的缺点是它只能弄清已有的静态联系，各项活动之间错综复杂、相互制约的关系却没有表示出来，对复杂的项目不能适应。

五、进度计划的编制工具比较

进度计划的编制工具比较如表5-4所示。

表 5-4　进度计划的编制工具比较

编制工具	特点
甘特图	在进度报告中很有效；在进行管理陈述时易于读懂和使用；作为计划编制工具功能不是太强；没有表示活动之间的逻辑关系
网络图	可表明活动与事件之间的相关关系；可识别关键路径、项目历时和活动排序；可表明工作流程；可帮助编制计划和组织工作

续表

编制工具	特　　点
里程碑图	可表明重要事件(主要可交付成果的开始和结束,关键的外部界面);有利于与客户或上级沟通项目状态;有利于向上级和客户汇报及与他们沟通
时标网络图	是用活动的定位和长度表示活动历时的项目网络图;是含网络逻辑的横道图
条件网络图	典型的技术是 GERT(图形评审技术);允许有非序列活动,如回路
日历	标明了可能工作的时段;项目日历可影响所有的资源,每周 5 个工作日即为日历使用的一个例子,资源日历影响某一具体资源或一类资源

六、资源约束下的进度

进行资源均衡的步骤如下。

(1) 根据网络图提供的信息,按照最早时间绘制出项目的甘特图。若所需资源都可得到,工作进展不受资源限制,那么所有工序都按最早开工时间安排。

(2) 如果不是所需资源都能满足需要,那么,推迟具有浮动时间的那些工序的开始时间,直到满足资源限制条件为止。因资源限制必须进行进度调整时,要按下列次序进行。

① 先调整非关键工序。
② 调整具有较多浮动时间的工序。
③ 调整关键工序,但这可能会推迟项目的结束日期。

七、进度追回的方法

加快进度的办法有加班、项目外包、资源优化、加强沟通、加强控制、缩小项目范围、改变流程。

八、项目成员的时间管理

项目成员的时间管理包括:控制干扰、学会说"不"、使用事件优先顺序表、欣赏自己、批处理联络工作。

第五课　人力资源管理

学习目标

(1) 了解人性假设理论,介绍四种人性假设及基于人性假设基础的管理理论,促使学员认知自身人性假设的特点。

(2) 介绍领导的主要理论,分析学员的基本领导风格。

所需时间 45 分钟

课程内容具体安排

内容一:提问讨论:在孩子学习方面,您或您的朋友是如何做的?通过生活实例让学员直观了解管理者对人性的假设与管理方式的关系。

  教学方法:提问、讨论

  所需材料:PPT、白纸、记录笔

  所需时间:5 分钟

内容二:人性假设及其管理启示。简单介绍四种人性假设,以及基于人性假设基础的管理理论、管理方式与管理措施,并简要点评之前的讨论话题。

  教学方法:PPT 讲授

  所需材料:PPT

  所需时间:15 分钟

内容三:最不喜欢同事(LPC)问卷自测。

  教学方法:问卷自测与评价

  所需材料:问卷

  所需时间:5 分钟

内容四:如何有效领导。讲述领导的主要理论,各理论的主要观点。

  教学方法:PPT 讲授

  所需材料:PPT

  所需时间:20 分钟

人力资源管理

一、西方的人性假设

"人性"问题自古以来就是哲学史上争论不休的问题。这里主要从组织行为学的角度,联系管理的实际来谈人性问题。因为组织的领导人制定什么样的管理制度,采用什么样的管理方法,建立什么样的组织结构,都与他们如何看待人的问题有关。麦格雷戈(McGregor D.)曾说过:真正的问题在于管理者的宇宙观和价值观的改变,这个问题解决了,其他如何推行的问题便成为细枝末节了。他在《企业中的人性方面》一书中指出:每项管理的决策与措施,都是依据有关人性与其行为的假设。

西方管理心理学中提出了四种与管理有关的人性假设,即"经济人"假设、"社会人"假设、"自我实现人"假设和"复杂人"假设。

(一)"经济人"假设

1. 主要观点

(1) 人的一切行为都是为了最大限度地满足自己的利益,其工作动机主要是为了获得经济报酬。

(2) 人类多数趋于天生懒惰,对工作天生厌倦。

(3) 人类多数缺乏雄心,希望依赖他人,而不喜欢担负责任。

(4) 人们多数喜欢以自我为中心而忽视组织目标。

2. 管理措施

(1) 管理重点是强调以工作任务为中心,完成生产任务,提高生产效率。

(2) 管理主要职能是计划、组织、经营、指导、控制、监督。

(3) 领导方式:专制型。

(4) 奖惩制度:"胡萝卜加大棒"。

3. 对"经济人"假设的评价

"经济人"假设以享乐主义哲学为基础,是20世纪初个人主义价值观占统治思想的反映,泰勒从企业家与工人都有的营利心来寻求提高效率的根源,把人看成机器。"经济人"假设的管理是以金钱为主的机械的管理模式,认为由于人天性懒惰,因此需用强迫、控制、奖励与惩罚等措施促使员工达到组织目标。它否认了人的自觉性、主动性、创造性与责任心。该假设认为大多数人缺少雄心壮志,只有少数人起统治作用,因而把管理者与被管理者绝对对立起来,反对员工参与管理,否认员工在生产中的地位与作用。

"经济人"假设也含有科学管理的成分,这种理论改变了当时放任自流的管理状态,加强了社会上对消除浪费和提高效率的关心,促进了科学管理体制的建立。这对于今天的管理实践仍有借鉴作用。据美国1971年出版的《工业工程手册》介绍,现代仍有83%的公司与企业采用这种管理的基本方法。在我国也有不少组织借鉴这种管理的基本方法,收到好的成效。某项调查发现,虽有54.9%的教师反对专制的领导方式,但仍有24.8%的学校领导采取这种方式。

(二) "社会人"假设

1. 主要观点

(1) 人是社会人。

(2) 生产效率的高低主要取决于职工士气而不仅仅是工作条件,而士气取决于人际关系。

(3) 注意非正式团体的作用。

(4) 新型领导应善于倾听职工的意见,并多与职工沟通。

2. 管理措施

(1) 强调以人为中心的管理。

(2) 管理职能:指挥、计划、组织和控制及人际关系,沟通信息。

(3) 参与式管理。

(4) 提倡集体奖励,不主张个人奖励制度。

3. 对"社会人"假设的评价

"社会人"假设的管理措施对组织管理有参考意义,如一些专家根据"社会人"的观点,提出了"参与管理"的新型管理方式,即在不同程度上让职工和下级参与决策。

但是"社会人"假设过于否定了经济人假设的管理作用。完全忽视了职工的经济需要,无疑也会挫伤职工的积极性。该假设过于偏重非正式组织的作用,对正式组织有放松研究的趋向。这是一种依赖性的人性假设,对人的积极性、主动性、动机缺乏研究。

(三)"自我实现人"假设

1. 主要观点

(1)厌恶工作并不是普通人的本性,人们愿意自我管理和控制,承担责任,达到目标。

(2)最大的报酬是通过实现组织目标获得个人的自我满足,满足自我实现的需要。

(3)大多数人具有高度的想象力、智谋和解决组织中问题的创造性。

(4)普通人的智能潜力只利用了一部分。

2. 管理措施

(1)管理重点的变化:重视工作环境。

(2)管理者的职能变化:生产环境与条件的设计者与采访者。

(3)奖励制度的变化:重视以内部激励等来调动职工的积极性,外在奖励居次要位置。

(4)管理制度的变化:主张放权、决策参与,选择具挑战性的工作等。

3. 对"自我实现人"假设的评价

(1)"自我实现人"是资本主义高度发展的产物。在机械化生产条件下,专业化分工越来越细,工人被束缚在狭窄的工作范围内,重复简单、单调的动作,士气日益低落,劳动生产效率逐渐下降。资本家被迫提出振作工人精神、重视人的价值、尊重人的发展,于是提出了"自我实现人"假设和Y理论,并采取了"工作扩大化,工作丰富化"的管理措施。安那劳格公司是美国一个生产能使计算机同人及计算机之间相互对话装置的公司,也是20世纪六七十年代应用Y理论的一个实例。5年中其销售额比同行业平均值高2倍,每股利润增长31%。它的成功是建立在创新战略基础上的。它鼓励职工创新,对工作负责和为成果尽责,有知识与能力者参与决策,奖励有贡献者。这些正是Y理论的管理措施。

(2)"自我实现人"假设的基础是错误的。因为人既不是天生懒惰,也不是天生勤奋的。人格与人性的发展是先天素质与后天环境和教育的结果。自我实现既不是自然成熟的过程,也不是仅仅依靠自我设计、个人奋斗就能达到的,而是人们在社会实践中能动地改造、变革现实的结果,把不能达到"自我实现"的原因归结为缺乏必要的条件,也是一种机械主义的观点。能达到"自我实现人"标准的并不是少数人,而马斯洛则认为只有少数人能达到这个标准,用他提出的12条标准来衡量,3 000名大学生中只有1个人能达到"自我实现人"标准。

尽管如此,与"自我实现人"假设相应的管理措施仍有许多地方值得借鉴。例如,在可能条件下,尽量为职工的学习与深造创造条件,以充分发挥其聪明才干;注意内在奖励与外在奖励的结合,以调动职工的积极性;相信职工的力量与独立性、创造性,以便让他们迎接挑战性、关键性的工作。

(四)"复杂人"假设

1. 主要观点

(1) 没有万能不变的管理模式。

(2) 要求工作、组织、个人三者达到最佳配合。

(3) 人是复杂的。人的个性因人而异,人的需要多样且随条件而变化。

(4) 人对同一管理方式有不同反应。

2. 管理措施

(1) 根据不同人的不同情况,灵活地采取不同的管理措施,如采用不同的组织形式,采取弹性、应变的领导方式等。

(2) 善于发现职工在需要动机、能力、个性上的个别差异。

3. 对"复杂人"假设的评价

"复杂人"假设强调因人而异、灵活多变的管理,包含着辩证法思想,这对改善我国企业的管理是有启示作用的。如宁波某染化厂应用行为科学,借鉴这一理论的管理思想,取得了可喜成效。1984年以前,这个180人的小厂濒临倒闭。新班子上任后,正确分析职工需要的特点,制定了奖励措施,提出了不同的管理方法。对一线工人和后勤人员在加强思想工作的同时,采用"经济人理论"为主的管理方式,对科技人员和管理人员采取以"自我实现人理论"为主的管理方式,实行较自由管理,提供承担更多责任的机会,满足其胜任感。结果该厂经济技术指标大幅度上升、经济效益迅速提高。到1988年利润增加了73%,产值平均年递增35%,出口创汇达30万美元。

这种人性假设同其他人性假设和管理理论一样,也有其局限性。首先,这种人性假设过分强调个别差异,在某种程度上忽视了职工的共性,忽视了集体主义精神、团体意识和良好的团体风气、组织气氛在管理中的作用。其次,该理论往往过分强调管理措施的应变性、灵活性,不利于管理组织和制度的相对稳定,不利于正常规章制度的建立和稳定;否认了管理规律的一般性特征,不利于管理科学的发展。最后,在阶级社会中,人的共性首先表现在由生产关系中所处地位决定的阶级性方面,离开共性,离开社会性、阶级性谈个性,有明显的历史唯心主义倾向。

二、基于人性假设基础的管理理论

20世纪中叶,管理专家们开始注意到,金钱、工作条件和惩罚都不具有持续的激励效果,那么,管理的新的出路在哪里呢。美国的道格拉斯·麦格雷戈博士在担任安第奥克学院院长期间,提出根据职员的态度采取相应的管理方式的 X 理论、Y 理论。这种理论是建立在"经济人"、"社会人"、"自我实现人"的假设的基础上。20 世纪 70 年代,美国管理心理学家摩斯和洛希提出了"超 Y 理论",大内提出了"Z 理论"。这些理论是建立在"复杂人"假设的基础上。

(一) X 理论

"X 理论"是麦格雷戈 1957 年与"Y 理论"同时提出来的。他在 1960 年发表的《企业中人性方面》一书中进一步阐明自己的理论,该书被专家奉为行为科学方面的一本经典著作。他以两个极端的观点描述了专制与民主的管理者所作的两种对于人性的假设。"X 理论"是对"经济人"假设的概括,是指领导和控制的传统观点,相应的管理措施是在管理方式上的专制性。

(1) "X 理论"人性假设的主要观点。

① 一般人均对工作具有天生的厌恶心理,故只要有可能,便会逃避工作。麦格雷戈认为,这一假设实已根深蒂固。这一假设最早出现在圣经,亚当和夏娃由于偷吃了智慧树上的果实,受到了逐出伊甸园的惩罚,来到了一个他们必须工作才能生存的世界。所以,在管理方面反映出一种基本信念,管理必须压制人类规避工作的本性。

② 由于人类具有不喜欢工作的本性,故大多数人必须予以强制、控制、督导,给以惩罚的威胁,才能促使他们为达成组织的目标而努力。麦格雷戈认为,这一假定说明,人类对工作的厌恶极其强烈,只有奖励仍无法促成他们的努力,唯有给予惩罚的威胁才能有效。

③ 一般人大都宁愿受人监督,性喜逃避责任,志向不大,但求生活的安定。

(2) X 理论的管理思想。麦格雷戈认为,"X 理论"事实上确是一种理论,在今天的美国产业界,这项理论已经深刻地影响了种种管理策略。进一步说,许多管理论著中讨论的各项组织的原则都是以"X 理论"的假设为基础而推演出来。

根据"X 理论",会导致下述的管理思想与措施。

① 任何一个组织绩效的低落都是由于人的本性所致。

② 人必须在强迫与控制之下才肯工作,因而在管理上要求由分权化管理回复到集权化管理。

③ 由"X 理论"推论出的一项组织的基本原则称为"阶梯原则(the scalar principle)",即透过权威的运用以实行督导与控制。

④ 从"X 理论"出发,强调"组织要求"重于"个人需要"。

(二) Y 理论

"Y 理论"与"X 理论"同出于麦格雷戈博士。"Y 理论"是在马斯洛的"自我实现人"假设及其他管理学家相类似的人性观的基础上提出来的。"Y 理论"是指将个人目标与组织目标融合的观点。

(1) "Y理论"的基本观点。

其基本观点与"自我实现人"假设相同。

"Y理论"的假定都是动态的,而非静态的。这些假定指出了人有成长和发展的可能。此外,这些假定的构成并非以一般工作标准为着眼点,而是着眼于一项深入开发人力资源潜力的设想。

(2) "Y理论"的管理原则与措施。

麦格雷戈认为,"Y理论"中的各项人性假定是一项挑战,是对我们的已经根深蒂固的管理思想与行为习惯的挑战。

根据"Y理论",必然会导致下述的管理思想、原则与措施。

① 任何一个组织绩效的低落的原因都应归之于管理。例如,职工表现懒散,态度冷落,不愿承担责任,缺乏创造性,也不肯合作,那是因为管理阶层所用的组织方法和控制方法不当。因为,按照"Y理论",在组织的舞台上,倘使人与人之间的协调合作有所限制,则绝非是由于人类本性的限制,而是由于管理阶层的能力不足,未能了解如何充分利用人力资源潜力的缘故。

② 人是依靠自己的主动性、天资禀赋与自我督导去工作的,因而在管理上要求由集权化管理回复到参与管理。

③ 由"Y理论"推论出一项组织的基本原则称为"融合原则"(the principle of Integration)",即创造一种环境,组织中的成员在该环境下,既能达成各成员本身的个人目标,又可努力促成组织的成功。

④ 由"Y理论"出发,强调要同时兼顾组织的需要与个人的需要。

一方面,职工要按照管理阶层的要求来调节他们本身,适应组织的需要,而不是脱离组织目标,单纯地追求个人目标;另一方面,职工的努力使企业获得了成功,从而也能分享这份成功的果实。

总之,应用"Y理论"就是要创造出一种环境,使组织中的每一成员都能深切了解,唯有职工努力促成企业的成功,才是他们达成个人目标的最佳方法和道路。

根据"Y理论",在管理策略上应采取诸如目标管理、参与管理、绩效考核、薪资与升迁管理等措施。

(三) 超Y理论

"超Y理论"是由美国管理心理学家摩斯和洛希于1970年提出的,它是应变理论或权变理论的代表。"超Y理论"从权变的观点出发,认为"X理论"并非一无是处,而"Y理论"也绝非普遍适用。所以不存在一种普遍适用的、最好的或不好的管理方式,它强调权宜应变,要求根据变化了的环境采取与之相应的做法,一切以时间、地点、条件为转移。

"超Y理论"的主要观点是:人的需要和动机多种多样、各不相同,但主要的是获得胜任感,这是基本相似的,所以可以用不同的方式来满足不同人的胜任感;组织结构、管理层次、职工培训、工作分配、工资报酬及控制水平等,只有随着工作性质、工作目标和员工的素质来确定,才能使人创造最佳效绩,实现胜任感;一个目标达到以后,一个新的、更高的目标便会产生,又需要新的组合。

"超Y理论"既分析、运用了"X理论"和"Y理论",又不同于"X理论"和"Y理论",是一种提倡权宜应变的管理理论。从目前现实的管理世界中,很难找到一种典型的、完全属于某一类型的管理者,管理者所面对的人并不是一个不变化的"平均的人"。要想使员工时时保持良好的工作态度,有必要观察每一个员工的本性,从而给予不同程度、不同方式的引导和控制,使其发挥全力,这一现象恰好从侧面反映了"超Y理论"的观点。

三、领导理论

(一)领导的特质理论

领导的特质理论又称为领导的特性理论,或称为领导的品质理论。它是20世纪初到20世纪40年代末期西方领导发生学研究的主要成果。这一理论的研究者力图通过对领导者个人特性的研究,发现领导者不同于被领导者的特质,并使之作为培养和选拔领导人的依据。根据不同的研究者对领导特性的来源所作的不同解释,领导的特质理论分为传统特质理论和现代特质理论两个派别。

1. 传统特质理论

传统特质理论认为,领导者的特质是天生的,是与生俱来的,不具备天生领导特质的人就不能当领导。这种理论源于古希腊的哲学思想,如亚里士多德就认为,凡人从出生之日起就已注定属于治人或是治于人的命运。因此,特质理论又称为"伟人论"。

为了寻求和发现那些生来就注定要当领导的人,许多心理学家对社会上一些成功和失败的领导者进行了深入的调查研究,试图找出天生的领导者所具有的个人特质。

美国心理学家吉伯(Gibb C. A.)1954年和1967年研究指出,天生的领导者应具备7项先天特质:①善言辞;②外表英俊潇洒;③智力过人;④具有自信心;⑤心理健康;⑥具有支配他人的倾向;⑦外向而敏感。

美国的另一位心理学家斯托格蒂尔(Stogdill R. M.)在全面总结了许多相关的文献之后提出,领导者的个性特质应该包括以下16项:①有良心;②可靠;③勇敢;④责任心强;⑤有胆略;⑥力求革新进步;⑦直率;⑧自律;⑨有理想;⑩有很好的人际关系;⑪风度优雅;⑫胜任愉快;⑬身体健壮;⑭智力过人;⑮有组织能力;⑯有判断力。

由上可见,传统特质理论概括性地描述了领导者应该具备的人格品质和能力,从理论上为组织部门选拔领导者提供了某种参考性的依据。但这种理论在现实中也遭到人们的批驳。

第一,这种理论过分强调领导者的天生的人格特质,有遗传决定论的色彩和倾向。

第二，该理论在研究方法上只运用调查法、文献法，缺乏客观的、科学的检测手段，导致其研究结果只能是各种人格品质的简单罗列，而且这些品质在成功的领导者和不成功的领导者身上只存在量的差别，而不存在质的差异。

第三，各国心理学家所提出天才领导者的个人特性范围太广，有几十种，甚至几百种，而且这些特性之间不但相关性不大，还常常相互矛盾。

第四，在研究领导者与被领导者、成功领导者与不成功领导者的差别后发现，他们之间的特性并没有本质上的差别；社会中许多具有天才领导特性的人实际上也并没有当领导，因而与事实不符。

2. 现代特质理论

鉴于传统特质理论的缺点和不足，经过几十年的研究和实践，许多学者对该理论提出了种种异议，人们认识到，必须用新的领导理论来代替这种遗传决定论的观点。于是，领导的现代特质理论应运而生。现代特质理论认为，领导是一种动态的发展、变化的过程，领导者的特性和品质并非是与生俱来的，而是在实践中逐步形成和发展的，是可以通过教育与训练予以培养和造就的。

美国心理学家齐赛利(Chiselli E. E.)在现代特质理论方面进行了系统的研究，他在《管理才能探索》一书中提出了有效领导者的八种个性品质和五种激励品质。

(1) 八种个性品质：①才智，语言与文辞方面的才能；②首创精神，开拓新方向、创新的愿望；③督察能力，指导他人的能力；④自信心，自我评价较高；⑤与工人阶级关系密切；⑥判断能力；⑦男性-女性特征；⑧处理事务的成熟程度。

(2) 五种激励品质：①对工作稳定的需要；②对金钱奖励的需求；③对指挥别人的权力的需求；④对自我实现的需求；⑤对事业成就的需求。

齐赛利认为，这十三种品质对领导者所起的作用是不同的。其中，非常重要的品质包括督察能力、对事业成就的需要、才智、对自我实现的需要、自信心和判断能力等六种；次等重要的品质包括对工作稳定的需求、与工人阶级关系密切、对金钱奖励的需求和处理事务的成熟程度等四种；最不重要的品质是男性-女性特征。

齐赛利的研究结果指出了各种不同特质在领导行为中的相对重要性，其理论由于具有较严密的科学性而受到人们的重视。但由于各种品质之间并非完全独立，因此，这十三种品质之间的相关性还需进一步论证。

总之，现代特质理论认为，领导者的特性是在实践中形成和发展的，可以通过教育与训练加以培养和造就，这就否认了领导者是天生的观点，认为成功的领导者可以通过后天塑造，从这个意义上讲，它比传统特质理论更进了一步。

然而，综观传统特质理论和现代特质理论，众多分析领导者特质的研究均以失败告终。究其原因，表面上是人们还没有找到一些个人特性能够对领导者与非领导者、有效领导者与无效领导者进行明确的区分。实质上是，特质论"忽视了下属的需要，没有对诸如到底是领导者的自信导致了成功，还是成功导致了领导者的自信这种因果关系进行分析"。更为重要的是，它忽视了情境因素，这是特质理论的致命弱点。

众所周知,在管理问题上没有"最好的",只讲求"最适合的",领导者的素质也不例外。任何一种所谓"最好的"领导者个性特征,如果不能与其所处的组织内外环境相匹配,仍然无法进行卓有成效的领导。

尽管上述两种理论的研究成果多为描述性的,缺少分析的实验研究方法,因而在科学性、实践性方面显得不足,对于领导者的选拔和培养在理论与实践两方面的指导意义具有局限性,但是,传统特质理论到现代特质理论的转变说明领导特质理论的研究仍在发展、深化。领导的特质理论使我们认识到,应该根据组织的实际情况,研究领导者应具备的人格品质,可为领导者的选拔、培养和考核提供科学的依据。

(二) 领导的行为理论

1. 两维模式

(1) 领导行为四分图。

美国斯多基尔(Stogdill R. M.)和沙特尔(Shartle C. L.)两位学者把众多的领导行为概括为"抓工作"和"关心人"两类,认为领导行为是两类行为的有机组合(见图5-6)。

① Ⅰ型领导方式:"低工作、低关系",对工作、职工都不关心。
② Ⅱ型领导方式:"高工作、低关系",关心工作不关心人。
③ Ⅲ型领导方式:"高工作、高关系",对工作和职工都关心。
④ Ⅳ型领导方式:"低工作、高关系",只关心人不关心工作。

斯多基尔和沙特尔认为,Ⅲ型方式最好。但不同的学者有着不同的见解。多数学者认为,在生产部门,效率和"抓工作"间存在正比关系,但在非生产部门,情况恰恰相反。因此,任何部门都应当根据当时情境做好"抓工作"与"关心人"两方面的工作。

(2) 管理方格图。

在"四分图"基础上,布莱克(Blake R. R.)和莫顿(Mouton J. S.)提出管理方格图(见图5-7)。

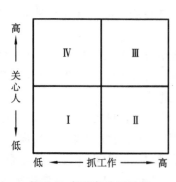

图5-6 领导行为四分图

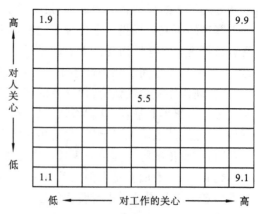

图5-7 管理方格图

领导行为的五种典型管理类型如下。

① 1.1型管理（贫乏管理）：这种管理对职工和生产都不关心，这是一种失败的管理，但一般很少出现。

② 9.1型管理（任务管理）：这种管理只注重任务的完成，而不注重人的因素，职工变成了完成任务的机器。这通常是一种独裁式的领导，下级只能奉命行事，而失去进取心和积极性。

③ 1.9型管理（俱乐部式管理）：这是一种一团和气的管理方式，它与9.1型管理遥遥相对，特别关心职工，而不关心生产。其论点是，只要职工精神愉快，生产成绩自然就高，管理中主要重视职工的态度和情绪。

④ 5.5型管理（中间式管理）：这种管理既不偏重人的因素，也不过分偏重任务，努力保持和谐的妥协，是一种不高不低的管理。

⑤ 9.9型管理（战斗集体管理）：这种管理对生产的关心和对人的关心都达到最高点。这种管理发扬了集体精神，职工能运用智慧和创造力进行工作，关系和谐，士气高昂，任务完成出色。

这种方格图比四分图更精细，划分更准确，适用性也更强。布莱克和莫顿认为9.9型的领导方式最理想，其他各型应向此型转化，以求最高效率和最好的人际关系。5.5型领导方式较易实现。

2. 三维模式

加拿大的雷定（Reddin W. J.）在"四分图"和"管理方格图"的基础之上，提出了三维空间模式，将领导效能作为与关心人、关心工作相互影响的一个变量，并与关心人、关心工作一起以三个变量作为轴线，提出领导行为模式框架（见图5-8）。

（1）如能有效地进行领导（有效能的方式），则基本方式就变为有效能方式。

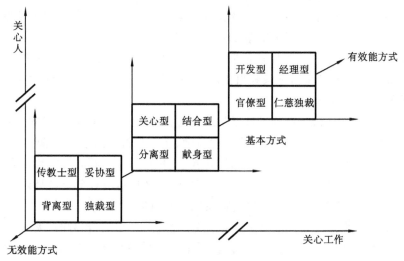

图5-8 三维模型图

① 仁慈的独裁型,对工作非常自信,并能说服别人,设法避免职工的不满。
② 经理型,对工作、员工都很关心,善于兼顾各方利益作出决策。
③ 开发型,善于并努力开发职工才智,为满足他们的需要提供条件,对职工信任并寄于期望。
④ 官僚型,既不关心工作也不关心人,但能按章办事。
(2) 如不能有效地领导(无效能方式),则基本方式变为无效能方式。
① 独裁型,对职工不仅不够关心,还用压制手段推进工作。
② 妥协型,虽对工作、对人都很关心,但偏重眼前利益,妥协迁就,决策不当。
③ 传教士型,单纯注意人际关系,害怕破坏和谐关系。
④ 背离型,对人、对工作均不关心,办事效率低下。
雷定认为:"仁慈的独裁者"常出现在生产部门;"开发者"常出现在人事部门;"官僚者"常出现在大型组织的中层;"经理者"常出现在高级管理阶层。

3. PM型领导理论

PM型领导模型最先由美国卡特赖特和詹德提出,他们认为团体组成的目的不外乎三种类型。

(1) 以达成特定的团体目标为目的。这一类型的特征是:把组织成员的注意力引向目标,将问题明确化,拟订工作程序,运用专门知识及评定工作成员的成绩。

(2) 以维持和强化团体关系为目的。该类型的特征是:维持愉快的人际关系,调解成员间的纠纷,激励大家,加强成员的交互作用。

(3) 两者兼而有之。这种类型的特征是将前两种的行为特征结合起来。

为达到不同目的而采取的领导行为方式可分为三类:目的达成型(P型);群众维持型(M型);二者兼备型(PM型)。

日本大阪大学教授三隅二不二吸取各国领导量表的所长,主要以美国俄亥俄大学领导行为描述问卷(LBDQ)为基础,形成了PM理论和PM量表。PM理论中的P(performance)是指领导者为完成团队目的而做的努力,主要考察工作效率、规划能力等;M(maintenance)是指维系和强化团体的职能。他将领导的行为方式分成四种形态,即PM、P、M、pm。

为了测量P、M因素,三隅设计了从八个方面来测量P、M两职能的问卷。这八个方面的内容是工作激励、对待遇的满意态度、企业保健、心理卫生、集体工作精神、会议成效、沟通、绩效规范。每个方面都有五个问题,每个问题的答案均采取五分制。这八个方面分属绩效性和维持性行为。对P、M分数进行统计分析,把结果画在一个二维的坐标上(P和M),可在PM矩阵中找到对应的特征点。

三隅的PM模型的独到之处在于,它的分隔线是浮动的、相对的、灵活的,它的分隔线代表被测群体中所有成员的平均值,而不像领导四分图模型那样对称地分割为四等分。例如,某单位的领导者P、M均值分别为28和31,若其中的一个领导者甲的P得分和M得分为25和28,其领导类型便落在pm区域里,属pm型;若另一领导者乙的 P 得分和 M 得分分别为 40 和 20,其领导类型则落在 P 区域内,属 P 型领导者(见图 5-9)。

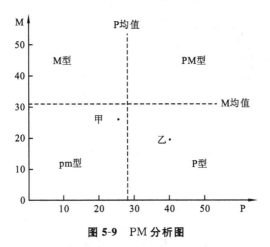

图 5-9　PM 分析图

PM 领导模型是分析、评价领导行为的一种比较成功的方法。通过 PM 量表,可以测出某单位的领导类型,从而为改进领导方式、提高管理水平提供参考,甚至可为选拔领导者提供较为科学的依据。

中国科学院心理所对 PM 量表进行中国标准化时,考虑到我国自古以来重视人的"德"的文化背景,加入了个人品德因素 C(character and moral),即以对待公与私的态度或如何处理公与私的关系作为评价个人品德的内容,从而编制成了适合于中国科研单位和行政管理部门的领导行为评价量表——CPM 量表。该量表的研究与应用表明,它是一种不同于西方文化的中国领导行为评价模式,因而更适合于中国。

(三)领导的权变理论

1. 领导情景模式

领导情景模式认为,不可能有一个适用于任何情况的有效领导模式,因为领导是一种动态、开放的过程,并随环境和被领导者的特点变化而变化。领导有效性建立在领导与被领导的行为和环境的相互影响的协调性上,探索具体条件下应当采取的领导行为是领导情景模式研究的基本内容。

独裁-民主领导的连续统一体。坦南鲍姆(Tannembaum R.)和施米特(Schmidt W. H.)认为,领导方式各种各样,适宜的领导方式取决于环境和个性。依据领导者把权力授予下属的程度不同,呈现出一个连续的从主要以下属为中心到主要以领导者为中心的领导方式链。

因此,领导方式不是在两种方式(独裁或民主)中任选其一,领导连续链提供的是一系列的领导方式,没有一种方式总是正确,而另一种方式总是错误。

领导方式还面临着组织内环境和社会环境的影响。这种模式强调开放,要求主管人员或领导者在作出决定或进行管理时要充分考虑组织所处的环境(领导情景),

见图 5-10。

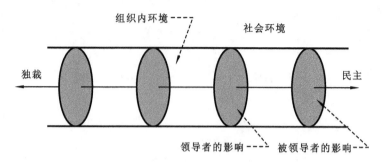

图 5-10 领导方式链示意图

2. 八种情景模式

菲德勒(Fiedler F.)经过 15 年的研究,提出"有效领导的权变模式"理论。他认为影响领导效果好坏的"情景因素"有三个:领导与被领导者的关系,工作任务的明确程度(也称为工作结构),领导者的地位和权力,共分八种情景模式(见表 5-5)。

表 5-5 有效领导权变模式归类表

上下级关系	好				差			
任务结构	明确		不明确		明确		不明确	
地位权力	强	弱	强	弱	强	弱	强	弱
情景归类	1	2	3	4	5	6	7	8
对领导的有利程度	有利				中间			不利
领导方式	指令型				宽容型		无资料	未发现什么关系	指令型

菲德勒认为,不存在一个最佳的领导方式,但在一定的情景下某种领导方式可能会起最好效果。在领导者处于最有利或最不利的情景下,采用"以任务为中心"的指令型领导方式为好;而在领导者处于中间状态的情景下,采用"以人为中心"的宽容型领导方式为好。

3. 生命周期模式

由科曼(Kormax A. K.)提出、赫西(Hersey P.)和布兰查德(Blanchard K.)发展的生命周期领导模式理论认为,领导者应根据被领导者的成熟程度弹性地改变领导方式。被领导者的成熟程度分工作成熟程度(包括工作经验、工作知识、对工作要求的理解三方面)、心理成熟程度(包括愿意负责、愿意承担义务、有成就的需要三方面)两类。随着下属由不成熟到成熟,领导行为按高工作低关系(命令)→高工作高关系(说服)→高关系低工作(参与)→低工作低关系(授权)程序逐步改变。科曼认为,工作行为、关系行为与下属成熟程度是一种曲线关系(见图 5-11)。

S1——命令型,高工作低关系:适用于下属成熟程度低(R1)的情况。领导者采取单向沟通形式,向下属明确规定任务,确定工作规程,规定何时、何地、以何种方法去做何种工作。

S2——说服型,高工作高关系:适用于下属比较不成熟(R2)的情况。领导者采取双向沟通的方式予以直接指导,同时也从心理上增加下属的意愿和热情;下属如能理解到领导决策的原因,并能得到领导的帮助和指导,通常会依照指出的方向去努力工作。

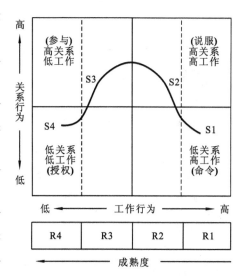

图 5-11 领导生命周期理论曲线图

S3——参与型,高关系低工作:适用于下属比较成熟(R3)的情况。领导应通过双向沟通和悉心倾听的方式与下属互相交流信息、讨论问题,支持下属努力发挥他们的能力。领导者和下属共同决策,领导者没有必要具体指挥下属工作。

S4——授权型,低工作低关系:适用于下属高度成熟(R4)的情况。领导者赋予下属权力,领导者只起监督作用,让下属放手去做。

赫西和布兰查德还以父母和子女的关系为例来说明这个理论,并形象地称之为领导方式的生命周期模式。人在孩童时期,不能控制自己的行为,需要父母安排一切,严加照料,如 S1;小孩逐渐长大,开始上学,父母必须给他们制定许多规定,但同时要表示信任和尊重,如 S2;孩子进入高中和大学后,逐渐成熟起来,父母应逐渐放松管束,给予持续的精神上的高度支持,如 S3;最后年轻人开始工作,建立自己的家庭,对自己负完全责任,父母就可以完全放手不管,如 S4。因此,他们认为,在与受过高度训练、经验成熟的人共事合作时,应采取低工作低关系的方式才是有效的领导方式。

阅读材料

最不愿与之共事的同事(LPC)调查

想一想跟您一起共事最难把工作干好的人。他可以是现在跟您一起工作的人,也可能是您过去认识的人。他未必一定是您最不喜欢的人,可却是跟他一起最难把事办成的人。请在下面 16 组形容词中按 1~8 等级对他进行评估。

快乐	—	8	7	6	5	4	3	2	1	—	不快乐
友善	—	8	7	6	5	4	3	2	1	—	不友善
拒绝	—	1	2	3	4	5	6	7	8	—	接纳
有益	—	8	7	6	5	4	3	2	1	—	无益
不热情	—	1	2	3	4	5	6	7	8	—	热情
紧张	—	1	2	3	4	5	6	7	8	—	轻松
疏远	—	1	2	3	4	5	6	7	8	—	亲密
冷漠	—	1	2	3	4	5	6	7	8	—	热心
合作	—	8	7	6	5	4	3	2	1	—	不合作
助人	—	8	7	6	5	4	3	2	1	—	敌意
无聊	—	1	2	3	4	5	6	7	8	—	有趣
好争	—	1	2	3	4	5	6	7	8	—	融洽
自信	—	8	7	6	5	4	3	2	1	—	犹豫
高效	—	8	7	6	5	4	3	2	1	—	低效
郁闷	—	1	2	3	4	5	6	7	8	—	开朗
开放	—	8	7	6	5	4	3	2	1	—	防备

请将所有得分相加,您的总得分是_____。

· 如果您的得分是64分或64分以上,那您是一个高LPC的"关系导向"的人。
· 如果您的得分是57分或57分以下,那您是一个低LPC的"工作导向"的人。

问卷说明如下。

用非常消极的、排斥性的字眼(低LPC)来形容他最不愿与之共事的人,主要的意思是说:"工作对我来说极为重要,因此,如果你是一个很差劲的同事,妨碍到我,使我不能完成工作,那在其他方面我也不能接受你。"因此,他形容最不愿与之共事的同事是不友善、不合作、敌对的等。这是一个管理者对不能共事、又妨碍他达成工作目标的同事所作的一种强烈的情绪性反应。这一类型的管理者被称为"工作导向"的管理者。

高LPC的管理者通常会认为:"虽然我不能跟你一起共事,但你仍然可能是快乐的、勤劳的或诚恳的等。"换言之,跟工作比较起来,与别人的关系更重要,因此,他对某差劲同事所作的否定反应,跟他对这位同事本人的欣赏,这两者之间他能够清晰地分辨开来。这一类型的管理者是"关系导向"的管理者。

有一点值得注意,这两种类型的管理者在适合他们领导方式的环境里都能有效地领导。同时,这两者并不是在所有的状况下都能有出色的表现。这两种领导方式各有其优点和缺点,只要他们的方式能够配合环境,则每一种领导类型都同样有效。

第六课　信息管理

学习目标

（1）了解信息管理的重要性,树立信息管理的正确态度。
（2）掌握有价值的信息的特点。
（3）掌握信息管理的关键技能和基本程序。
（4）了解如何做好信息搜集工作。

所需时间　50 分钟

课程内容具体安排

内容一：信息管理的重要性与困难,包括数据、知识和信息的区别,信息管理的重要性与效率,信息管理的困难等。

　　教学方法：PPT 教学、提问
　　所需材料：PPT、白纸、笔
　　所需时间：15 分钟

内容二：信息管理的关键技能,包括信息管理的概念和关键技能。

　　教学方法：PPT 教学、选题小组讨论
　　所需材料：PPT、白纸、笔
　　所需时间：30 分钟

内容三：信息管理的程序,包括信息素材搜集的技巧。

　　教学方法：PPT 教学、参考资料提供
　　所需材料：PPT
　　所需时间：5 分钟

信 息 管 理

一、数据、知识、信息之间关系

（1）数据：代表着事件、人、资源或条件,它们是信息的原材料（如艾滋病病毒感染者年份分布、城市区域分布、性别分布等图、表、数字等）。

（2）知识：经过组织和处理的信息,它们传达认识、经验、积累的教训和专长,可用于解决问题（如 AIDS）或开展活动（VCT 的规划）,是"一定背景下的信息"。

（3）（有价值的）信息：给数据附加价值,它让数据的获得者获得了解、认识、结论、确证或建议,如艾滋病流行趋势、已采取的防治措施等。

因此,数据＝知识＝有价值的信息。

数据、知识、信息之间的关系如图 5-12 所示。

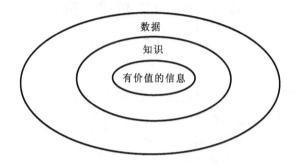

图 5-12　数据、知识、信息之间的关系

测试

(1) 信息管理对你工作绩效的重要性如何?

　　A. 有些重要　　B. 重要　　C. 非常重要　　D. 至关重要

(2) 在你看来,你管理的工作中的相关信息的效率如何?

　　A. 无效率　　B. 有些效率　　C. 有效率　　D. 非常有效率

(3) 在管理工作中的相关信息时,你有哪些困难?(提示:内因与外因)

二、什么是有价值的信息

有价值的信息应当具备以下特点。

(1) 准确。

(2) 及时。

(3) 有效。

(4) 可操作、方便使用。

(5) 具有相关性(同目标和结果相联系)。

(6) 可积累。

三、信息管理

(一) 定义

信息管理是指人对信息资源和信息活动的管理,是对信息资源进行计划、组织、领导和控制的社会活动。

1) 分组讨论如下

(1) Group 1。

欲了解某省近三年流动人口中艾滋病流行情况,你觉得需要收集哪些信息?

(2) Group 2。

欲了解某省近三年流动人口中艾滋病流行情况信息,你将通过哪些方法来收集信息?

2)方法与时间如下

(1)独立思考并记录(至少5条)。　　——5分钟

(2)归纳整理。　　　　　　　　　　——8分钟

(3)讲读并重新选取你认为最重要的5条。——5分钟

(4)达成共识。　　　　　　　　　　——2分钟

(二)信息管理的关键技能

(1)过滤信息(filtering information):剔旧、去杂。

(2)信息归类或分类(categorizing or classifying information)。

(3)标志(labeling)。

(4)确定优先顺序(prioritizing)。

(5)评价和评估信息(evaluating and assessing information)。

(6)整合和关联信息(integrating and relating information)。

(7)交流信息和分享知识(communicating information and sharing knowledge)。

(8)减少信息传递的层次(reducing procedure of information flow)。

(三)信息管理程序

信息管理程序如图5-13所示。

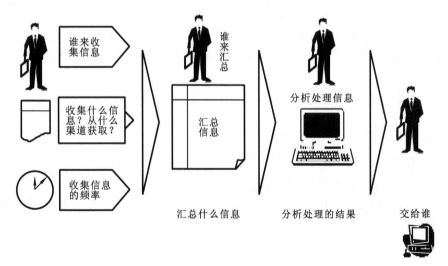

图5-13　信息管理程序

(四)信息素材搜集要做好的事情

信息素材搜集概况如图5-14所示。

- 熟悉信息源：
  - 信息本身的内容？
  - 传播信息的各种物质载体和通道？
  - 信息的产生和持有机构？

- 掌握信息搜集的原则：
  - 针对性——有的放矢
  - 逆时性——注重新颖
  - 直接性——注重一手资料，转手资料应去伪存真
  - 比较性——比较对照，注重科学
  - 计划性——时刻牢记5W1H

- 掌握信息搜集的方法：
  - 文献调查法：重要专业期刊和图书、相关网站和专题数据库、国家政策法规、项目研究报告、工作总结、技术档案、统计报表、年鉴等
  - 社会调查法：现场考察、观察、会议调查(小组访谈)、访问调查(直接面谈、电话采访、函询)、抽样调查等

图 5-14 信息素材搜集概况

（五）资料来源

（1）国家统计局公报，各部门年度工作总结报告。

（2）现有项目和防治工作的总结报告。

（3）国家和地区防治项目计划书。

（4）学术研究及其他研究总结报告。

（5）社会团体的工作总结报告。

（6）国际和国内会议汇编。

（7）相关杂志、期刊和图书（如中华流行病学杂志、中国性病艾滋病防治杂志、CNKI期刊网、MEDLINE数据库、AIDSLINE数据库等）。

（8）相关数据库和网站（见附录C：艾滋病相关网站一览表）。

（9）国际组织（如世界银行、联合国开发计划署、联合国艾滋病规划署）的文件和报告。

（10）媒体报导。

四、信息管理应用于艾滋病防治

（1）在协调艾滋病防治项目的过程中，随时随地都需要信息。

（2）如何搜集这些信息并将其应用于艾滋病防治项目。

（3）艾滋病防治项目管理人员应当成为关键信息领域管理方面的专家，以便帮助其他组织参与项目。

第六单元　艾滋病项目专题

学习目标

（1）了解全社会动员的重要性和技术方法。
（2）能将动员、倡导的知识和技巧运用到实际艾滋病防治工作中。
（3）探讨偏见产生的原因和减少偏见的措施。
（4）了解艾滋病病毒感染者、患者及家属权益保护的重要意义，了解我国艾滋病病毒感染者、患者及家属权益保护的法律及政策。
（5）掌握统计图表的使用方法。
（6）了解艾滋病防治的综合治理。
（7）认识社会发展对艾滋病防治工作的推动作用。

所需时间　6 小时 5 分钟

单元及课程	学习目标和 KSA 目标	所需时间	所需材料
第六单元	艾滋病项目专题	6 小时 5 分钟	
第一课 倡导艾滋病项目全社会参与	了解全社会动员的重要性和技术方法，并能将动员的知识和技巧运用到实际艾滋病防治工作中	120 分钟	白纸、笔、PPT
第二课 羞辱与歧视	（1）了解与艾滋病相关的羞辱与歧视的定义，理解与艾滋病相关的羞辱与歧视产生的原因 （2）了解与艾滋病相关的羞辱与歧视的表现形式，了解羞辱与歧视问题对于艾滋病防治工作的重要性 （3）掌握减少和消除羞辱与歧视的方法与措施	45 分钟	PPT、白纸、笔
第三课 艾滋病病毒感染者、患者及家属权益保护	（1）了解艾滋病病毒感染者、患者及家属权益保护的重要意义 （2）了解我国艾滋病病毒感染者、患者及家属权益保护的法律及政策 （3）熟悉艾滋病病毒感染者、患者及家属的基本权利与义务 （4）探讨我国艾滋病病毒感染者、患者及家属权利保护的法律构架	60 分钟	PPT、白纸、笔

续表

单元及课程	学习目标和 KSA 目标	所需时间	所需材料
第四课 统计图表的使用	(1) 学会按资料性质与分析目的选用适当的统计图 (2) 学会统计图表的合理使用	60 分钟	白纸、笔、PPT
第五课 艾滋病防治的综合治理	(1) 艾滋病防治的综合治理的意义 (2) 艾滋病防治的综合治理的内容	30 分钟	白纸、笔、PPT
第六课 社会发展与艾滋病防治	(1) 社会发展的理念 (2) 社会发展与艾滋病防治的关系 (3) 艾滋病对社会发展的影响 (4) 社会发展对艾滋病防治工作的推动作用	50 分钟	幻灯片、白纸、笔

第一课　倡导艾滋病项目全社会参与

学习目标

（1）了解社会动员的定义及其重要性。

（2）了解艾滋病全社会动员的内容。

（3）提高艾滋病全社会动员的技术和方法。

（4）了解倡导的作用及倡导的技术和方法。

（5）能将社会动员和倡导的知识和技巧运用到实际工作中去。

所需时间　120 分钟

课程内容具体安排

内容一：社会动员的定义及重要性。

　　教学方法：PPT 教学

　　所需材料：PPT

　　所需时间：5 分钟

内容二：了解艾滋病全社会动员的过程及动员对象。

　　教学方法：头脑风暴、PPT 教学

　　所需材料：白纸、笔、PPT

　　所需时间：PPT 教学 5 分钟、头脑风暴 10 分钟

内容三：了解决定社会动员成败的关键问题。

　　教学方法：小组讨论、PPT 教学

　　所需材料：PPT、白纸、笔

续表

所需时间：小组讨论 15 分钟；PPT 教学 10 分钟
内容四：了解艾滋病全社会动员的过程并增加实际技能。 　　教学方法：小组讨论、PPT 教学 　　所需材料：PPT、白纸、笔 　　所需时间：小组讨论 15 分钟；PPT 教学 10 分钟
内容五：了解倡导的作用、技能及相关议题。 　　教学方法：小组讨论、PPT 教学 　　所需材料：PPT、白纸、笔 　　所需时间：小组讨论 2 次，每次 15 分钟；PPT 教学 20 分钟

艾滋病项目全社会动员

一、社会动员

(一) 定义

1. 动员的定义

动员是一个与战争相关的术语，社会动员最初是指被战时的热情所激发的寻求促进变革和发展的有计划的大规模运动，旨在发动群众支援战争，后被引用作为社会发展的策略。

1990 年 9 月召开的联合国世界儿童首脑会议正式将社会动员这一概念引入卫生领域。这次会议宣言指出：20 世纪 80 年代的经验说明，只有通过动员社会各部门的力量，包括那些习惯上并不认为儿童生存与保护是其工作重点的部门，才能取得巨大的进步。

2. 社会动员的定义

社会动员是一项人民群众广泛参与、依靠自己的力量、实现特定的社会发展目标的群众性运动，是一个寻求社会改革与发展的过程。它以人民群众的需求为基础，以社区参与为原则，以自我完善为手段。

(二) 艾滋病全社会动员的内容

1. 社会动员的目的（动力）

实现社会发展目标，即全面落实各项预防、控制和治疗措施，减少艾滋病对艾滋病病毒感染者、艾滋病病人及其家庭和广大人民群众的危害。到 2010 年，把我国艾滋病病毒感染人数控制在 150 万人以内（《中国遏制与防治艾滋病行动计划（2006—2010 年）》）。

这一目标反映了中国人民的心愿，因此被确认为中国政府和人民共同的努力方向,并得到了一致响应。艾滋病威胁着每一个人和每一个家庭,预防艾滋病是全社会共同的责任。

社会动员的目标必须建立在解决某些或某个问题上。解决这些问题须考虑:
(1) 这个问题能使不同人群结合在一起吗?
(2) 这个目标是可以达到的吗?
(3) 这个目标说明了问题的实质吗?

2. 社会动员过程

社会动员是一个在社会各阶层、各部门之间建立对话机制,建立伙伴式的合作共事关系的过程。

讨论:您认为艾滋病全社会动员应动员哪些方面?

3. 艾滋病全社会动员的人员范围
(1) 各级管理者(领导)。
(2) 决策者(多部门)。
(3) 技术人员(多部门)。
(4) 专业学术团体。
(5) 宗教组织。
(6) 国际机构。
(7) 工商业界。
(8) 其他 NGO。
(9) 社区。
(10) 家庭。
(11) 个人。
(12) 感染人群及其同伴。

4. 社会动员成败的关键
(1) 动员必要的社会资源。
(2) 有效的信息传播。
(3) 争取跨部门的合作。
(4) 建立多学科的联盟。

5. 动员必要的社会资源——人力、物力、财力

人力资源——动员谁?先动员谁?

要明白:
(1) 被动员者的名字是什么;
(2) 谁能影响他们;
(3) 什么能影响他们。

6. 信息传播在艾滋病社会动员中的作用

信息传播并不能取代具体的艾滋病防治措施,但它能使防治措施及各项服务得以恰当使用。

讨论:信息传播在各层面的机构和作用有哪些,请填入表 6-1 中。

表 6-1　信息传播各层面的机构和作用

	机　构	作　用
决策层		
中间层		
基层		

(1) 在决策层,传播的作用在于创造一个认识和支持的决策环境,因为资源分配是社会发展项目成败的关键环节之一。

(2) 在中层,传播起着承上启下、沟通政府与社区的作用。

(3) 在基层,传播着眼于社区和个人的多渠道参与。

7. 信息传播具有三大功能

(1) 制造舆论,达成共识。

(2) 建立机制,合作共事。

(3) 提高效率,增进效益。

8. 信息传播的形式

(1) 人际传播。

(2) 大众传播媒介。

9. 社会动员需要长远的战略规划

(1) 社会动员本身就是有计划的、大规模的群众运动,是有计划的、非中央集权的组织过程。

(2) 完善的计划是社会动员成功的保障,它涉及:①如何制定动员计划;②如何实施动员;③如何评价动员过程与效果。

10. 艾滋病全社会动员的过程

(1) 确定动员对象。

(2) 分析动员对象的特征、需求。

(3) 建立良好的关系。

(4) 确立对共同问题的认识。

(5) 鼓励参与。

11. 如何做好"鼓励参与"

(1) 运用数字说话:有技巧地使用数字。数据可以使人们更加关注那些悬而未决的问题或未知的问题,并能在众多问题中进行比较。数据也可以揭示某些潜在的困难。

(2) 运用故事说话。使用被动员人熟知的事情或案例,以引起情感的共鸣。

(3) 明确利害关系所在。动员别人和其他组织参与必须有"诱惑",即为什么要参与、参与了对他们有什么好处、不参与又有什么坏处,切记不能仅仅讲述大道理。

12. 社会动员的结果

(1) 人民群众积极主动地参与整个艾滋病预防与控制过程,包括确定社会需求,实施艾滋病全社会动员发展计划,以及评价防治艾滋病行动计划的实现程度。

(2) 强有力的行政与技术系统,非政府团体之间广泛的伙伴合作关系。

(3) 事实上,中国是在卫生领域内开展社会动员最早的国家。其中最成功的例子当属爱国卫生运动。

(4) 自1952年开始的毛泽东主席和周恩来总理亲自倡导和发动的爱国卫生运动是由各级政府组织、全社会共同参与,以改善社会卫生状况、提高人群自我保健能力为宗旨的群体性活动。

二、倡导

(一) 定义

(1) 倡导简单地说就是积极地支持某一事业,并争取其他人也支持它。

(2) 倡导就是讲出来,引起别人对一个重要议题的注意,而使指导决策者下决心。

(3) 倡导本身就是一种有效的解决社会问题的方法。

(4) 倡导不是对抗,只是提出和提倡某种观点。

(二) 倡导的作用

(1) 影响和教育领导人、政策制定者和执行者。

(2) 改革现行的政策和法律,发展新的计划。

(3) 创造更民主、更透明的决策机制。

(三) 倡导的相关人群(对象,联盟)

(1) 政府。

(2) 决策者(不同的专家)。

(3) 国际机构。

(4) 受益人。

(5) 盟友和合作伙伴。

(6) 边缘人群。

(7) 企业。

(8) 其他 NGO。

(9) 反对的团体(对立面)。

（四）倡导的程序

1. 确定问题——将什么问题列入议事日程

（1）不同的政策行动者通过自然产生的思想或严谨而有计划的研究来确认需要解决的问题。

（2）确认需要进行政策行动的问题（收集数据并进行研究）。

讨论：艾滋病倡导的议题有哪些？

思考：（1）如何在中国倡导自愿咨询检测？

（2）如何保证政府承诺？

（3）如何鼓励社区参与？

（4）如何增加男性的职责？

（5）如何改变妇女不平等的社会地位或经济地位？

2. 明确目标——具体的，并产生倡导策略（应用 SMART 原则）

（1）需要考虑的问题。

（2）政治气候。

（3）成功的可能性。

（4）支持倡导的资金。

（5）组织的能力。

（6）个人的能力。

3. 选择对象——谁对决策有影响力

（1）确定政策倡导的主要对象和次要对象。

① 主要倡导对象。

定义：指有权力直接影响倡导目标的实现的政策制定者和机构、组织。倡导活动的目的就是使他们积极支持政策的转变。

例子：当我们的倡导目标是通过一项法令，把性教育和艾滋病预防知识纳入中学课程时，我们倡导的主要对象可能是国务院总理、教育部部长、教育部分管教材编审的司长。

② 辅助对象。

定义：指能够影响决策者或主要对象的个体和群体。就能够影响决策者的观点和行动而言，这些"有影响的人"的观点和行动对于达到倡导目的同样重要。如果一些主要对象能够影响其他决策者，那么他们同时也是辅助对象。比如，国务院总理和卫生部部长就能够互相影响，因此，他们有时是主要对象，有时又是辅助对象。

例子：当我们的倡导目标是通过一项法令，把性教育和艾滋病预防知识纳入中学教育的社会课程之中时，我们倡导的辅助对象可能包括全国中等教育教材编审专家组，以及影响这些决策者的读物和媒体等。

（2）考察倡导对象的方法与技巧。

方法：利用观察、调查、深入访谈等方法了解主要和次要倡导对象对倡导内容和目标的看法和态度。

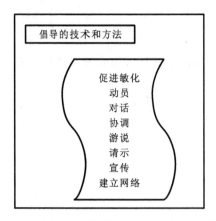

图 6-1　倡导的技术和方法

意义:做到有的放矢,便于确定相应的倡导活动和交流渠道。

(3) 倡导的技术和方法。

倡导的技术和方法如图 6-1 所示。

4. 传递信息和内容——如何更好地沟通

(1) 明确信息的五个主要组成要素。

① 内容或想法:你想与对象交流什么看法,你希望他的唯一想法是什么,你想用什么样的论点和理由来说服倡导对象。

② 语言:你选择什么样的语言来使自己的信息得到清楚而有效的表述,这些语言对倡导目标是否合适。

③ 提供信息者:倡导对象会响应谁,会相信谁的话。

④ 形式或媒体:为了产生最大影响,你将采用什么方式传达信息,比如,会议、书信、宣传册子、广播等。

⑤ 时间和地点:传递信息的最佳时间是什么时候,有什么可以增强信息的可信度而使信息在更具有政治影响的地方传递?

(2) 传递信息的注意事项。

① 在较长时期内,通过各种渠道,不断向倡导对象灌输一致的信息。

② 应该确保倡导对象信任信息源,即传达信息者。

③ 倡导对象必须要理解你的信息。使用目标群体的"语言",避免使用专门术语或技术词汇。

5. 建立支持网络——寻找适当的和更多的支持者

倡导网络:指为了达到针对某一个特定问题的政策、法律或项目转变目的而在一起工作的组织和个人。

意义:让更多的人和组织把倡导目标当成自己的工作目标。

6. 实施倡导——采取行动,协调一致

倡导目标明细表如表 6-2 所示。

表 6-2　倡导目标明细表

倡导目标:			
行动	所需资源	负责人	时间安排

7. 效果评估——总结结果,制订下一步工作计划

在倡导中,对倡导活动进行经常性的评估,是确保倡导目标实现的重要手段。

评估的目的不是为了给一项活动打分,而是为了从活动中得到有益的信息和反馈,在必要的情况下作出适当的调适,改变倡导战略,以保证实现目标。

(五) 评估的工作

针对以下几个倡导战略的阶段,提出相应的评估问题。

(1) 倡导问题。
(2) 倡导目标或目的。
(3) 倡导对象。
(4) 信息开发。
(5) 资料收集。
(6) 督导和评估

例如,倡导目标的问题,即在实现倡导目标的过程中遇到了哪些阻力,如何克服这些阻力,如果你的倡导目标看起来无法实现,要不要改变它,你能否通过妥协或协商部分地实现目标。

阅读材料

社会动员的概念方法与过程

1. 社会动员的概念

联合国儿童基金会曾经给社会动员作如下定义:社会动员是一项人民群众广泛参与,依靠自己的力量,实现特定的社会发展目标的群众性运动,是一个寻求社会改革与发展的过程。它以人民群众的需求为基础,以社区参与为原则,以自我完善为手段。这一概念包含了以下几方面的内容。

(1) 实现社会发展目标是社会动员的目的,也是社会动员的动力。具有一个宏伟的社会发展目标,才可能动员和激励社会各阶层为之奋斗。例如,WHO 在 1979 年提出的"2000 年人人享有卫生保健"的目标就是一个令人鼓舞的社会发展目标。这一目标反映了全世界人民的心愿,因此被确认为全世界政府和人民共同的努力方向,得到了一致响应。

(2) 社会动员的过程是一个在社会各阶层、各部门之间建立对话机制,建立伙伴式的合作共事关系的过程。社会动员的目的是实现社会发展目标。为了实现这一目标,必然要动员社会的各个方面,包括各级管理者、决策者、技术人员、专业学术团体、宗教组织、工商业界、社区、家庭和个人。因此,需要强有力的协调和激励机制来推动。其目的在于发动群众、领导、党政机关以及群众团体参与。尽管在某些情况下,社会各界对于某些社会事业的支持是被动的、不自觉的,但没有社会的普遍认可,社会动员就不可能成功。总之,广泛的群众基础是社会动员成功的必备条件。

（3）动员必要的社会资源，进行有效的信息传递，争取跨部门的合作，建立多学科的联盟，是关系到社会动员成败的关键。

（4）社会动员不可能一蹴而就，需要持久的努力，需要长远的战略规划。因此，这一运动也是有计划的、非中央集权的组织过程。在此过程中，要求参与者共同努力，互为补充，以追求社会发展的共同目标。

社会动员的结果应该是：人民群众积极主动参与整个管理过程，包括确定社会需求、实施社会发展计划，以及评价社会发展目标的实现程度。社会动员的结果还应体现在强有力的行政与技术系统，非政府团体之间的广泛伙伴合作关系。

综上所述，社会动员就是把社会发展目标转化成社会行动的过程。一旦它的发展目标真正反映了人民群众的需求，社会各界、各阶层广泛参与，人力、物力和财力资源又有保障，社会动员的目标就能够实现。

2. 社会动员的必要性

1）社会动员的必要性

社会发展的历史经验证明：发展是一个社会变革的过程，而社会变革必然要面对机遇和挑战。几十年来，世界卫生管理领域里面临的挑战主要有以下两方面。①健康状况存在巨大差异。这种差异包括国家间的差异和国家内部的差异，全世界有十亿人陷于贫穷、营养不良、疾病和绝望的恶性循环之中，成千上万的妇女儿童得不到基本的卫生保健服务。发展中国家的孕产妇死亡率超过发达国家一百至二百倍。平均期望寿命相差几十岁。目前这种差异仍在不断扩大。②社会发展的不平衡现象在世界各国广泛存在，无论是发达国家还是发展中国家，卫生资源大部分集中在大城市，主要是为少数人服务的、昂贵的、复杂的技术，忽略了为大多数人提供初级卫生保健服务。这样的全球环境便迫使那些为了人类发展而致力于促进社会变化的人们负起责任，必须履行其义不容辞的社会使命。

上述两方面问题并非仅靠卫生部门就能够解决。面对这些挑战，有关方面专家曾经提出过一系列方法。主要对策有：改善中央计划体系，政治承诺与支持，社区参与社会发展项目的决策和执行过程。专家们还认为，改变社会发展项目的组织工作，有利于项目的发展。由"独家经营"改为"多方合作"，有利于调动各方面的积极性，有利于筹集必要的人力、财力、物力资源。因此，有必要在进行社会发展项目的计划和执行过程中，进行社会动员方面的培训和研究。

2）动员社会力量进行卫生保健

由于社会的进步和科学技术的发展，当代医学模式已由过去单纯的生物医学模式向生物-心理-社会医学模式转变。影响居民健康的主要因素除了生物因素外，还与政治、经济、社会、文化和心理等因素息息相关。减少和控制疾病的发生，已经不单单是个人的活动，而成为整个社会性运动和措施。同样，要使卫生保健领域的社会动员取得成功，只用一种医学方面的干预，或在一个部门范围内采取广泛的卫生保健措施是不够的。保护和增进人民健康不仅是卫生部门的基本任务，也是国家和世界发展的重要社会目标。在保健和发展领域内,人们对动员各种社会力量的必要性认识正在增强,社会动员包括各种各样的行动,以及在各条战线上动员。

与其他任何领域相比,国际卫生保健教育和交流领域的技术进步更为迅速。近三十年来,交流技术的突破性发展已为信息传播创造了良好的条件,知识的迅速传播和技术的迅速推广改进了全球信息传播的模式。收音机、录音带、电视、录像带、计算机集成块和卫生通信网络极大地拓宽了图像和信息的传播渠道。这些信息传播的渠道均可用来传播卫生保健知识及相关知识,增强社会、家庭和个人的保健意识,从而提高居民的自我保健能力,提高居民的健康水平。

基层的活动,尤其是社区的参与,是取得社会动员成功的必要保证。许多技术上可靠、符合成本效益并为广大居民所接受的技术,如儿童计划免疫之类的新的科技突破,已经给人类带来福音,但这些适宜有效的预防保健措施还要通过基层保健的服务体系来实现。而提供的预防保健服务及传播的健康知识也只有居民的积极参与才能得以实现。目前,我们必须果断地运用现有技术,通过全社会的积极参与,以满足当前卫生保健的需要。

3) 增强机构能力

动员是一个与战争相关的术语,社会动员最初是指被战时的热情所激发的寻求促进变革和发展的有计划的大规模运动,旨在发动群众支援战争。后被引用作为社会发展的策略。而正式将社会动员这一概念引入卫生领域是在1990年9月召开的联合国世界儿童首脑会议上。这次会议宣言指出:20世纪80年代的经验说明,只有通过动员社会各部门的力量,包括那些习惯上并不认为儿童生存与保护是其工作重点的部门,才能取得巨大的进步。为了遵循落实首脑会议制定的行动目标,各机构必须全面扩大各自的工作范围,尤其要增强社会动员的过程。因此需要大量增加受过社会动员方面培训的人员。

儿童权利公约的签订和世界儿童问题首脑会议的召开加速了社会动员工作的进程。目前,联合国儿童基金会在社会动员过程中起到了先锋作用;此外,世界卫生组织亦在1991年号召并开展了社会动员方面的各项工作。这两个组织在防治各种传染性疾病和妇幼保健项目中已有40余年的伙伴关系。双方共同召集了1978年在阿拉木图举行的初级卫生保健大会,并在儿童生存与发展活动中进行了合作(包括极其成功的全球儿童计划免疫项目)。此外,世界卫生组织和联合国儿童基金会还在世界儿童问题首脑会议的后续行动中积极开展了合作。自此,社会动员在国际上引起越来越多的关注。许多重大的卫生领域中的国际合作项目都将社会动员作为首要的策略。

事实上,中国应是在卫生领域内开展社会动员最早的国家。其中最成功的例子当属爱国卫生运动。自1952年开始的毛泽东主席和周恩来总理亲自倡导和发动的爱国卫生运动是由各级政府组织、全社会共同参与,以改善社会卫生状况、提高人群自我保健能力为宗旨的群体性活动。目的在于通过这一形式提高各级领导和广大群众的社会卫生观念,把全社会的力量统一组织起来,在致力于普及卫生知识、增强保健意识、消灭病媒虫害、改善卫生条件、提高居民生活质量和环境质量、保护人民身体健康方面起到了很大作用。

3. 社会动员的意义

(1) 健康是一项基本人权。维护居民的健康是各级政府的责任,也是社区家庭及居民个人的义务。

(2) 社区参与是实施初级卫生保健的基本原则。

(3) 预防为主。降低孕产妇儿童死亡率,保护妇女儿童的健康,应以预防和保健为主,而大量的预防保健措施只有依靠基层才能完成。

(4) 健康和社会经济发展密切相关。只有最广泛地动员社区一切可以利用的资源才能有助于实现特定的健康目标。

(5) 传播手段的进步为社会动员创造了良好的条件,使组织推行社会动员具有可能。

4. 社会动员的手段

1) 信息的传播

(1) 信息传播。

传播是一种社会性传递信息的行为,是个人之间和集体之间以及个人与集体之间交换、传递新闻、事实、意见和信息的过程。

在动员方面,交流传播具有关键性的作用。正确的信息肯定是健康教育的基本组成部分,有必要将现代传播媒介与传统交流方式(如人际传播)相结合,用于倡导政治主张、促进社区参与、得到专业人员的支持、采取具体的行动步骤、提供所需的资源。

信息传播并不能取代其他卫生服务,但它是使其他卫生服务得以恰当使用所必需的,如免疫接种,科学家制造出多种防病疫苗,但是,如果人们不去免疫接种,科学家的成果便毫无价值。信息传播在社会动员中有如下作用:在决策层,传播的作用在于创造一个认识和支持的决策环境,因为资源分配是社会发展项目成败的关键环节之一;在基层,传播着眼于社区和个人的多渠道参与;在中层,传播起着承上启下,沟通政府与社区的作用。传播具有三大功能:制造舆论,达成共识;建立机制,合作共事;提高效率,增进效益;

(2) 信息传播的形式。

① 人际传播,是指健康教育工作者针对受教育的具体情况,通过传播知识并传授有关维护健康技能,说服其改变不健康状态及行为的过程。

② 大众传播媒介,是指用于大众传播过程的技术性媒介。当代大众媒介分为两大形态:一是印刷媒介,如报纸杂志、宣传栏等;二是电子媒介,如广播、电视等。

2) 社会市场学技术

社会市场学是运用商业市场学的基本原理和技术,根据受众的需要设计社会发展项目,通过恰当的传播途径,实现既定的社会发展目标。社会市场学的基本要素包括产品(production)、价格(price)、地点(place)和促销(promotion)。

(1) 社会市场学的基本技术如下。

① 受众分析。利用定量分析技术,分析某一部分具有共同特征的人群的需求和需求特点,通过他们乐于接收的传播交流方式,向特定受众提供特别设计的产品或服务。

② 检验。检查和验证现有产品或信息的效度,提高效益。

③ 激励机制。激励机制包括如何调动工作人员的积极性和如何激发顾客的需求两方面。

(2) 社会市场学的优点:了解受众;运用定量分析技术;运用激励机制;严密的监督管理过程;有效地利用大众传播媒介;立足当前,正视现实;注重需求信息的准确性;承认价格准则的作用。

(3) 社会市场学的缺点:需要巨大的人力、财力和时间投入;市场要素在社会服务领域,如教育、卫生等领域并不完全存在;大众传媒的商业化严重影响社会公益事业的传播。

3) 人员培训

人员培训是对负有某种责任的人员进行专门知识传播和技能训练的过程。培训的目的是为了使受训者学习和掌握某项专门工作所需要的知识和技能,社会动员中的人员培训旨在强化各类人员在社会卫生项目中的有关的知识能力而确保项目的顺利进行。

常用的培训方法包括讲授法、讨论法、模拟法、角色扮演、演示法、案例分析、练习、实习。

4) 管理技术

(1) 计划是对项目未来行动方案的总体设计,是社会动员中所需要的基本技能。社会动员本身就是有计划的大规模的群众运动。完善的计划是社会动员成功的保障。

制订一个完整的计划的过程包括:收集分析背景资料,包括社会经济状况、人口状况、卫生资源状况、卫生服务状况、健康状况等;在分析的基础上,找出项目及社会动员所面临的主要问题;确定目标;制定策略;拟定具体行动及行动日期;确定后勤保障和财务管理。

(2) 实施。计划通过社会各阶层的广泛参与得以实施,在实施过程中,管理工作应包括:制订行动计划,把计划中的活动具体化;组织与激励,鼓励项目中各个阶层的人员高效地完成各种工作;检查与控制,确保计划中的各项活动按时、按质、按量完成。

(3) 评价。评价是管理中一个主要过程。严格地讲,它涉及整个管理过程。其目的在于计划的制订和对实施的不同环节进行分析,总结经验,吸取教训,借以改进当前的各项活动,从而进一步完善计划。卫生项目评价的内容包括:适合程度,确切程度,进度,效率,效果,影响。

5. 社会动员的过程

1) 确定动员对象

(1) 领导。各种社会卫生项目都在力争缩小贫富间在享受卫生服务和卫生资源的利用方面的差距,增进人民的健康水平。然而这种努力如果没有强有力的领导是难以实现的。要利用各种机会,大力宣传,积极主动地争取各级领导从政策上对健康需求和有利于健康活动的支持,使各级政府把发展卫生事业当做政府的职责,将卫生行为作为当地政治经济发展的一部分。不仅要统筹规划,增加"健康投资",保证提供必需的卫生资源,而且要制定正确的方针、政策,加强指导,保证卫生保健事业与社会经济的发展同步增长。同时,更要创造各种机会,利用各种手段,如会议、广播、电视等,让各级领导出面宣讲卫生项目在社会经济发展中的重要地位和作用,建立社会支持环境,以利于群众作出抉择,保证人民参与"人人享有卫生保健"目标的实现。

(2) 社区家庭与个人。在改善居民健康的过程中,社区和居民应发挥重要的作用,积极动员社区的决策者,使他们充分了解各种社会卫生项目的意义和方法,认识到必须对社区居民的健康负责任。要注意发挥家庭成员在健康促进、健康保护中的作用,认识到人人有权享受基本卫生保健,人人也都有义务参与,每个社会成员必须积极参加社区的卫生保健活动,改变不良的卫生行为和生活方式,提高自我保健的能力,把政府的决心和群众力量紧密地结合起来,保证社会群体健康处于良好的状态。在社会动员的过程中,要为社区群众提供有关知识和技术,促使个人和家庭积极参与社区规划,让群众参与项目的设计与评价。社区政府应对政府组织、非政府组织甚至个人之间进行协调,加强政府对社区卫生事业的领导是项目成功的保证。社区领导不仅是经济生活的领导者,同时,也应是卫生保健事业的领导者。当社区干预成为政府行为时,就能在政策、环境、经费及人员等方面给予支持,对社区行动起到保证作用。

(3) 非政府组织。非政府组织在社会发展的地位日益重要,宗教团体和其他社会团体、基层组织的作用也愈显突出。如在我国计划免疫的社会动员中,共青团、妇联、工会组织和宗教团体等组织发挥了很大的作用,在少数民族地区,尤其是要提高关键人物(如宗教领袖)对卫生项目的认识,让其用适当的方式、途径向广大居民宣传卫生项目的意义,可能会比政府官员的动员还要有效。

(4) 专业人员。专业人员是卫生服务的提供者,尤其是基层卫生工作者,他们的生活、工作在居民中间有着很大的影响力,他们的行为不仅对更多的居民享有卫生保健服务产生直接影响,同时在与居民的接触中,他们的言行在很大程度上影响着居民的健康意识和健康行为。因此,卫生项目动员专业人员的自觉参与是至关重要的,要加强对专业人员的培训,提高其技术水平,明确其职责和权力。

(5)舆论领袖。当人们尊重某个人时,通常总是向那个人请教。当受尊重的人讲话时,其他的人就会听从。受尊重的人被称为"舆论领袖",因为社区中的其他人珍视他们的意见和想法。舆论领袖通常都有一批崇拜者。每个部门或每个集团都可能有他们自己的舆论领袖。拜访你所在乡镇中的舆论领袖,了解他们对社区福利方面的观点,了解他们对改善社区卫生方面有什么意见,征求他们的建议,把你自己的意见告诉他们,并要求他们参与一项地方项目。如果他们接受了你有关社区卫生的意见,他们就可能在对别人的建议中转达你的意见。舆论领袖在鼓励其他人采取讲卫生的行为并支持他们努力这样做时起着重要的作用。

2)分析动员对象的特征、需求

社区的充分参与是社会动员的结果,而社区参与是人们的一种行为。

人们的行为的形成有许多原因。如果我们要用健康教育来鼓励有益于健康的生活方式,就必须了解形成可以造成疾病或防止疾病的不同行为的原因,这种了解将有助于我们选择正确的教育方法来对待面前的问题。影响行为的因素有许多,主要有知识、信念、态度、价值观等。

3)建立良好的关系

为了进行成功的社会动员,你必须与你的动员对象建立良好的人际关系。如果人们喜欢你、依赖你,并且他们与你在一起时感到很愉快,那么,在动员他们时,你就会处于一个较有利的地位。

如果你要建立良好的关系,必须让大家看到你致力于你的工作。使他们感觉到你并不是可望而不可即的,而且要让人们相信你所做的工作是有意义的,在向你的动员对象解释你的工作的同时倾听他们的意见,对他们的需求和问题表示关心,当他们有需要的时候,应随时提供帮助。

4)确立对共同问题的认识

(1)传播者要与传播对象达成共识必须注意以下几方面:对项目的意义有深刻的认识,对项目的内容有深入的了解,自觉、自愿地投身于项目之中。

(2)达成共识的途径。

① 开发领导。开发领导的场合可包括正式场合、非正式场合;开发领导的途径可包括汇报、游说、开会、参观、访问、观察等。

② 开发社区居民。方法有大众传播媒介(如报纸、广播、电视等)、人际传播媒介(如举办各种培训班、医生具体指导等)。

③ 开发专业人员。方法有开会、培训班、参观、学习等。

④ 开发宗教领袖及其他权威人士。方法有汇报、游说、开会、参观、访问、观察等。

⑤ 开发其他系统的相关人员。

5) 鼓励参与

在健康教育中,参与意味着一个人、一个群体或一个社区主动与卫生工作者或其他人合作,以解决他们自己的问题。从发现问题到解决问题,在每一个阶段积极参与都是必不可少的,在你与人们或社区建立了良好的关系后,就要立即鼓励他们参与,使用你的交流技巧,鼓励人们发言并认真倾听。

(1) 参与发现问题。如果卫生工作者对一个社区的居民说,"我们知道你们的主要问题是什么",那么就错了,卫生工作者的确能看到很多问题。他们可以看临床记录,知道许多人患了疾病。他们也可以视察社区,看到垃圾四处堆放。但是,除非社区居民也明白这是一个问题,否则他们是不会对解决问题感兴趣的。卫生工作者要鼓励人们发现他们自己的问题,这样才能对解决问题有所准备,才能有助于建立相互依赖与牢固的关系。

(2) 参与寻求解决问题的方法。

不同社区拥有不同数量的资源,有着不同的信仰和价值观,有着不同类型的领导者。解决问题的方法必须同个人和社区的实际情况相适应。卫生工作者可以提出建议,但首先应倾听群众的意见,并与有关人员仔细审议每一条建议以确定是否可行,然后鼓励人们选出对他们来讲是最好的、最容易接受的解决问题的办法。

(3) 参与行动。

(4) 参与评价。在项目或计划的活动期间,应在整个过程中评价其进展。同样,在项目结束时,要评价其成败。通过人们讨论项目执行的结果,可以教给他们许多知识。如果他们知道一个项目或行动成败的原因,那么就会在下次做得更好。

第二课　羞辱与歧视

学习目标

(1) 了解与艾滋病相关的羞辱与歧视的定义,理解与艾滋病相关的羞辱与歧视产生的原因。

(2) 了解与艾滋病相关的羞辱与歧视的表现形式,了解羞辱与歧视问题对于艾滋病防治工作的重要性。

(3) 掌握减少和消除羞辱与歧视的方法与措施。

所需时间 45 分钟

课程内容具体安排
内容一：羞辱与歧视的定义，以及与艾滋病相关的羞辱与歧视产生的原因。
教学方法：PPT 讲授
所需材料：PPT
所需时间：5 分钟
内容二：羞辱与歧视的表现形式及其影响。
教学方法：提问、PPT 讲授
所需材料：PPT、白纸、记录笔
所需时间：15 分钟
内容三：减少和消除羞辱与歧视的方法与措施。
教学方法：PPT 讲授
所需材料：PPT
所需时间：20 分钟
内容四：分享与讨论。
教学方法：提问、讨论
所需材料：白纸、记录笔
所需时间：5 分钟

羞辱与歧视

自艾滋病被发现以来，羞辱与歧视一直伴随着艾滋病的流行。与艾滋病相关的羞辱和歧视（HIV/AIDS related stigma and discrimination）是一个世界范围的问题。在 2001 年 6 月召开的联合国大会艾滋病特别会议通过的《承诺宣言》中强调了解决由艾滋病引起的羞辱和歧视问题的重要性。

早在 1987 年，Mann J. 根据疾病自身及社会影响将艾滋病病毒（HIV）/艾滋病（AIDS）的流行分为三个阶段：HIV 的流行（HIV 在未引起人们注意时静静地进入了社区）、艾滋病的流行（出现在艾滋病病毒引起的致命感染阶段），以及 HIV/AIDS 相关的羞辱与歧视的流行（该流行导致了难以采取有效措施解决前两个流行）。由于与艾滋病有关的羞辱和歧视导致人们看不到流行，并使流行转入地下，从而使预防工作难以开展。Mann 强调第三阶段是全球艾滋病面临疾病自身挑战的关键时期。

在世界范围内，与艾滋病相关的羞耻和羞辱使人们无法对流行的原因及应采取的应对措施进行公开地讨论，也使艾滋病感染者和受艾滋病影响的人感到惭愧和羞耻，没有机会发表自己的观点，以及担心得不到重视，其结果是，许多国家的政治家和决策者否认存在艾滋病问题，否认应采取紧急应对措施。

与艾滋病有关的羞辱还带来了许多其他方面的影响，尤其是在艾滋病病毒感染者和患者如何看待自己的心理作用方面。有些人会因此而消沉、丧失自尊心和处于悲观失望的心理状态之中。人们由于害怕了解是否被感染、害怕别人的反应，因而妨碍了预防措施的采取。由于认为采取不同的行为会引起人们怀疑自己的艾滋病感染状况，导致了那些有感染危险、受艾滋病影响的人继续从事不安全的性行为，导致艾滋病病毒感染者和患者被错误地认为是"问题制造者"，而不是帮助控制和应对艾滋病流行的问题解决者。在全世界的许多国家都有艾滋病病毒感染者和患者，由于血清阳性遭到羞辱、歧视的记载。在工作场所、学校、医疗系统和社区，人们可能没有得到艾滋病不会通过日常接触传播的宣传教育，也许不知道只要采取了相对简单的措施就可以避免感染等知识。缺乏这些知识会导致人们羞辱和歧视感染者或被认为会感染艾滋病病毒的人。以社会性别为基础的羞辱和歧视尤其值得一提。男女两性能力之间的不平等关系进一步强化了社会性别关系，它与歧视妇女密切交织在一起，这就意味妇女不可能对违背自己意愿的或非保护的性行为说"不"，这对艾滋病流行无疑是雪上加霜。

由艾滋病带来的羞辱和歧视造成的影响并没有到此结束，它还影响着社会建设性地应对艾滋病流行带来的毁灭性后果的能力。尽管艾滋病流行已经造成了灾难性的影响，但是由于羞辱和歧视，由于害怕公开自己的感染状况，对艾滋病问题仍是一片沉默，应对行动仍然缓慢。如在1999年，估计撒哈拉有86万儿童因艾滋病失去了教师。在赞比亚，每年死于艾滋病的教师人数相当于国家每年培训的新教师人数的一半。类似情况在许多国家政府员工中也存在。这种灾难性后果呼唤人们要采取更多的行动。其中一部分就是要解决普遍存在的由艾滋病引起的羞辱和歧视。

尽管全球在艾滋病预防与控制方面作出了巨大的努力，但与艾滋病相关的羞辱与歧视仍然十分普遍，而羞辱与歧视问题的存在已经或将加剧艾滋病在全球的流行。在中国，羞辱和歧视现象也广泛存在。虽然经过多年的努力，歧视现象有所减少，但仍是一个需要认真对待的重大问题。

一、何谓羞辱与歧视

与艾滋病相关的羞辱和歧视是指对艾滋病病毒感染者、艾滋病患者及相关人群、相关行为的歧视，也包括高危人群及其家人等的羞耻感和自我歧视。

(一) 羞辱

1. 定义

羞辱(stigma)，原意是"烙印"，最早来自于古希腊，指古代囚犯脸上的刺青，也指被道德规范认定为不正常或不好的身体征候。目前羞辱通常是指人们觉察到的一种负面的属性，它常常会使带有负面属性的个体或群体远离或逃避正常的社会阶层，且这种远离或逃避含有自我贬低的意思。被羞辱者是指带有负面属性的人，被羞辱者具有这种"负面属性"的影响力超过了他的其他任何特征，并使周围的人远离他。艾滋病相关的羞辱是指针对被认为感染了HIV的人的羞辱。"被认为感染了HIV的人"既包括实际感染了HIV的人，也包括由于具有某些特征而被人们认为感染了HIV

但实际上并未感染的人。具体而言,艾滋病相关的羞辱的对象包括 HIV 感染者和艾滋病患者、被认为感染了 HIV 的人、与 HIV 感染者和艾滋病患者有关的非感染者(如配偶、性伴、家人等)。在许多国家,对 HIV 感染者和艾滋病患者或者怀疑感染 HIV 者和艾滋病患者使用贬损的、羞辱的用词,如性乱的人、与许多女性有性关系的男性、妓女、血很脏的人、阴沟的蠕虫、有罪的人、神遗弃的人等。

2. 分类

羞辱又分为两种:感知的羞辱(felt/perceived stigma)和实际羞辱(enacted stigma)。前者是指被羞辱者自己的羞耻感,后者则是指被羞辱者实际遭受到的歧视。一般来说,"感知的羞辱"发生在前,被羞辱者自身的羞耻感常会阻止实际羞辱的发生。感知的羞辱、尤其是对实际羞辱的恐惧,比实际羞辱更易引起个体的痛苦,而且对其一生都会产生长远、深刻的影响。有些研究者认为把"enacted stigma"称为"experienced stigma"更合适,因为后者更确切地表达了"亲身经历"的含义。

(二) 歧视

歧视英文为"discrimination",英汉词典中一般解释为"差别待遇",是指由于固有的个人差异,不管是否有任何理由,而采取对人产生影响的任何形式的区分、排斥或限制。歧视有广义和狭义之分,前者是指由于个人的固有特征对其区别对待,而不管这种对待是否有理由;后者则考虑了区别对待的理由,如果这种区别对待具有合理、客观的标准,则不构成歧视。

Goffman 认为,歧视是人们不公正地对待那些具有令人厌恶的、使人丢脸的特征的特殊人群。它是一种通过边缘化、排斥、强制等手段对特殊人群进行社会控制的有效措施。Dovidio 等人把歧视定义为将具有某种特征的人排除在正常的社会交往与社会活动之外。

联合国艾滋病规划署(UNAIDS)《识别 HIV/AIDS 相关歧视草案》将"HIV/AIDS 相关的歧视"定义为"根据确定或可疑的 HIV 血清学或健康状况,在同样的情况下给予不公平的区别对待"。《识别 HIV/AIDS 相关歧视草案》认为 HIV/AIDS 相关的歧视是狭义的歧视,是"无端歧视(arbitrary discrimination)"。这是因为在某些情况下有必要对 HIV 感染者加以区别,比如禁止 HIV 感染者献血,这是为了保证更多的人的安全,因此不应视为歧视。

(三) 与艾滋病相关的羞辱和歧视产生的原因

与艾滋病相关的羞辱和歧视产生的原因,既有艾滋病本身的生物学特性,又有复杂的历史、文化及社会背景的因素。

(1) 人们对致死性严重传染病的恐惧。

艾滋病是一种目前尚无疫苗预防、病死率极高,且目前无法治愈的严重传染病。它在人群间传播,损害人们的健康,给病人及其家庭造成负担,影响到他们的社会地位,甚至造成死亡。因此,与那些不能带来明显威胁的疾病相比,艾滋病患者往往会受到更多的歧视。与过去人们面临天花、鼠疫、霍乱等病死率极高的疾病威胁时作出的反应一样,人们面对艾滋病最常见的反应是逃避并远离威胁,这种逃避与远离威胁就表现为歧视。卫生部 2004 年对我国 3 247 名居民的调查显示,城乡居民对艾滋病及艾滋病患者的歧视与恐惧心理普遍存在,恐惧的主要原因是艾滋病的不可治愈性与高病死率。由于艾滋病是一种致死性疾病,能对人们的生活造成很大威胁,因此,恐惧与远离威胁是产生艾滋病相关歧视的原因之一。

(2) 人们对疾病缺乏了解,害怕感染 HIV。

人们对艾滋病知识的缺乏加剧了对艾滋病及艾滋病患者的歧视与恐惧心理。如卫生部 2004 年调查显示,人们对艾滋病传播途径的误会程度越深,对艾滋病及艾滋病患者的恐惧与歧视心理就越强。我国城乡居民对于"咳嗽、打喷嚏"、"蚊虫叮咬"不会传播艾滋病的正确认识率分别为 69.9% 和 33.0%。对于"共用办公用品、共同办公"、"共用餐具、共同进餐"、"握手、拥抱、礼节性接吻"、"共用马桶、浴室、游泳池等公共设施"等日常接触行为不会传播艾滋病的正确认识率分别为 57.1%、50.2%、48.8% 和 29.8%。

(3) 人们总认为艾滋病与一些行为有关,而这些行为已经引起他人的羞辱与歧视,如男男性行为者、吸毒、性服务等。

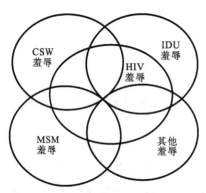

图 6-2 HIV 羞辱与其他羞辱的关系

有人认为 CSW、IDV、MSM 等几种羞辱和歧视有部分重叠之处(见图 6-2)。

(4) 多数人认为 HIV 感染者应对自己的疾病负责,从而使 HIV 感染者不断受到社会的谴责。

(5) 人们认为艾滋病患者患病是道德败坏的结果(如男女乱交、越轨行为等),理应受到惩罚。

社会中人们普遍认为艾滋病是由于不道德的行为引起,只有吸毒者、性工作者或男男性行为者才会得艾滋病,那些遵守社会伦理道德、不吸毒、不发生性乱等行为的人不可能得艾滋病。社会中普遍存在的社会规范、道德与宗教准则,使人们认为性乱、吸毒等引起艾滋病的行为是对社会伦理道德的一种威胁。因此,得了艾滋病的人应该受到惩罚,他们应该为自己不道德、不负责任的行为负责。有研究表明,与因输血而感染艾滋病的人相比,人们会更加远离和看不起因吸毒、性乱等途径感染 HIV 的人。

(6) 媒体对艾滋病不恰当的宣传。

在艾滋病流行早期,"得了艾滋病必死无疑"、"艾滋病是一种惩罚"、"艾滋病是令人恐惧的"、"超级癌症"、"瘟疫"、"吸毒者得的病"、"外国人得的病"、"同性恋瘟疫"等词语经常出现在广播、电视、报纸等大众媒体上。此外,在媒体中常常出现的"无辜的艾滋病受害者"的宣传,隐含着这样的信息:有些人得艾滋病是由于他们的行为造成的,是咎由自取,罪有应得。媒体宣传使人们对艾滋病形成了一些固有的、但很不准确的理解,为艾滋病相关歧视的产生奠定了基础。2001—2005年,天津、上海、温州、福州、南京、西安、银川、济南、兰州、南宁、广州等大城市广泛流传"艾滋针刺谣言"。在此期间,我国新闻媒体的部分记者和编辑持有所谓艾滋病患者一定会报复社会的观点,在公共舆论中营造了一种敌视艾滋病病毒感染者的声音,加重了人们对艾滋病的羞辱与歧视。

二、HIV/AIDS相关的羞辱与歧视的表现形式

HIV/AIDS相关的羞辱与歧视是目前HIV/AIDS防治工作面临的重要问题之一,它极大地阻碍了HIV/AIDS防治工作的进程,促进了HIV/AIDS的蔓延。对HIV感染者和艾滋病患者的歧视在社会生活的各个领域都有体现。联合国艾滋病规划署《识别HIV/AIDS相关歧视草案》提出可能存在HIV/AIDS相关歧视的10个关键领域:①医疗卫生;②就业;③司法程序;④行政管理;⑤社会福利;⑥住房;⑦教育;⑧生育和家庭生活;⑨保险和其他金融服务;⑩其他公共设施或服务的可及性(如葬礼服务)。其中,卫生保健领域名列榜首。与HIV/AIDS相关的羞辱与歧视主要体现在以下方面。

(一) 政策与法规方面

HIV/AIDS相关的羞辱与歧视在社会水平上多体现在政策、法规的制定上,人们普遍认为这些政策、法规对于保护"一般人群"是十分必需的。这些规定包括强制性的筛查、检测和病例报告,限制HIV感染者或艾滋病患者获取医疗保健服务,禁止PLWHA从事某些职业,对HIV阳性者的隔离、拘留、强制治疗及限制PLWHA的出国旅游与移民等。在HIV流行初期,有许多关于非洲留学生在欧洲或亚洲遭到拘留或被遣送回国的报道。

(二) 制度方面

1. 医疗卫生系统

医疗服务过程中对PLWHA的羞辱与歧视事件也时有报道。目前全球卫生保健领域对PLWHA的歧视问题比较突出。联合国艾滋病规划署《识别HIV/AIDS相关歧视草案》指出,卫生保健领域存在的7种最常见的对PLWHA的歧视情况为:拒绝提供治疗,采取不同的治疗,在不知情的情况下检测HIV,拒绝将HIV测试结果通知本人,就医限制、检疫、强制性扣留或隔离,向性伴或亲属强制性通知HIV/AIDS状况和泄密。

2005年,对亚洲几个国家卫生保健领域HIV歧视的状态进行研究发现,尽管在制度和法律上极少存在歧视,但是实际上这几个国家不同程度上存在歧视问题。在

中国、印度、菲律宾、泰国和越南五个国家中,中国的情况最差,联合国艾滋病规划署《识别 HIV/AIDS 相关歧视草案》中列出的 7 种 HIV/AIDS 相关的歧视行为都存在(见表6-3)。媒体对在医疗服务过程中对 HIV 感染者和艾滋病患者的羞辱与歧视事件也时有报道。

表6-3 亚洲几个国家卫生保健领域 HIV 歧视(2005年)

	法律					政策					实践				
	中	印	菲	泰	越	中	印	菲	泰	越	中	印	菲	泰	越
1. 拒绝提供治疗											√	√	√	√	√
2. 采取不同治疗						√					√	√	√	√	√
3. 不知情的情况下检测 HIV						√					√	√	√	√	√
4. 拒绝将 HIV 测试结果告知本人											√	√	√		√
5. 就医限制、检疫、强制性扣留或隔离	√	√									√				
6. 向性伴或亲属强制性通知 HIV/AIDS 状况		√									√				
7. 泄密											√	√	√	√	√

注:中、印、菲、泰和越分别指中国、印度、菲律宾、泰国和越南。

2. 教育和就学

在许多国家的学校里,都存在 HIV 阳性儿童、家庭成员为 AIDS 患者的无辜儿童受到 HIV/AIDS 相关的羞辱与歧视的现象,这些儿童常常会受到同学的奚落和欺负。在美国和巴西,歧视还包括禁止 HIV 阳性儿童参加集体活动或干脆将其开除。有些国家甚至剥夺 PLWHA 接受教育的权利。我国虽然实行"四免一关怀"政策,但是在实际教育和就学过程中,仍存在羞辱和歧视问题。

3. 就业与工作场所

在就业与工作场所存在的羞辱和歧视包括在就业前及工作期间强制性检测 HIV 抗体,发现 HIV 阳性者予以解聘或撤换,HIV/AIDS 相关的限制(如提升、调动、培训、进修等)以及已经泄露感染状态的 PLWHA 的自我羞辱感等。有工作人员拒绝与 HIV 阳性者或疑似 HIV 阳性者一起工作的报道。一项对我国 2001—2004 年在中央党校学习的部分领导干部调查显示,36.2%的人非常同意和基本同意"在工作提升、调动、培训或就业等方面限制 HIV 感染者的机会"。

4. 宗教制度

在有些地区,宗教领导人和宗教组织常常会利用自己的权利来维持而不是改变人们对 PLWHA 或受排斥人群的负面态度。例如,2000 年 7 月,在第十三届国际艾滋病大会上,非洲地区宗教卫生组织论坛发起了题为"宗教卫生组织打破 HIV/AIDS 沉默"的宣言,他们认为,宗教教义和伦理道德对于男性至上主义、男男性行为者以及拒绝接受 HIV/AIDS 现实等的立场,就是所有 HIV 阳性者都违反了教规,应受到应有的惩罚。这一立场加剧了 HIV/AIDS 相关的羞辱与歧视。

5. HIV/AIDS 研究项目

在 HIV/AIDS 研究项目中,研究者可能会将研究对象分为"一般人群"和"高危人群",而且采取预防措施防止 HIV 由高危人群向一般人群传播。这实际上可能会在不经意中导致 HIV/AIDS 相关的羞辱与歧视的发生,因为以高危人群作为研究对象实际上加深了 HIV/AIDS 与这一受排斥人群的关联。HIV 疫苗临床试验的开展也带来许多歧视的问题,很多人错误地认为自愿者接种疫苗后均感染上了 HIV,绝大部分自愿者都受到不同程度的 HIV/AIDS 相关的歧视。

6. 其他

其他存在的羞辱和歧视可体现在社会福利、住房、结婚生育、公共设施服务、保险及其他金融服务等方面。

(三)社区方面

HIV/AIDS 相关的羞辱与歧视在社区内的表现形式通常是谴责、惩罚等。社区人群经常会逃避或背后谈论他们怀疑的 HIV 感染者,少数极端的还会出现暴力的情况。如 1998 年 12 月,南非德班的一名妇女在世界艾滋病日向外界公布自己的 HIV 感染情况后,被其邻居用砖头活活砸死。

(四)家庭方面

HIV 感染者在家中也会受到羞辱与歧视,而且女性受到的歧视比男性或儿童更为严重。美国曾有一项关于 HIV 一方阳性夫妻的羞辱与歧视的研究,结果发现:由于一方阳性,导致夫妻之间的感情、正常的性生活都出现了问题,而且阴性一方的配偶也同样需承受来自外界的歧视。HIV/AIDS 相关的羞辱与歧视常会波及 PLWHA 的家庭、邻居、朋友甚至整个社区,这被称为"二级"羞辱与歧视,它是造成或加剧这类人群同社会隔离的重要因素。

(五)个体水平

在个体水平上,HIV/AIDS 相关的羞辱与歧视表现在:HIV 阳性者对羞辱与歧视的恐惧,使得他们宁愿封闭自己,以至于他们感觉自己并不是文明社会的一部分,并且难以得到他们所需的医疗关怀与支持。这种情况被称为主观上的羞辱,严重的可能会导致 HIV 感染者自杀身亡。

三、羞辱和歧视的影响

羞辱与歧视严重地影响感染者及其家庭成员过正常人的生活。羞辱与歧视将导致其失业、失所、被家庭抛弃、社区排斥、就学和婚姻受阻、活动受限、身体和语言遭受侮辱和威胁、防治服务受到干扰等不公正对待,甚至死亡威胁等。我国第一个直面公众的 HIV 感染者刘子亮身份暴露后,村里的人不买他家的农产品,不吸他给的香烟。印度等很多国家都发生过针对 HIV 感染者和艾滋病患者的谋杀事件。在加纳,知道妇女感染了 HIV 后,其他家庭成员拒绝和她们一起吃饭,不允许她们碰其他成员的物品。在非洲很多国家,妇女一旦被发现感染了 HIV,就会立即被送回娘家,甚至还有可能被杀死。

与此同时,羞辱与歧视也影响着人类同艾滋病作斗争,它是防止艾滋病进一步传播,为感染者和患者提供充分关怀、支持和治疗,以及减轻由艾滋病流行带来的影响的最大障碍。

在一个普遍歧视 HIV/AIDS 的社区,有感染 HIV 危险的人拒绝接受 HIV 抗体检测(尤其是在隐私和保密性难以得到保证的地方);HIV 感染者尽可能地隐瞒自己的感染状况,并拒绝采取阻断 HIV 传播的安全措施(如感染 HIV 的母亲坚持母乳喂养婴儿,从而增加其子女感染病毒的可能性);感染者如果向性伴或注射吸毒的伙伴隐瞒感染状况则会造成 HIV 的进一步传播;感染者甚至不愿向医务工作者透露自己的感染状况,从而不能获得及时的治疗。总之,羞辱和歧视会影响 HIV/AIDS 防治工作的顺利进行,从而导致艾滋病流行的扩大化。

较为理想的艾滋病防治应该是这样一个过程:在知情同意的情况下,鼓励 HIV 感染者检测;对检测出阳性者提供进一步的咨询、关怀和治疗服务。而让吸毒人员方便地得到清洁注射器和美沙酮,让有高危性行为的人方便地得到安全套和性病服务,是控制艾滋病在一个国家和地区流行的有效手段。然而,艾滋病羞辱和歧视却破坏了其中的一个或者若干个环节,中断了这种综合防治的连续性,对艾滋病防治工作的有效开展产生了广泛而严重的影响。

(一) 对 HIV 预防的影响

HIV/AIDS 相关的羞辱与歧视容易导致 PLWHA 隐瞒自己的感染情况,同时社区成员难以识别他人的危险行为,使得社区人群普遍认为艾滋病与自己相距甚远,他们不太可能愿意改变自己的行为,从而对 HIV 预防起着极大的阻碍作用。

(二) 对艾滋病自愿咨询检测(VCT)的影响

VCT 是鼓励有过危险行为的人进行自愿的艾滋病检测,通过检测可以尽早确定他们是否感染 HIV,促使他们减少危险行为,采取和保持安全行为,帮助 HIV 感染者获得社会的支持、科学的治疗,以保护家人和朋友。歧视使部分处于 HIV 感染高风险的人群不敢接受检测,或者有意推迟检测时间。1996 年,Stall 等人的调查发现,在 828 名不知道自己 HIV 感染状况的有过同性或双性性行为的男性中,三分之二的被调查者不去做 HIV 抗体检测的原因是怕查出 HIV 阳性后,受到他人的歧视。大部分人表示:"我害怕检测结果会影响我和他人的关系"、"我害怕检测结果会使自己被抛弃。"

2004年,北京市疾病预防控制中心开展了HIV抗体免费检测服务。但是,开诊了3个月,前往接受咨询检测的人数与需要检测的实际人数差距较大。经了解,部分想来咨询的人员担心别人知道后会认为自己行为不轨,瞧不起自己;另有部分人即使有高危行为,也不愿意咨询,更不愿意接受检测,他们害怕检测结果呈阳性后本人和家人遭到歧视。《2004年中国艾滋病防治联合评估报告》显示,截至2004年9月底,累计报告感染者为89 067例,仅占我国现存HIV感染者的9%。2003年,牙买加国家艾滋病委员会报告说,在2002年1—6月新诊断出的艾滋病病例中,有67%是在发病后期才做的HIV检测,67%的病例在诊断后1年内死亡;而在新报告的病例中,34%已经死亡。

那些延迟检测和不打算检测的人可能会继续进行高危行为,如无保护的性行为和静脉共用注射器等。这样,就在不知情的情况下,将HIV继续传染给他人。同时,也由于得不到应有的支持和治疗服务,而贻误了有效的治疗时间。

(三) 对感染状况暴露的影响

感染状况的暴露包括HIV感染者自己知晓和向他人公开。在过去的20年,世界10个国家累积的数据表明,一个已知自己感染HIV的人,高危行为减少了70%。而知道配偶或者吸毒朋友的阳性结果,也可以减少或避免高危行为。

由于害怕遭到歧视,或者为避免别人的怜悯、同情,很多感染者不想公开自己的感染状况,甚至连自己都不愿或不敢知道,这样加大了HIV传播的风险。由于中国的VCT服务开展比较晚,过去又以强制检测为主,可以推测,知道自己感染状况的人数远远少于检测出的阳性数,向他人公开的感染情况就更少了。联合国艾滋病规划署发表的《2004年全球艾滋病流行状况报告》显示,全球HIV感染者人数目前已达3 800万,但知道自己感染了HIV的人仅仅占感染者总数的5%。

一位来自香港的HIV感染者在内地某医院就诊时,主动告诉护士让她注射时戴上手套保护好自己,因为他是HIV感染者。护士听后立刻通知医生,全院如临大敌,不再为他提供治疗。这位HIV感染者表示,他以后再也不会暴露自己染病的情况了。

由于社会的恐惧、歧视导致HIV感染者隐瞒病情,从而妨碍了对艾滋病的正确诊治。

(四) 对治疗和关怀的影响

给予艾滋病患者适时的治疗、悉心的关怀,是保证患者获得较好预后、改善生活质量、延长生命的有效措施。然而,对HIV感染者或者疑似感染者极端的歧视却经常发生在医疗机构。这些歧视直接威胁到HIV感染者和其他相关人群的身心健康。

下面的典型事例说明了治疗中歧视的严重程度。"医生本来对我的丈夫照顾得很好,但是当他们检查了他的血,知道他得了艾滋病的时候,这一切都变了。""他们给我做了血液检查,之后就不再给我打针了,他们没告诉我为什么。""我不停地告诉护士说,我很痛,可是她们却说,那都是你自己吸毒吸的。""因为艾滋病患者可以享受免费的药物,所以我告诉了他们,结果,那个护士像疯子一样跑开了,并把护士长叫来,护士长过来对我说,你不用吃药了,反正也活不了几天。"类似的情况在赞比亚、印度、乌克兰、布基纳法索夫都有过报道。

最近在乌干达坎帕拉的一项研究表明,即使是富有的 HIV 感染者,在接受抗病毒药物时,歧视也常常使他们不得不中断治疗。他们表示,因为担心被歧视而失去了治疗的信心。可见,即使灵丹妙药也无法克服羞辱和歧视给 HIV 感染者带来的心灵痛苦——害怕舆论偏见,担心被抛弃、排斥。

通常,患者因为担心医院拒绝收治他们,一般只去他们能够得到很好治疗的地方求医;为了避免歧视,他们宁可选择路途远、等待时间长或花费多的医疗机构;除非病情很重,否则他们不去医治。

(五)对针具交换的影响

针具交换和美沙酮替代治疗是目前国际上公认的防止艾滋病在吸毒人群中传播最有效的途径。针具交换项目可以作为不适合服用美沙酮情况的补充。2004 年 10 月 12 日,北京市第一个针具交换试点在某社区正式开放。虽然它承诺在相对隐秘的前提下为吸毒者免费提供清洁的一次性自毁式针具,但在开诊了 38 天后,针具交换室仍没有等来一个交换者。据了解,因为吸毒者从防艾工作者手里交换清洁针具,就意味着他要站出来承认自己是吸毒者,要承受各种社会谴责、歧视和被抓的危险。因此,吸毒人员宁愿不去领取清洁针具。这样,就可能导致更多的人因使用不洁针具而感染 HIV 或患其他感染性疾病。

(六)对推广安全套的影响

推广安全套是预防艾滋病传播和流行的有效手段之一,"娱乐场所 100% 使用安全套",是指所有娱乐场所、每个性服务妇女、每次性行为的整个性交过程都使用安全套。这个项目在泰国和柬埔寨都已经取得成功。在技术上,落实"100% 安全套计划"并没有多大困难,最难的是整个社会能否突破固有的偏见,能否用实事求是的态度正视这个问题。

中国于 2000 年首先在湖北省黄陂市、江苏省靖江市开展安全套推广试点,但是这种预防方法却引起了广泛的争议。一些人强烈质疑和反对这一做法,认为这是变相承认性工作者的合法性,甚至认为这是纵容性服务,是对公民,特别是对青少年的误导。这使安全套推广工作的进度相当缓慢,以至于疫情严重的云南省昆明市到 2004 年才启动了这项工作。

综上所述,艾滋病羞辱和歧视降低了防治项目的有效性,使人们不愿接受 HIV 检测,不想知道自己的感染情况,也不愿向别人透露,不愿接受或者得不到艾滋病相关服务,不愿意照顾 HIV 感染者和艾滋病患者。因此,消除歧视对于落实艾滋病防治的各项措施意义重大。

四、如何减少和消除 HIV/AIDS 相关的羞辱与歧视

联合国艾滋病规划署提出的降低 HIV/AIDS 相关的羞辱与歧视的措施包括：提供信息；获得处理歧视问题的技能；咨询；促进 HIV 感染者和艾滋病患者更大程度地参与项目活动；对侵犯人权的事例进行监督，营造反对歧视的支持性法律环境，强调把各方面的力量结合起来，共同应对 HIV/AIDS 相关的羞辱给生活和社区带来的消极影响。具体措施包括以下几个方面。

（一）法律、法规与政策

制定并不断完善 HIV/AIDS 相关的羞辱与歧视的法律、法规文件，保护 HIV 感染者的人权，反对 HIV/AIDS 相关的羞辱与歧视，同时提供相关的法律服务和鼓励相关案例的诉讼。

我国《中华人民共和国传染病防治法》第十六条规定：国家和社会应当关心、帮助传染病病人、病原携带者和疑似传染病病人，使其得到及时救治，任何单位和个人不得歧视传染病病人、病原携带者和疑似传染病病人。这是中国首次从立法的层面努力消除对传染病病人的歧视。这一法规还明确规定，社会各界不得歧视传染病病人、病原携带者，表明了国家对这一问题的态度。

我国 2006 年 1 月颁布的《艾滋病防治条例》矫正了法律中的疾病歧视。任何单位和个人不得歧视艾滋病病毒感染者、艾滋病病人及其家属。艾滋病病毒感染者、艾滋病病人及其家属享有的婚姻、就业、就医、入学等合法权益受法律保护。将艾滋病病毒感染者及其家属应当享有的婚姻、入学、就业、就医、隐私、知情等诸多基本权利以法律的形式规定下来，同时针对不同年龄、性别、经济状况的感染者提出了不同的救助措施，从而更有利于切实保护他们的权利，这些措施将能部分地抑制羞辱和歧视现象。

2004 年我国还出台了"四免一关怀"政策，包含了一系列具体的政策和措施，归纳起来有五个方面：①免费提供咨询和初筛检测；②对农村居民和城镇未参加基本医疗保险等医疗保障制度的经济困难人员中的艾滋病病人免费提供抗病毒治疗药物；③为感染艾滋病病毒的孕妇提供免费母婴阻断药物及婴儿检测试剂；④对艾滋病病人的孤儿免收上学费用；⑤将生活困难的艾滋病病人纳入政府救助范围，按照国家有关规定给予必要的生活救济。积极扶持有生产能力的艾滋病病人开展生产活动，增加其收入。加强艾滋病防治知识的宣传，避免对艾滋病病毒感染者和病人的歧视。

尽管出台了相关政策、法规，但这些政策、法规还需要进一步完善和认真贯彻落实，如《艾滋病防治条例》提出"推诿、拒绝治疗艾滋病病毒感染者或者艾滋病病人的其他疾病，或者对艾滋病病毒感染者、艾滋病病人未提供咨询、诊断和治疗服务的"要追究责任，这对绝大多数医院来说是一个巨大挑战。

同时，需要清理现有的法律、法规和政策中与该法案相冲突的方面。

(1) 医学被法律授权可以禁止某些疾病的患者结婚。《中华人民共和国母婴保

健法》规定:经婚前医学检查,对患指定传染病在传染期内的男女应当暂缓结婚。而指定传染病,是指《中华人民共和国传染病防治法》中规定的包括艾滋病等医学上认为影响结婚和生育的传染病。

(2) 艾滋病感染者和患者的就业权利受到来自法律的限制。

① 公务员:《公务员录用体检通用标准(试行)》第十八条规定,艾滋病、淋病、梅毒等不合格。

② 教师:《教师资格条例》实施办法第八条规定,申请认定教师资格者的教育教学能力应当符合"无传染性疾病"的要求。

③ 警察:《公安机关录用人民警察体检项目和标准》第十三条规定,艾滋病患者及病毒携带者等,不能录用。

④ 服务人员:《公共场所卫生管理条例》第七条规定,公共场所直接为顾客服务的人员,持有"健康合格证"方能从事本职工作。

(3) 没有法律保护HIV携带者和艾滋病病人享有平等的就医权利。

(4) 教育法没有提出公民因不同健康状况而享有平等的受教育权利等。

(二) 持续倡导,政策决策者参与

要充分发挥政府各级领导人、宗教领导人及HIV感染者在艾滋病宣传倡导中的先锋模范作用,充分发挥新闻媒体的优势,尽可能改变人们对HIV/AIDS已有的歧视态度,减少HIV/AIDS相关的羞辱与歧视。

泰国人口与社会发展协会主席Viravaidya在艾滋病流行早期,HIV压力非常大时就开始坐下与PLWHA及其家人一起进餐;2004年,胡锦涛主席到北京佑安医院看望正在这里治疗的艾滋病患者,慰问医务人员和志愿者,并与患者亲切握手、交谈;2005年春节期间,温家宝总理到河南上蔡看望和慰问艾滋病患者及家属,并与受艾滋病影响的孤儿和孤老共度春节。在柬埔寨举办的第一届国际HIV会议上,Ranariddh王子提出与PLWHA拥抱并拍照,为反羞辱和歧视作出了表率作用。

积极取得政策决策者参与极为重要。从一开始就应将政策决策者纳入反羞辱与歧视队伍中,在政策决策者中创造一种归属感,并与政策决策者紧密合作,加强能力建设。

(三) 社区水平

要切实加强HIV/AIDS的宣传教育,提高HIV认知;确保综合性的HIV/AIDS关怀、支持与医疗服务;促进与帮助HIV儿童或孤儿正确处理HIV相关的羞辱;尽可能在社区内建立一些合法的服务性组织以妥善处理羞辱、歧视及人权侮辱的案例;通过各种途径在社区内建立支持和不歧视的宽松环境。例如,在柬埔寨的家庭关怀小组每周至少探访疑似PLWHA一次,且培训基本的保健服务提供者,告诉他们怎样减轻具体的症状;通过实行家庭治疗方案,包括与PLWHA一般接触和紧密接触,小组成员加强了他们关于项目活动所传递的教育信息,即怎样会、怎样不会有感染的危险。

(四) 就业与工作场所

要制定、推广和修改有关伦理学与行为的职业法规;加强宣传,鼓励行业管理部门制定和执行工作场所的有关政策,包括对歧视的制裁,保护 HIV 感染者的人权和为 HIV 感染者提供一个宽松的支持性的工作环境。许多 HIV 项目开始注意到某些工作场所的人群。泰国抗击艾滋病商业联盟(TBCA)与技术报告中心(TRC)及世界知识产权组织发展议程有关提案临时委员会(PCDA)协作,马来西亚抗击艾滋病商业联盟(MBCA)也与政府部门及 Malonysian NGO 合作开展活动。他们把注意力放在某些工作场所的环境中,使用创新的方法来动员非政府组织。把目标定位于发生在工作层面歧视的例子,如强制检测申请人或雇用者及解雇 HIV 阳性者。他们举办意识提升培训班,并使用个案研究来表明 PLWHA 仍可具有多年的生产能力。事实上,在尊重人权之后"起到良好的经济效果",因为它节省了固定的再次培训的费用及由于重新雇用合格者所引起的延误。

(五) 卫生服务机构

对各级医疗卫生服务机构进行 HIV/AIDS 知识培训和医学伦理学培训,以便医务工作者能正确认识艾滋病,清楚 HIV 的传播途径,熟悉一般的预防措施,意识到保护隐私的重要性,并能熟练地向 HIV 感染者提供 HIV 检测咨询、关怀及医疗服务。在菲律宾,卫生服务提供者由于没有过多地接触 PLWHA,因而经常产生对新病例的恐惧,希望基金会(Hope Foundation)就他们所面临的 PLWHA 迅速增加的问题,对政府和非政府组织提供持续的援助和技术支持。他们通过与 37 个机构保持密切联系,参与多部门艾滋病会议。在尼日利亚医护人员的一项干预研究中,干预措施包括提供 HIV/AIDS 相关信息以及歧视和人权的知识,一年后,干预组在 HIV/AIDS 相关知识以及对 PLWHA 的态度和行为方面都有了明显的改善,恐惧和歧视的程度明显降低,更愿意关心和照顾 HIV 阳性的患者,并增强了"患者享有健康权利和人权"的意识。

(六) 媒体

美国国家新闻基金会会长 Bob Meyers 认为,在防止艾滋病蔓延上,记者比医生的影响更大,因此要充分重视和发挥媒体在反羞辱与歧视中所起的作用。

早期媒体强调的是 HIV 的危险及死亡的必然性,并突出了"主要的传播者",如性工作者、男男性行为者。然而在最近几年,媒体正在努力加强纠正最初传递给公众信息所带来的危害。所有这些活动都加强了传递这样的信息,即 HIV 是一个共同关注的公共卫生问题。

媒体可以通过传播基本知识、提升公共意识、大规模媒体宣传教育活动来降低社会歧视,可以通过充当监督者(确保政府责任和透明度)和促进者(协助支持政策实施)的角色来促进政策实施,还可以倡导并影响政策制定。

在羞辱与歧视话题上,传媒应保持相当的敏感性。

(1) 在有关艾滋病的报道的用词上,避免使用瘟疫、"染上"艾滋病、被感染、受害者、病人(除非已住院)、同性恋者、妓女、吸毒者等语言,可以考虑使用一些更好的词语,如流行病、感染艾滋病病毒的人、男男性行为者、性工作者、静脉注射吸毒等。

(2) 尽量要让语言"价值中立",因为充满个人感情的语言会使报道脱离现实,从而变得主观,同时使正在与身体障碍或医疗问题作斗争的人除了要与误导性的"标签"作斗争之外,还要作出更大的努力,才能让自己被他人接受。

(3) 为了报道的准确,寻找能够找到的最佳医学和科学来源,要在需要以前就培养一些这样的信息来源,使用合适的图片和图表,获得专家指导等。

(4) 展现 HIV 感染者和艾滋病患者的积极形象。

(5) 还可以支持传媒开发一些媒体宣传和报道项目,提供机会让媒体获得信息,接触 PLWHA 和专家等。

(七) HIV 感染者和艾滋病患者的始终参与

社区内日益增多的艾滋病患者会导致更多的社会接受与支持。不断增加的社区与 PLWHA 的接触过程会发生在流行的下一个阶段,如泰国北部,在那里几乎每个家庭都有直接感染过 HIV 的病人。一个有效的良好循环是:PLWHA 成为整个社会积极的成员,社会减少对他们的羞辱和歧视。相应的,减少对他们的羞辱和歧视会鼓励更多 HIV 阳性者公开地确认他们自己的病情。几乎所有的干预都强调必须依靠 PLWHA 的参与,因此,他们需要把自己放到当事人的角度看问题,促进 PLWHA 在工作场所的活动,让他们向宗教领袖陈述,倡导改变家庭及卫生服务者对他们的态度,通过把他们的个人经历讲给别人来促进预防。

要让 PLWHA 对自我羞辱问题保持敏感性,并提供支持让其战胜自我羞辱;支持 PLWHA 自愿对媒体讲述他们的经历,进行同伴教育、参与社区活动;为 PLWHA 在不同 HIV/AIDS 组织中工作创造和提供机会。

(八) 社区重要人物

许多扩展的项目通过向社区内受尊敬的成员传播知识来帮助减少对 PLWHA 的羞辱。如宗教领域,通过积极宣传艾滋病相关知识,使宗教组织或宗教领导人正确认识 HIV,避免将 PLWHA 同一些受歧视的行为联系起来,鼓励宗教人士积极参与 HIV/AIDS 的关怀与治疗,确保 HIV 感染者保持自己的宗教信仰。Metta 项目在很大程度上与其他以家庭为基础的关怀与支持项目一样,提供了许多基本保健服务:通过访视他们社区的 PLWHA,树立了榜样,为他们建立了深思熟虑的培训计划,并邀请 PLWHA 辅助工作及参与寺院中其他的活动;他们同时也给予 PLWHA 部分福利待遇并确保失去亲属的家庭能获得传统的葬礼。

(九) HIV/AIDS 科学研究

通过多渠道积极申请和开展 HIV/AIDS 研究项目,加强多领域、多人群的反羞辱、反歧视干预研究。

与 HIV/AIDS 的流行一样,羞辱与歧视的流行特征在不同的地区也是不同的,而且羞辱和歧视的形成和发展更会受到社会、人文背景的影响。反羞辱与歧视任重而道远。

第三课 艾滋病病毒感染者和艾滋病患者及家属权益保护

学习目标

(1) 了解艾滋病病毒感染者和艾滋病患者及家属权益保护的重要意义。
(2) 了解我国艾滋病病毒感染者和艾滋病患者及家属权益保护的法律及政策。
(3) 熟悉艾滋病病毒感染者和艾滋病患者及家属的基本权利与义务。
(4) 探讨我国艾滋病病毒感染者和艾滋病患者及家属权利保护的法律构架。

所需时间 60 分钟

课程内容具体安排

内容一:艾滋病病毒感染者、患者及家属权益保护的重要意义。
  教学方法:PPT 教学、小组讨论
  所需材料:PPT、白纸、笔
  所需时间:15 分钟

内容二:了解我国艾滋病病毒感染者、患者及家属权益保护的法律及政策。
  教学方法:PPT 教学、小讲座
  所需材料:PPT、白纸、笔
  所需时间:10 分钟

内容三:艾滋病病毒感染者、患者及家属的基本权利与义务。
  教学方法:PPT 教学、案例分析
  所需材料:PPT、白纸
  所需时间:20 分钟

内容四:我国艾滋病病毒感染者、患者及家属权利保护的法律构架。
  教学方法:PPT 教学、小讲座
  所需材料:PPT、白纸、笔
  所需时间:15 分钟

艾滋病病毒感染者和艾滋病患者及家属权益保护

一、保护艾滋病病毒感染者和艾滋病患者及家属合法权益的重要性

(一)艾滋病病毒感染者和艾滋病患者及家属合法权益保护的重要性

艾滋病患者和病毒感染者应该享受基本人权,他们的权益应该和普通人一样得到保障。从艾滋病的防治角度来说,控制传染病的原则就是要控制传染源,艾滋病患者和艾滋病病毒感染者作为传染源,原来是受主流社会歧视和被边缘化的,几乎没有人敢承认自己是患者。而在世界上艾滋病疫情控制成功的国家,这些人却是非常重要的力量。保护好他们的合法权益,使他们在不受歧视的情况下站出来,主动采取防治措施,就会大大提高防治效果。因此保护好这个群体的合法权益是十分关键的。

艾滋病患者及病毒携带者如果在社会生活的多个领域,如就业、婚姻、公共场所行为限制等,受到公众的排斥、拒绝、敌视,将会导致艾滋病患者及病毒携带者对疾病防治的逃避、隐匿心理,最终的结果是高危人群自我隔离,转入地下,既使自己无法寻求正确的咨询帮助,又使不安全行为不能得到及时改变,疾病的蔓延得不到及时遏制,从而不利于高危人群在艾滋病病毒感染的预防与控制工作中采取合作态度。

(二)从人权的角度尊重和关爱艾滋病病毒感染者和艾滋病患者的合法权益

我国1954年通过的第一部宪法中就有了促进和保护人权的内容,20世纪80年代初通过的宪法中,进一步明确规定了公民享有的人权,2004年3月14日,第十届全国人大二次会议通过的宪法修正案中,又将"国家尊重和保障人权"正式载入宪法。对于艾滋病患者来说,法律并没有剥夺他们的生存权、发展权、公民权和政治权利,他们仍然享有与其他公民一致的、受到法律保护的各种人权,任何公共管理机构、社团和个人,都不能歧视和非法剥夺他们的基本人权及在政治领域和社会生活中的各项合法权益。

依法保护艾滋病患者的人权,是全社会一切社会组织及每个公民的责任和义务。

二、我国保护艾滋病病毒感染者和艾滋病患者及家属合法权益的法律和相关政策

(一)《艾滋病防治条例》是保护艾滋病病毒感染者和艾滋病患者及家属合法权益的总章程

2006年1月29日,国务院总理温家宝签署第457号国务院令,公布《艾滋病防治条例》(以下简称为《条例》)。该《条例》明确了政府和个人艾滋病防治的权利与义务,体现了中国防控艾滋病的更大决心。该《条例》一个突出亮点就是着力加强了艾滋病病毒感染者、艾滋病患者权利的保障。《条例》在第1章"总则"第3条中郑重宣

布了该行政法规的一个重要原则:任何单位和个人不得歧视艾滋病病毒感染者、艾滋病患者及其家属,艾滋病病毒感染者、艾滋病患者及其家属享有的婚姻、就业、就医、入学等合法权益受法律保护。在此立法精神指导下,《条例》在相应的条款中体现了对艾滋病病毒感染者、艾滋病患者及其家属享有的合法权益的保护,并规定了侵害艾滋病病毒感染者、艾滋病患者及其家属合法权益者所要承担的法律责任。

(二) 政府对艾滋病患者和病毒携带者及家属的关怀政策

1. 我国对艾滋病患者的"四免一关怀"政策

2003年,是艾滋病防治工作具有转折意义的一年。在社会意识形态上,出于对人权的尊重,通过反思疫情严重国家的经验和教训,中国政府意识到保护艾滋病患者的基本权利才是遏制艾滋病流行的最佳手段。全社会都充分认识到艾滋病病毒感染者和艾滋病患者的参与和合作是艾滋病预防与控制工作的一个重要组成部分。对艾滋病病毒感染者和艾滋病患者的关爱不仅有利于预防和控制艾滋病,还会成为社会安定的重要因素。艾滋病病毒感染者和艾滋病患者及家属是疾病的受害者,不仅应该得到人道主义的同情和帮助,他们的权益还应该得到法律的保护。2003年9月,中国政府在第58届联合国大会上承诺,采取措施强化艾滋病防治工作。这些措施包括:增强政府的责任;政府对经济困难的艾滋病病毒感染者和艾滋病患者免费提供治疗药物;保护艾滋病病毒感染者和艾滋病患者的合法权益,反对社会歧视等内容。中央政府和地方政府每年都增加艾滋病的防治专项经费,目前,全国已初步建立了艾滋病监测系统。中国政府承诺"四免一关怀"。

2. 我国对艾滋病患者的综合关怀政策

我国有关部门将根据艾滋病的流行状况和社会文化特点制定对艾滋病患者的综合关怀策略,使艾滋病患者得到更多帮助。

综合关怀策略包括开发保护艾滋病患者和感染者权益的政策,为他们提供人权和立法的支持,为他们提供心理方面的支持和医疗方面的帮助,创造适合他们生存的社会环境等。实施综合关怀工作可以有效地阻断HIV的传播与蔓延,另外也能够使社会正确地认识疾病,能够接纳这些艾滋病患者和他的家人。策略包括四个方面:建立工作网络,农村以家庭关怀为主、城市以社区关怀为主,并由专家进行有组织的技术帮助;为艾滋病病毒感染者及患者提供法律和政策依据;建立国家级试验点;对医务人员、护理人员、志愿者以及患者进行心理和医疗方面的培训。

三、艾滋病病毒感染者和艾滋病患者及家属的基本权利与义务

(一) 艾滋病病毒感染者和艾滋病患者及家属的基本权利

1. 艾滋病患者的隐私权与知情权

《艾滋病防治条例》第39条规定:未经本人或者其监护人同意,任何单位或者个人不得公开艾滋病病毒感染者、艾滋病患者及其家属的姓名、住址、工作单位、肖像、

病史资料以及其他可能推断出其具体身份的信息。在一些案例中,一些怀疑自己有可能感染艾滋病的人,不敢去检测。他们不了解卫生机构对疫情的发现、报告及管理制度和措施,担心确认后自己感染艾滋病的情况被社会公众特别是周围人知晓。也有一些患者被确诊后,个别媒体未经患者同意,公开报道了患者的个人信息,且报道时未对患者的图像作技术处理,使患者心理承受着巨大的压力。一些地方政府艾滋病工作组的工作人员在慰问关怀艾滋病患者时,由于其身份,往往无形之中暴露了其工作对象的身份,这样,艾滋病患者的隐私权也未得到充分保护。

因此,各级卫生部门在宣传、动员、组织、实施、管理艾滋病自愿咨询检测的同时,应做好咨询和检测服务的保密工作。媒体应加强保护患者隐私的意识,加强职业道德,在对类似案件进行报道时,应遵守保护艾滋病患者权益的原则,避免给他们带来更大的伤害。政府工作人员在工作中应掌握工作技巧,即便实施救助关怀,也要注意保护患者的隐私,尽量消除暴露患者身份的隐患。

《艾滋病防治条例》在第4章"治疗与救助"第42条中规定:对确诊的艾滋病病毒感染者和艾滋病患者,医疗卫生机构的工作人员应当将其感染或者发病的事实告知本人;本人为无行为能力人或者限制行为能力人的,应当告知其监护人。此规定明确了艾滋病病毒感染者和艾滋病患者的知情权。

2. 艾滋病患者接受治疗的权利

一些艾滋病患者在感染了艾滋病的同时,又患有其他疾病,需要手术治疗或其他专业治疗,但一些医院对这类患者往往拒绝收治,拒绝手术,甚至对已经收治住院的患者,在发现是艾滋病病毒感染者后,促其出院。

《艾滋病防治条例》第41条规定:医疗机构应当为艾滋病病毒感染者和艾滋病患者提供艾滋病防治咨询、诊断和治疗服务,医疗机构不得因就诊的患者是艾滋病病毒感染者或者艾滋病患者,推诿或者拒绝对其其他疾病进行治疗。上述规定明确赋予了艾滋病病毒感染者和艾滋病患者有向医疗机构要求艾滋病防治咨询、诊断和治疗的权利,并且有向医疗机构要求诊治其其他疾病的权利。同时,为艾滋病病毒感染者或者艾滋病患者提供咨询和诊疗服务,是医疗机构不可推卸的法定义务。

医生的职责是救死扶伤,医生没有理由拒绝救治患者,正如士兵不能拒绝上前线一样。艾滋病患者和其他普通人一样,享有医疗的权利。医疗机构不应将艾滋病患者推出大门外,拒绝治疗。对艾滋病患者的治疗,医疗机构应严格遵守医疗技术操作规范,根据病情采取相应的治疗措施和必要的控制传播措施,如按照规定对手术使用的医疗器械进行消毒等。

3. 艾滋病患者的受教育权

一些高等院校(包括民办高等院校),在知道学生感染艾滋病病毒或其家人感染艾滋病病毒后,动员学生退学或让其提前毕业。《宪法》第46条规定:中华人民共和国公民有受教育的权利和义务。艾滋病患者和其他健康人一样,享有进入高等院校接受高等教育的权利。《艾滋病防治条例》第3条规定：任何单位和个人不得歧视艾滋病病毒感染者、艾滋病患者及其家属，艾滋病病毒感染者、艾滋病患者及其家属享有的婚姻、就业、就医、入学等合法权益受法律保护。

应该按照《艾滋病防治条例》的规定，让艾滋病患者权益保护的宣传教育深入到大学校园，让每个学生、教师不仅知道如何进行艾滋病防治，也了解艾滋病患者所享有的权利，避免过分强调艾滋病防治而忽视艾滋病患者的权益保护，从而加重社会歧视。

4. 艾滋病患者的劳动权利

有些用人单位发现劳动者感染艾滋病后，降低劳动者的工资，或者编造借口解除劳动合同。这种对艾滋病患者劳动权利的歧视，大大阻碍了艾滋病防治工作的顺利进行。"不歧视"是国际劳工组织的一个基本原则，也是对艾滋病患者的基本态度。人事部、卫生部颁布的《公务员录用体检通用标准（试行）》将艾滋病病毒携带者纳入公务员允许录用范围，规定艾滋病病毒携带者可以和健康人一样，通过公平竞争成为国家公务员。感染艾滋病病毒者在大多数情况下是可以正常工作的，即使在发病期，仍然可以从事一定的工作。保证艾滋病患者在健康状况允许的状况下工作，可以缓解社会压力，保持社会的稳定，更有利于艾滋病的防治。

《艾滋病防治条例》在第4章"治疗与救助"第46条、第47条中明确规定了艾滋病病毒感染者、艾滋病患者及其家属有获得生活救助、接受生产和工作扶持等权利。第47条规定：县级以上地方人民政府有关部门应当创造条件，扶持有劳动能力的艾滋病病毒感染者和艾滋病患者从事力所能及的生产和工作。

5. 艾滋病患者的社会保障权利

社会保障是国家提供的、对公民获取基本经济收入、享有基本医疗卫生条件、实现就业就学、得到公共安全保证等基本权利的一系列保障，它由国家法律、公共政策、行政措施、实施机制构成，主要包括社会保险、社会救济、社会福利、优抚安置和社会互助、个人储蓄积累保障等内容，其目的是让公民在遇到灾害、疾病、失业、丧失劳动能力、年老等情况下，可从社会获得物质经济的帮助。

社会保障与广大公民的切身利益直接相关，现代社会中，社会保障制度及其机制的完善与否，不仅成为衡量一个国家社会文明程度和人权保护水平的标志之一，而且建立覆盖范围广泛、内容完善、具体有效的社会保障制度，已成为各国政府在公共管理中必须承担的责任和义务。

由于各国政治、经济制度、社会发展水平、文化价值取向等方面的不同，社会保障的内容和实现程度也各不相同。

根据我国今天的现实，在具体对象上，我国当前实施社会保障的范围和对象主要针对那些缺乏社会最低生活保障的特定人群，即贫困人口和弱势群体，其主要内容是改善他们的生存条件，为他们提供物质上和经济上的扶持和帮助，以使他们在具备基本的生存条件后能够提高参与社会生活、获得发展的必需能力。

我国艾滋病病毒感染者和艾滋病患者中的相当一部分人,既是社会生活中的弱势群体,又是心理的弱势群体,给他们必需的关怀与救助,让他们在就业就学、医疗卫生、退休福利、失业和社会救济、公共安全等方面从社会获得和享有最急需、最必要的关怀和救助,是我国社会主义制度下人权保护的重要内容和任务,也是我们今天所要倡导、坚持的社会正义和社会基本道德。

这主要涉及艾滋孤儿的安置和艾滋病患者的保险问题。

(1) 艾滋孤儿的安置问题。

艾滋孤儿作为未成年人,尚缺乏相关的权益保护意识,当他们的权利未得到充分实现时,他们不知道获得救济的途径及方式。因此,这一问题应该受到充分重视。

目前艾滋孤儿的安置方式,主要有收养、家庭寄养、政府或民间组织办福利院三种形式。

这三种形式的利弊如下。收养应当是抚养艾滋孤儿的最佳方式,艾滋孤儿不仅在法律上与收养人形成了父母子女关系,他们还能融入家庭,有利于身心的健康成长。家庭寄养的方式也可以使艾滋孤儿生活在一个家庭中,得到家庭的温暖,有利于他们的身心健康,同时也可缓解寄养家庭的经济压力。但从实践看,如何选择合适的寄养家庭、如何监督寄养费用确实用于被寄养人及如何保护艾滋孤儿的人身权益存在着一定的困难。政府或民间组织办的福利机构集中抚养艾滋孤儿,缺少家庭的气氛,孤儿感受不到亲情,不利于他们的身心发展。

在实践中,由于收养或寄养家庭选择的困难,被收养或寄养的孤儿只是少部分。尽管集中抚养的方式并不是最好的选择,在艾滋病感染较严重的地方,一般还是采取福利机构集中抚养的方式。

建议采取集中抚养方式的福利机构除了为孤儿提供良好的生活和学习的环境外,还要进行科学的管理,使他们感受到温暖,建立良好的成长环境。

第46条规定:县级以上地方人民政府应当对生活困难并符合社会救助条件的艾滋病病毒感染者、艾滋病患者及其家属给予生活救助。

(2) 艾滋病患者的保险问题。

艾滋病的抗病毒治疗药物已经纳入城镇职工基本医疗保险报销目录,并纳入城乡医疗救助支出范围,因此,艾滋病已被纳入了社会疾病保险的范围。但艾滋病却一直是商业保险的禁区,各保险公司通常都将艾滋病列入寿险的拒保范围。一些商业保险公司规定,对艾滋病患者、艾滋病病毒感染者,保险人不负保险金给付责任。与之并列的是战争、军事行动、暴乱及武装叛乱、核爆炸、核辐射或核污染引起的重大疾病或重大手术等。

艾滋病应该和其他的疾病一样列在商业保险范围内,只有这样,才能更好地避免对艾滋病患者的歧视,使他们更好地获得必需的医疗卫生服务,更有力地控制艾滋病的蔓延。我国对艾滋病的防治已经到了刻不容缓的紧要关头,为了公共利益国家应当作出法律、政策上的干预。

（二）艾滋病病毒携带者和艾滋病患者的义务

权利和义务不能分开，作为公民的艾滋病患者，在享有人权保护的同时，同样有着自己对社会和他人应尽的责任和义务，艾滋病患者应当履行的义务主要有遵守法纪的义务、遵守社会公德的义务、履行有关社会职责的义务。

1. 遵守法纪的义务

法律和各种必要的制度规章，是维护人们共同生活、保持社会稳定的基础。法律面前人人平等是法治社会中全体公民应遵循的基本原则。不仅每一个公民都受到法律的普遍约束和保障，而且每一个公民也都有遵守法纪、保持社会稳定的责任和义务。

对于艾滋病患者而言，一方面，法律并未因为公民感染上了艾滋病病毒就给予他们超越法律的特权；另一方面，社会对艾滋病病毒感染者和艾滋病患者的重视和关爱并不意味着这部分公民可以不必遵守国家的法律、法规。因此，艾滋病病毒感染者和艾滋病患者同其他公民一样，在享有法律赋予的权利的同时也受到法律的普遍约束，在社会生活中必须履行和遵守各种法律、法规的责任和义务。

由于艾滋病是一种目前无法治愈、死亡率极高的传染性疾病，如果艾滋病病毒感染者和艾滋病患者生活中某些行为不慎，就有可能将自己身上携带的艾滋病病毒传染给他人，造成对他人生命权和健康权的侵害，因此，艾滋病病毒感染者和艾滋病患者更需要遵守国家对防治艾滋病所制定的法律、法规，最大限度地减少通过自身传染艾滋病病毒给他人的几率。如在单位工作中，遵守所在单位的岗位规章制度、劳动纪律、安全制度，服从管理，避免自身受到伤害或因自身的缘故而伤害到他人。遵守《传染病防治法》、《献血法》等规定，防止病毒通过血液渠道传播给他人；遵守《婚姻法》有关规定，暂缓结婚或者申请结婚时接受医学咨询；遵守国家法律、法规，在注意保护自己身体健康的同时，不吸毒和进行其他违法犯罪，不与他人发生打架斗殴等流血行为，更不进行性乱和参与卖淫嫖娼活动；当被依法限制、剥夺人身自由时，服从关押收容场所的管理规定等。

2. 遵守社会公德的义务

道德是人们共同生活的底线，离开了道德，人们不可能进行共同的生产和生活。因此，遵守社会公德、履行道德义务，是每一个公民必需的道德责任。

从根本上讲，人类能否防治和战胜艾滋病最终取决于自身的道德状况，而依靠道德来建立防治艾滋病的最终底线，不仅仅是健康人群的道德责任，艾滋病病毒感染者和艾滋病患者也有着同样的责任。

社会和健康人群的道德责任是消除一切对艾滋病患者歧视、偏见和种种不平等的观念、态度和行为，尊重他们的一切合法权利，并且给予他们尽可能多的关爱和帮助，而艾滋病患者最重要的道德责任则是杜绝一切通过自己将艾滋病病毒传给别人的行为。为此，艾滋病患者应当遵守下列最基本的社会公德。

（1）到指定医院进行医治，并将自己的情况告诉医务人员，积极配合治疗。

(2) 不捐献自己的血液、精子、卵子或人体器官。

(3) 遵守社会公德,讲究公共卫生,不借用别人的生活用品,如剃须刀、牙刷等,也不将自己的用品借给别人。

(4) 遵守职业道德,在职业活动中避免可能传播艾滋病病毒的行为,同时,不因为自己的情况拒绝履行自己能够完成的职责。

(5) 有固定性伴侣,并且不向对方隐瞒自己感染艾滋病的情况,在性活动中坚持和保证使用安全套。

(6) 关爱和理解家人,避免将艾滋病病毒传染给家庭成员。女性艾滋病患者应尽量避免怀孕,如果怀孕应积极进行母婴阻断,避免将艾滋病病毒传染给下一代。

3. 履行有关社会职责的义务

在人们的吃、穿、住及医疗保健、交通通信、文教娱乐等日常生活中,每一个公民在实现按照自己的愿望和方式选择社会生活的权利时,也必须履行尊重他人同样权利的义务。艾滋病患者在行使自己日常的公共生活的权利时,同样有义务履行有关社会职责。这些职责主要有以下3点。

(1) 维护自己的健康权利和生命权。珍视自己的健康和生命,不仅仅是公民的权利,也是公民对社会应尽的责任和义务。艾滋病患者这方面的责任表现为一种积极、乐观的生活态度,日常生活中关心自己的身心健康,尽量避免身体破溃和其他感染性疾病的发生,使自己能够正常地生活。

(2) 理解社会、尊重他人。宽松、和谐、愉快的生活环境和工作氛围是人们共同生活的必要前提,但这样的环境和氛围的建立,只能依靠每一位公民做到理解社会、尊重他人才能实现,因此,每一位公民在日常生活中都负有努力营造宽松、和谐、愉快的生活环境和工作氛围的责任与义务。艾滋病患者同样具有这种责任和义务,当自己受到他人的理解和尊重时,自己也应当报以微笑和理解、信任、尊重,遵守公共道德,理解和尊重他人的生活方式,与他人和睦相处。

(3) 关心他人、关心社会。艾滋病患者在接受社会和他人对自己的关爱时,也需要对社会和他人报以自己的关爱。对于艾滋病患者而言,这种关爱更多的是一种道德责任,如许多艾滋病患者所采取的那种在自身条件允许的情况下,通过可能的方式鼓励其他患者树立战胜病魔的信心的行为,或者教育他人的行为,再或者是那种在接受人体密切接触的公共管理或服务时,将自己的情况告诉服务或管理人员的行为等力所能及的行为。此外,不从事公共卫生、公共食物加工和销售的职业,也是自己关心他人、关心社会道德责任的具体体现。

四、艾滋病病毒感染者和艾滋病患者及家属权益保护法律制度架构

根据艾滋病病毒感染者和艾滋病患者的社会属性及其社会支持政策的价值理念,结合我国的具体国情,我国艾滋病病毒感染者和艾滋病患者法制建设的基本内涵应包括两个大的方面。一是保障性法律制度,包括针对艾滋病病毒感染者和艾滋病

患者的社会保险、社会救助、社会福利等各社会保障制度。二是发展性法律制度,包括针对艾滋病病毒感染者和艾滋病患者的就业法律制度、积极性扶贫法律制度以及教育和医疗法律制度等。应当说,上述艾滋病病毒感染者和艾滋病患者法律保护制度的构建是一个系统工程,我国许多法律部门都可以从自己的价值取向出发来发挥作用。下面对艾滋病病毒感染者和艾滋病患者保护的法律制度体系进行设计。

(一) 法律保护制度

这类制度既包括完善已有的保障性法律制度,又包括建立新的其他保障性法律制度,主要包括以下具体制度。

(1) 进一步完善对艾滋病病毒感染者和艾滋病患者的最低生活保障制度。

艾滋病的病情与社会的歧视导致艾滋病病毒感染者和艾滋病患者及其家属失业、无家可归和贫困。在国家资源分配中引进优先权的机制,特别应该满足艾滋病病毒感染者和艾滋病患者及其家属的生活需求。中国宪法规定:中华人民共和国公民在年老、疾病或者丧失劳动能力的情况下,有从国家和社会获得物质帮助的权利。国家应通过法律的形式,将政府为艾滋病病毒感染者和艾滋病患者提供最低生活保障的职责和途径明确下来,以便使艾滋病病毒感染者和艾滋病患者的最低生活保障成为政府的责任并走向制度化。现在我国的最低生活保障制度主要是在城市实施,而农村目前还处在以家庭保障为主的低层次保障阶段,为了从根本上缓解贫困,我国应确立覆盖城乡艾滋病病毒感染者和艾滋病患者的最低生活保障制度。安徽省民政厅规定,凡符合当地城市居民最低生活保障条件的艾滋病病毒感染者和艾滋病患者及艾滋孤儿,要纳入城市低保范围;农村家庭生活困难的艾滋病病毒感染者和艾滋病患者、艾滋孤儿及其家庭成员,要纳入农村特困生活救助和农村医疗救助范围;符合农村五保供养条件的艾滋病病毒感染者和艾滋病患者、艾滋孤儿要纳入五保供养范围。民政部门鼓励亲属或其他家庭收养、代养、寄养、助养艾滋孤儿,社会福利机构应当收养艾滋孤儿,并且规定艾滋病病毒感染者和艾滋病患者病故后免除丧葬火化费用。

(2) 建立和完善社会保险法律制度。

这主要是完善基本养老保险、失业保险和工伤保险法律制度。养老保险应以制度建构为重点,逐步实现普惠式的国民养老金与差别性的职业养老金制度,但考虑到城乡差别、地区差别,可以采取灵活的多元制。工作伤害与职业病已成为当前我国工业劳动者的重大风险,是造成艾滋病病毒感染的一个重要原因,应尽快确立涵盖所有非农产业劳动者的工伤保险制度。针对农民工流动性强、社会保障机制弱的特点,重点应建立农民工工伤保险制度、大病或疾病保障机制及相应的社会救助制度,如遭遇天灾人祸时的紧急救济、特殊情况下的贫困救助等。

(3) 发展公益基金等社会慈善团体对艾滋病病毒感染者和艾滋病患者多方面和多层次的特殊援助。

国外对艾滋病病毒感染者和艾滋病患者进行特殊保护有一个重要的经验,便是借助慈善团体等民间力量给予艾滋病病毒感染者和艾滋病患者多方面和多层次的特殊援助。这种做法既可以发动和满足民间力量对于慈善事业的关爱,而同时又可以借助慈善团体的民间性和基金的私有性强化对基金的募集和使用的有效监督,最大限度地发挥慈善基金的公益作用。我国当前有一些观念和制度上的障碍在一定程度上制约着社会慈善团体的建立和发展,为此我们一方面应当清除观念上的一些错误认识,进一步解放对民间团体的保守观念,确立大力促进和发展社会慈善团体的意识和思想;而另一方面我们也应当改变既有制度中的一些较为落后的制度设计,譬如在所得税制度方面,国家应进一步提高企业用于慈善事业税前扣除的比例。在慈善团体的设立问题上可以考虑删除对主管部门要求的规定等,通过这样一些制度变革来促进社会慈善团体更迅速地发展和壮大。

(4) 进一步完善法律援助制度。

当前,艾滋病病毒感染者和艾滋病患者利益得不到有效维护的一个重要原因便是他们的法律意识不强,法律知识匮乏,在招工就业订立合同时往往无法有效维护自己的利益或者是没有将自己的利益或权利主张通过合同等法律文件固定下来,因而在事后发生纠纷时一方面不知道通过怎样的渠道来维护自己的权利,即使在仲裁和诉讼中也往往因为证据的缺乏或合同条款的不利造成自己应得权益的丧失,而以往的法律援助制度又主要着重于纠纷的事后救济,缺乏对艾滋病病毒感染者和艾滋病患者事前的法律救助,所以,可以考虑通过免费的法律咨询站或热线的设立将法律援助的过程提前,给予艾滋病病毒感染者和艾滋病患者更多的事前的法律援助。而另一方面,当前法律援助工作缺乏专业对口性,因而,当艾滋病病毒感染者和艾滋病患者合法权益受到侵害而得到法律援助时,又往往因为专业的错位以及与政府部门的隔离而造成法律服务的质量得不到有效的保障,由此,我们认为可以考虑在有关政府部门中设立对口的法律援助机构,由国家财政负担经费,聘任专职律师作为服务人员,在部门管理权限范围内,无偿向艾滋病病毒感染者和艾滋病患者提供相应的法律援助,同时采取多种措施,鼓励和支持社会经办各种形式的法律援助律师事务所,通过多种渠道向艾滋病病毒感染者和艾滋病患者提供法律援助。

(5) 完善社会保障责任分担机制。

按照各国的通行做法,社会保障责任一般都是由政府、社会和个人分担的,只是责任的大小有所不同而已。一是政府在对艾滋病病毒感染者和艾滋病患者的保护上,应当根据社会经济发展的状况加大对艾滋病病毒感染者和艾滋病患者的保护力度,承担更大的责任。二是非强制性的责任,即倡导性的社会责任。当然,我们并不主张用剥夺富人财产的方式(即所谓"劫富济贫"的方式)去救助艾滋病病毒感染者和艾滋病患者,但是,富人们应有一种社会责任感,慷慨解囊去救助社会弱者,如人们所进行的对"希望小学"、慈善事业、灾民的捐赠等,这就是一种高于法律义务的体现社会责任的行为。

(6) 完善艾滋病病毒感染者和艾滋病患者法律保护的实施机制。

如果没有相应的法律实施机制,再完善的立法规定也只能是空中楼阁,无法为艾滋病病毒感染者和艾滋病患者提供实实在在的法律保护。从现实情况看,由于我国艾滋病病毒感染者和艾滋病患者合法权益的法律实施机制尚不健全,艾滋病病毒感染者和艾滋病患者在一些涉及自身合法权益的案件中,打不起、打不赢官司的问题还较为突出,致使有些艾滋病病毒感染者和艾滋病患者的合法权益受到侵犯也得不到及时有效的救济。在司法方面,首先应当解决有的司法机关对艾滋病病毒感染者和艾滋病患者所持的冷漠态度而导致他们告状难的问题;同时还应当进一步完善诉讼费用的减、免、缓制度,尽量降低艾滋病病毒感染者和艾滋病患者获得司法救济的门槛;结合法院改革的发展,还应当加快涉及艾滋病病毒感染者和艾滋病患者相关案件审理的节奏,缩短案件审理周期,逐步建立对相关案件的快速裁判机制,使艾滋病病毒感染者和艾滋病患者能够切实、方便、快捷和经济地获取公正的司法保护,充分发挥司法救济在保护艾滋病病毒感染者和艾滋病患者中的重要作用。

(二) 法律保护制度

对艾滋病病毒感染者和艾滋病患者的保护,应主要集中在机会的均等和能力的发展方面。从这个意义上讲,目前应从就业、开发式扶贫和教育、培训等方面建构保护艾滋病病毒感染者和艾滋病患者的法律机制。

(1) 完善促进就业的法律制度。

促进就业是一种发展性的社会政策措施。因此,对社会艾滋病病毒感染者和艾滋病患者中的下岗职工、失业人员,应从制度上为他们创造就业的平台,为有不同程度劳动能力的残疾人员及其后代以及艾滋病病毒感染者和艾滋病患者的子女的就业和再就业提供一定的优惠条件,以便从根本上改善他们的社会处境,不使这种受限制的能力发展延续到下一代。为此,我国应当制定《就业促进法》,并在这部法律中专门就艾滋病病毒感染者和艾滋病患者的就业问题作出规定,确立包括艾滋病病毒感染者和艾滋病患者就业援助、城乡劳动力市场一体化、反对就业歧视等有利于艾滋病病毒感染者和艾滋病患者实现就业的制度。当前,在艾滋病病毒感染者和艾滋病患者就业促进问题上,尤其应当注意失业保险制度的完善。失业保险向就业保障制度转化已经成为世界各国失业保险制度改革与发展的新趋势,失业保险的功能应当从以失业者的生活救济为重点向帮助失业者重新就业为重点转化。在这方面,法律应规范参加失业保险的条件与范围、失业保险基金的筹集与管理、失业保险基金对失业者的救助、失业培训及其他帮助失业者寻找新的工作岗位的措施等。

(2) 完善开发式扶弱的法律制度。

开发性扶弱是指通过对基础性资源的配置和机会的给予,使弱者具有自我脱弱的能力,从而在摆脱弱势地位的问题上形成一种可持续的发展态势。但是,这种态势必须通过诸如对自然资源、环境资源、财力资源、人力资源、科技资源的法律制度性供给才能实现。尽管社会保障制度在保护艾滋病病毒感染者和艾滋病患者方面有着现实的巨大的作用,然而它只能缓解而不能从根本上消除艾滋病病毒感染者和艾滋病患者的弱势状况,而且,过分庞大的社会福利计划还可能诱发道德风险,不利于艾滋病病毒感染者和艾滋病患者的劳动、工作积极性的发挥。因此,在制度建设上,应坚持"输血式扶弱"与"造血式扶弱"并举的方针,同时要注重提升艾滋病病毒感染者和艾滋病患者发展能力。因此,应当改变过去那种简单的、分散的、消极的救济性扶弱做法,通过政府、社会或个人对艾滋病病毒感染者和艾滋病患者提供资金、知识、技术、人才、机会及其他资源的支持,以社会经济整体发展带动艾滋病病毒感染者和艾滋病患者境遇的改善。

(3) 建立艾滋病病毒感染者和艾滋病患者医疗法律制度。

艾滋病病毒感染者和艾滋病患者的医疗是一个日显突出的社会问题,疾病不仅使艾滋病病毒感染者和艾滋病患者的家庭生活状况更加恶化,甚至会使他们陷入绝望的境地。因此,建立一个面向艾滋病病毒感染者和艾滋病患者的医疗救助制度既是缓解其生活压力的必要举措,也是社会正义的重要表现。应对艾滋病病毒感染者和艾滋病患者增加医疗支出,使他们获得最基本的医疗保障。在建立和完善对艾滋病病毒感染者和艾滋病患者医疗救助方面,除继续推行城市医疗保险制度、在扩大农村合作医疗保障的基础上积极探索农村医疗保障新形式并强化相关制度建设外,当前还应当针对未参加城市医疗保险和农村医疗保障的那些被"边缘化"的艾滋病病毒感染者和艾滋病患者,确立疾病医疗救助制度,并以法律的形式,对救助的条件、资金来源、救助机构和组织的设置等问题作出规定。

第四课 统计图表的使用

学习目标

(1) 学会按资料性质与分析目的选用适当的统计图。
(2) 学会统计图表的合理使用。

所需时间 45 分钟

课程内容具体安排
内容一:统计图表的概述。
教学方法:PPT 讲授,讨论
所需材料:PPT、白纸、记录笔
所需时间:10 分钟
内容二:统计图表的类型和选择原则。
教学方法:PPT 讲授
所需材料:PPT
所需时间:15 分钟
内容三:统计图表的合理使用。
教学方法:PPT 讲授、讨论
所需材料:PPT
所需时间:20 分钟

统计图的正确使用

医学领域中常用的统计图有条图、百分条图、圆图、线图、半对数图、直方图、散点图、箱式图与统计地图等。

统计资料的性质决定于统计表的主辞。主辞可分为品质的和数量的两类。主辞是品质的,如单位名称、性别、病型等为品质资料;主辞为数量的,如年龄、时间、脉搏等称为数量资料。数量资料又可分为连续性资料和间断性资料。连续性资料是指任何两个小的数值之间可以有无限个数值存在,如时间可依次分为年、月、日、时、分、秒、十分之一秒等,所以时间是连续性资料。至于家庭人口数,在原始记录上不可能找到有 4.3 或 5.8 个人口的家庭,所以人口数是间断性资料。

一、统计图的基本要求

(1) 按资料的性质和分析目的决定适当的图形。
(2) 应说明资料的内容、时间和地点,一般位于图的下方。
(3) 纵轴、横轴应注明标目及对应单位,尺度应等距或具有规律性,一般自左而右、自上而下、由小到大。
(4) 图形美观并便于比较,统计图的长宽比例一般为 7∶5,有时为了说明问题也可加以变动。
(5) 说明不同事物时,可用不同颜色或线条表示,并常附图例说明,但不宜过多。

二、统计图的类型

(一) 条图(bar graph)

1. 适用条件

宽长条的高度表示按性质分类资料各类别的数值大小,用于表示他们之间的对比关系,可用以表示绝对数、也可用以表示相对数或平均数。常用的有单式条图、复式条图和分段条图。

2. 要求

(1) 一般以横轴为基线,表示各个类别;纵轴表示其数值大小。
(2) 纵轴尺度必须从 0 开始,中间不宜折断。在同一图内尺度单位代表同一数量时,必须相等。
(3) 各直条宽度应相等,各直条之间的间隙也应相等,其宽度与直条的宽度相等或为直条宽度的 1/2。
(4) 直条的排列通常由高到低,以便比较。
(5) 复式条图绘制方法同上,所不同的是复式条图以组为单位,1 组包括 2 个以上直条,直条所表示的类别应用图例说明,同一组的直条间不留空隙。

(二) 圆图(pie graph)

1. 适用条件

圆形图适用于百分构成比资料,表示事物各组成部分所占的比重或构成。以圆形的总面积代表100%,把面积按比例分成若干部分,以角度大小来表示各部分所占的比重。

2. 制图要求

(1) 先绘制一大小适当的圆形。由于圆心角为360°,因此每1%相当于3.6°的圆周角,将各部分百分比分别乘以3.6°即为各构成部分应占的圆周角度数。

(2) 圆形图上各部分自圆的12点处开始,由大到小按顺时针方向依次绘制。

(三) 百分条图

凡能画圆图的资料,也可用百分条图表示,绘制方便。尤其在比较几个组的内部构成时,可绘制长宽相同的几个直条,各直条内相应构成部分的排列顺序、花纹或图案应一致,并附一百分尺度。

(四) 线图

1. 适用条件

以不同的线段升降来表示连续性资料的变化,常用以表示事物或现象在时间上的发展变化。

2. 绘制要求(普通线图)

(1) 横轴表示某一连续变量(时间或年龄等);纵轴表示某种率或频数,其尺度必须等距(或具有规律性)。

(2) 同一图内不应有太多的曲线,通常小于或等于5条,以免观察不清。

(3) 如有几根线,可用不同的图线(实线、虚线等)来表示,并用图例说明。

(4) 图线应按实际数字绘制成折线,不能任意改为光滑曲线。

(五) 直方图(histogram)

1. 适用条件

直方图用于表达连续性资料的频数分布。以不同直方形面积代表数量,各直方形面积与各组的数量成正比关系。

2. 制图要求

(1) 一般纵轴表示被观察现象的频数(或频率),横轴表示连续变量,以各矩形(宽为组距)的面积表示各组段频数。

(2) 直方图的各直条间不留空隙;各直条间可用直线分隔,但也可不用直线分隔。

(3) 组距不等时,横轴仍表示连续变量,但纵轴是每个横轴单位的频数。

（六）散点图（scatter diagram）

1. 适用条件

散点图以直角坐标系中各点的密集程度和趋势来表示两现象间的关系。根据点的散布情况，推测两种事物或现象有无相关，故常在对资料进行相关分析之前使用。

2. 制图要求

（1）一般横轴代表自变量或可进行精确测量、严格控制的变量，纵轴则代表与自变量有依存关系的因变量。

（2）纵轴和横轴的尺度起点可根据需要设置。

（七）统计地图

统计地图用以表示事物（或现象）在地域上的分布情况，多用点、线、颜色、符号等在地图上表示某种现象的数量。

三、统计图表有效合理使用的原则

（1）最大限度地反映信息。领导需要用最短的时间了解最多的信息，因此，必须让图表在清晰反映问题的同时，也能全面反映问题。

（2）图像对比的力量。对比可以用数字，可以用图表，但是图表可使人过目难忘，产生震撼的视觉效果，因此任何时候都不要忘记，有对比信息的图表是最强有力的证据。

（3）美观。统计图表也是美术的作品，美观很重要，我们可以在比例、色彩、层次上使图表更美丽，但首先要让自己看得舒服。

（4）颜色的重要性。使用颜色传达重要信息，考虑使用本国普遍意义上的颜色代码（如红色代表危险，绿色代表安全，粉色代表女性，蓝色代表男性）；使用颜色级别展示等级进程，由浅到深；使用颜色引起注意，强烈而明亮的颜色比柔和的颜色更能引起注意。

（5）利用额外信息。如何能更多地表达信息而又不乱，如何能将矛盾激化处特殊显示，可使用文本框、箭头和其他特色符号标记重点内容，引起注意。

（6）合理使用原点。为了美观，在数据极差较大时，坐标轴尺度可以用"//"符号打断；在数据最大值较大时，可以改变原点，但是要合理改变原点，不要造成欺骗。

第五课 艾滋病防治的综合治理

学习目标

（1）艾滋病防治的综合治理的意义。

（2）艾滋病防治的综合治理的内容。

所需时间 30 分钟

课程内容具体安排
内容一:艾滋病防治的综合治理的意义。
教学方法:课堂提问与 PPT 教学
所需材料:白纸、笔、PPT
所需时间:10 分钟
内容二:艾滋病防治的综合治理的内容。
教学方法:课堂提问与 PPT 教学
所需材料:白纸、笔、PPT
所需时间:20 分钟

艾滋病防治的综合治理

艾滋病是由人类免疫缺陷病毒引起的以机体免疫功能丧失为主要特征的严重传染病。该病流行迅速,病死率高,给社会造成了严重威胁。如何遏制艾滋病的流行态势是摆在我国政府、全体医务人员和社会工作者面前的重大课题。面对这个举世瞩目的重大公共卫生问题,我们应采用预防为主、综合治理的方针,关键是政府干预、直接领导、多部分配合、大力宣传教育、动员全社会迎战艾滋病。要结合扫黄禁毒,打击卖淫嫖娼,建立专门的艾滋病防治机构,培训干部,进行艾滋病监测,综合宣传,组织科研,制定必要的法规。总之,防治艾滋病应从流行病学、社会学和法学等多角度进行综合治理。

从流行病学上看,该病的传染源是艾滋病患者和 HIV 感染者,传播途径是性生活传播、血液传播和母婴传播三个方面,且人人易感。从社会学上看,艾滋病的传播在我国涉及范围广,该病的流行规模与社会因素关系密切,目前疫情从高危人群向一般人群传播,局部地区面临发病和死亡高峰等情况。从法学上看,在艾滋病防治工作中尚缺乏系统而严密的法律保障体制。

现从流行病学、社会学以及法学三个方面进行论述。

一、切断流行环节,遏制艾滋病流行态势

艾滋病是一种全球性传染病。近几年来,该病病例数几乎逐年成倍增长,据报道,全世界累计病例已达 1 000 万例以上。我国国务院防治艾滋病工作委员会办公室主任、卫生部副部长王陇德 2005 年 11 月 7 日在河南郑州召开的全国艾滋病综合防治示范区工作会议上报告,截至 2005 年 8 月底,全国累计艾滋病病毒感染者 132 545 例,其中艾滋病病人 30 158 例,累计死亡 7 643 例。并同时指出,在特定人群和局部地区艾滋病疫情仍在上升。要切断艾滋病流行环节、遏制艾滋病流行态势,应从以下几个方面着手。

（一）控制传染源

艾滋病传染源是指在血液、精液、阴道分泌物、乳汁和唾液等体液中含有 HIV 的人,包括艾滋病病人和 HIV 无症状携带者。要控制和减少传染源应做到尽早诊断和及时治疗。

(1) 尽早诊断。尽早诊断是及时治疗的前提和关键。HIV 感染的实验室诊断有两大类:一类是测定 HIV 抗体,是目前最常应用的方法;另一类是测定 HIV 及其组分。目前我国对艾滋病诊断实行免费检测。

(2) 及时治疗。目前,尚未找到治愈艾滋病的特效药物。现用于治疗艾滋病的药物主要是抑制 HIV 逆转录酶的药物,如 AZT,临床应用证明,能缓解艾滋病的症状并延长其存活期。目前我国政府为艾滋病病人免费提供抗病毒药物治疗。

（二）切断传播途径

根据我国最近艾滋病的传播途径统计,我国艾滋病经性传播、血液传播和母婴传播的三种传播途径并存的局面已经出现,其中经静脉注射吸毒感染占 41.6%,既往采供血感染占 23.5%,性传播感染占 9.1%,不详占 25.8%,估计其中多以性传播为主。切断传播途径需要做好以下几方面的工作。

(1) 加强国际检疫,严防艾滋病从境外传入。
(2) 建立 HIV 感染的监测系统,掌握艾滋病流行动态。
(3) 对供血者进行 HIV 抗体检测,确保输血及血液制品的安全。
(4) 严厉打击吸毒违法行为,避免因共用注射针头产生吸毒者之间的交叉感染。
(5) 严格进行医疗器械的消毒灭菌,防止 HIV 的医源性感染。
(6) 讲究性卫生,推行对高危人群免费发放安全套制度。

（三）保护易感人群

对易感人群最好的保护措施是接种艾滋病疫苗。迄今,对艾滋病的特异性预防尚缺乏理想的疫苗。由于难以保证疫苗的安全,HIV 的减毒活疫苗和灭活疫苗均不宜给人体应用。目前研究最多的是基因工程疫苗、合成寡肽疫苗和重组病毒载体活疫苗。由于艾滋病疫苗还未用于大面积人群接种。因此,从流行病学角度来遏制艾滋病的流行,目前重点应放在控制传染源和切断传播途径两个方面。

二、建立和谐社会,消除艾滋病孳生土壤

尽管艾滋病是一种由微生物引起的传染病,但其流行规模受社会因素的影响很大。如国际上对外开放、国内人员大幅流动,为艾滋病的监测和管理带来一定难度,特别是吸毒、卖淫、嫖娼等社会丑恶现象和地下血站为艾滋病的迅速传播起到了推波助澜的作用。因此,只有动员全社会的力量和提高社会人群的综合素质,才有可能遏制并最终消灭艾滋病。从社会学角度来看,遏制艾滋病的流行态势应做好下述工作。

(一) 广泛开展卫生宣传教育,大力普及艾滋病预防知识

(1) 人人远离毒品。
(2) 讲究性卫生,避免性混乱。
(3) 慎重输血和注射血制品。
(4) 感染了HIV的妇女避免怀孕。

(二) 对艾滋病患者实行人文关怀和社会救助

(1) 全社会都不应蔑视更不应敌视艾滋病患者,相反应多给他们一些关爱,多给一些鼓励,使他们感到社会的温暖,以便树立战胜病魔的信心和勇气。
(2) 政府免费为艾滋病患者提供抗病毒药物治疗。
(3) 对生活确有困难的艾滋病患者给予生活救助。
(4) 政府和全社会共同做好艾滋病患者遗孤的抚养教育工作。

三、健全法律法规,提高艾滋病防治水平

艾滋病防治工作在我国已有近20年的历史,面对艾滋病"越防越多"的局面,应当审视以往政策的科学性及正确政策的到位率。

(一) 必须为艾滋病防治工作建立严密的法律保障体制

(1) 防止艾滋病蔓延是对我党执政能力的考验。

毫无疑问,艾滋病是政治问题、社会问题,是执政党如何对待民众疾苦的立场问题。从世界范围看,艾滋病防治是所有国家已经遇到的难题,是对所有执政党执政能力的考验。艾滋病在一个主权国家的流行,对其综合国力的消减是严重、持续而又久远的。艾滋病的传播是典型的公共安全问题,世界各国无一例外地面临着艾滋病流行的挑战,就看哪个执政党能够把手中的权力变成推动经济繁荣与社会和谐发展的动力。

(2) 准确地把握艾滋病在我国传播的个性特征。

我国应当借鉴国外推广清洁针具交换等干预措施的经验,更需要根据国情摸索针对性的干预措施。如艾滋病在我国农村的传播是否是因"血"生祸,需要通过全面的调查研究才能确认。任何疑难问题的解决,既要充分了解问题的共性,更要全面透彻地把握事物的个性,准确地把握个性才是找到了解决问题的"钥匙"。

(3) 引进危机管理理论,抓住艾滋病防治关键期。

任何危机都有一个孕育、发展、爆发的过程。成功的危机处置不在于危机发生之后,而是对危机的预测和警觉。事实上我国正面临艾滋病蔓延的危机,艾滋病的传染是涉及非传统公共安全的新课题。借鉴引进危机管理理论,综合防范可能在我国出现的艾滋病大规模蔓延已经刻不容缓。我国每年流动人口的总量为1.2亿以上,到城市打工的农村青壮年远离家庭孤身在外,生理上又处于性行为活跃期,非婚性行为

的发生率较高,是极易感染艾滋病的人群。

(二) 必须高度警惕 HIV 感染者对社会的报复

(1) 认真研究 HIV 感染者与社会的互动模式。

HIV 感染者与社会的互动模式从社会学角度分析有无知-扩散型、歧视-报复型、泄愤-抗争型和关护-限制型。歧视-报复型和泄愤-抗争型的社会危害显而易见,即便是"无知-扩散型"的互动,在客观上也起到了传播疾病的作用。真正的良性互动唯有"关护-限制型",即社会以爱心换得 HIV 感染者合作,在防止病毒传播的前提下给病人以最大限度的照顾和保护,患者则以合作的态度接受必要的限制。

(2) 严格依法、及时、正确处理 HIV 感染者犯罪。

当前,我国对 HIV 感染者犯罪案件处理中的"两难"已经开始显现,感染者公开作案并宣称自己是艾滋病患者时,被害人和旁观者都会因惧怕感染而退却,客观上会使 HIV 感染者有恃无恐。如果国家不出面治理,容忍 HIV 感染者的犯罪,就是对人民的犯罪;但另一方面,抓捕、审判、关押作案的艾滋病患者势必投入相当大的特殊成本,为此,在制定对策时应处理好防止疾病传播与防止犯罪手段传播的关系,犯罪者不怕被抓和社会公众惧怕感染的关系,惩治 HIV 感染者犯罪的高投入与全局利益、长远利益、公共利益的关系。

(三) 及时发现、严厉打击围绕艾滋病而出现的犯罪活动

(1) 依法惩处非法和违规采供血活动。

采供血及血液制品的安全一定要从源头上抓起,实行长效管理,不能只靠"专项整治"。各级医疗卫生部门必须建立严格的采血、供血、血制品监管制度,从源头上保证用血安全。不具备条件的地方绝对不能设置"血站",已经建立的"血站"绝对禁止个人承包。只要非法、违规采供血查实有据,就应采取"突然死亡法"立即关闭该血站,并追究当事人和相关领导的责任。

(2) 对 HIV 感染者直接犯罪的活动要保持"露头就打"的高压态势。

各地公安机关对故意传播疾病或盗劫、抢劫、敲诈勒索的艾滋病病毒感染者,一经发现,必须立即抓捕,依法惩处,决不能造成国家对艾滋病患者作案"束手无策"的错觉。

(3) 严厉打击以治疗艾滋病为手段的诈骗犯罪。

艾滋病患者的心理十分脆弱,出于对生命的珍爱和渴求,特别容易听信"包治艾滋病"的欺骗,所谓治疗艾滋病的"祖传秘方"也会轻而易举地骗取艾滋病患者的钱财。政府主管部门对以艾滋病病毒感染者为对象的非法行医、非法制药、销售假药劣药的行为,一定要及时发现、从严惩治。

阅读材料

预防控制艾滋病信息：
来自艾滋病国家综合防治示范区的调查

面对遍布全国的 2 600 多个中央党校远程教育网络点上的 10 多万名党政领导干部，国务院防治艾滋病工作委员会办公室主任、卫生部副部长王陇德说：如实反映艾滋病病毒感染者和艾滋病患者的生存状态，推动公众消除恐慌和歧视，是抗击艾滋病这一"世纪顽魔"的首要前提！

从广西艾滋病国家综合防治示范区采访归来的记者，感受到了王陇德这句话沉甸甸的分量。

家住辽宁宽甸县的小京京（化名）在村办小学里形单影只。他是个艾滋病病毒感染者，同学们都不敢和他玩耍。由于害怕自家孩子被感染，其他学生家长颇多担忧。为解决这个问题，宽甸县教育局在村里专为小京京一个人办了一所"爱心小学"，王立军老师被聘来给孩子上课。一年多过去了，王老师和孩子建立了深厚的感情。他说，当前，社会歧视一时难以彻底消除，但孩子不能辍学在家。现在就是不给钱，我也要教他。

王老师教学很认真，不管天气好坏都来得很早，从没耽误小京京上课。为鼓励小京京学习，王老师还专门编了首儿歌：小喜鹊叫喳喳，飞来飞去把话拉。告诉你，告诉他，小京京，上学啦！我要好好学文化，学会知识本领大，长大建设咱国家。

这个真实的故事，是记者于 2006 年 6 月 21 日在南宁市的艾滋病防治摄影图片巡展现场听到的。从 2006 年 6 月下旬开始，"我们在一起——艾滋病防治摄影图片全国巡展"在广西南宁、柳州、横县、宁明、田阳等地举行，活动的主办单位是卫生部新闻办公室和国际行动援助联盟中国办公室。

一同观看巡展的卫生部新闻发言人毛群安说，现在社会对艾滋病存有污名化和歧视现象。人们因为担心受歧视而害怕去检测，害怕去治疗，因为社会对艾滋病病毒感染者和艾滋病患者缺少必要的关怀，很多感染者不敢暴露自己的身份，甚至很多勇敢站出来的感染者也无法保护自己。

一幅幅图片、一段段文字，交织出艾滋病病毒感染者和艾滋病患者真实的生活与震撼人心的宣言。这些感染者的真实故事传达出一个共同信息：感染者可以正常生活，可以自我支持并对社会作出贡献。但是，做到这一点需要公众的正确理解，消除歧视和污名；另一方面也必须保证感染者可以得到良好的治疗。

防艾咨询检测员：歧视只会使他们躲得更远！

广西凭祥市地处我国西南边陲，西、南两面与越南接壤，边境线长 97 千米，距越南谅山市只有 32 千米，素有祖国"南大门"之称。该市境内有国家一类口岸 2 个、二类口岸 1 个、边民互市点 4 个和多个出入境通道，是我国通往越南及东南亚最大、最便捷的陆路通道，也是我国中越边境线上最大的口岸城市。

特殊的地理位置,使凭祥成为艾滋病高发地区之一。2003年,凭祥被列为国家级艾滋病综合防治示范区。

防控艾滋病,最基本的一项工作是艾滋病自愿咨询检测(简称为VCT)。凭祥市卫生局局长赵绍基告诉记者,VCT不仅能发现感染者,还能为感染者提供心理支持与辅导,直接关系着艾滋病患者能否顺利转入整个示范区的救治关怀网络。

2006年6月22日上午,在凭祥市疾病预防控制中心VCT门诊室,记者见到了凭祥市4位专职VCT咨询员中的两位:何香新和李薇伦。两位咨询员告诉记者,从2004年11月至今,她们每天的工作就是面对那些"高危人群",在自愿和保密的前提下,尽量动员这些人去做艾滋病检测,此外,还要主动寻访已知感染者,将其中符合收治条件的及时转至凭祥市人民医院治疗。"我们一般是先通过电话和这些人交流,使他们打消顾虑,然后再约好面谈;当然,首先我们在心理上要接受他们,歧视只会使他们躲得更远。我们都在省里接受过专门培训,做这样的'思想工作'现在已经很有经验了!""VCT这项工作太重要了,获得最基础的数据首先就靠这些咨询员的工作。"广西卫生厅疾控处副处长黎火佳对记者说。

据介绍,凭祥市目前接受抗艾滋病病毒治疗的感染者和患者都是通过VCT门诊转介到定点治疗医院——凭祥市人民医院的。

用科学、理性的态度对付艾滋病这一"世纪顽魔",也保证了疫情监测的顺利开展。广西疾控中心副主任陈杰告诉记者,目前,以自治区疾病预防控制中心确认实验室为网络中心,全区已经建立了19个国家级监测哨点、15个自治区级监测哨点,形成了覆盖全区大部分市县的艾滋病监测网络,为制定广西艾滋病预防控制措施和评价预防控制效果提供了科学的依据。

艾滋病患者:能给别人带来帮助,生命越来越有价值!

2006年6月22日下午,在广西凭祥市人民医院,记者与艾滋病患者陈冰(男,化名)面对面交谈。

陈冰是凭祥市凭祥镇人,今年33岁。初中毕业后,陈冰开始做中越边贸生意,凭着吃苦能干,逐渐富了起来。1991年,18岁的他因为好奇开始注射吗啡。从此,毒品这个恶魔死死地缠住了他。到1999年,辛苦挣下的上百万家产被靡费殆尽。

2005年6月,潜伏在陈冰体内多年的艾滋病病毒开始发作,同年6月30日,陈冰住进了凭祥市人民医院,开始进行抗病毒治疗。在医护人员的精心医治、护理下,2006年2月10日,陈冰病情稳定出院。

陈冰不是被成功控制病情的少数病例。2005年5月,"艾滋病抗病毒治疗和持续关怀项目"在凭祥市启动,由市人民医院负责抗病毒治疗和抗机会性感染治疗,由疾控中心负责VCT及病人的转介、抗病毒药物的管理。凭祥市疾控中心主任何波说,至今已累计有55人进行了抗病毒治疗,治疗维持率达到90%。

在专为艾滋病患者开辟的住院病区,记者遇到了为女患者建病历的内科主任何小燕。"对一个艾滋病人来说,也许一句关心或嫌弃的话、甚至一个关切或厌恶的眼神,就能帮助其树立起治疗的信心或促使其自暴自弃,后一种结果甚至会使病人对社会产生报复心理。"何主任对记者说。

记者问一旁正在忙碌的护士韦冬梅:"护理艾滋病患者和护理别的患者,最大的不同在哪里?"小韦略微想了想,认真地说:"最需要的是细心,除了病情,还要特别留心他们情绪上的变化!"

陈冰的故事还没有讲完。2006年2月出院以后,陈冰主动要求加入到"艾滋病持续关怀项目"中去,他没有选择离开,而是和凭祥市人民医院签订了一份"义工合同",留在病区当上了一名义工。他通过讲述自己的经历,鼓励那里的患者鼓起接受治疗和生活下去的勇气。

"我的工作主要有3项:配合护士送血液标本;开导病友,接受治疗;还有就是照顾病危的患者,给他们送去临终关怀。从刚开始对艾滋病的恐惧,到后来面对现实,再到现在去帮助别人,是那么多的好医生、好护士鼓励了我。"

2006年8月10日,陈冰和医院的合同就要到期了,记者问他还续不续合同,他坚定地说:"我还想继续当一名义工!从一个艾滋病患者,到能给别人带来帮助的人,我觉得我的生命越来越有价值!"

第六课　社会发展与艾滋病防治

学习目标

(1) 社会发展的理念。
(2) 社会发展与艾滋病防治的关系。
(3) 艾滋病对社会发展的影响。
(4) 社会发展对艾滋病防治的推动作用。

所需时间　50分钟

课程内容具体安排
内容一:社会发展的理念与原则。
　　教学方法:PPT教学
　　所需材料:PPT
　　所需时间:10分钟
内容二:社会发展与艾滋病防治的关系。
　　教学方法:小组讨论、PPT教学
　　所需材料:白纸、笔、PPT
　　所需时间:PPT教学5分钟;小组讨论5分钟

续表

内容三：艾滋病对社会发展的影响。 　　教学方法：头脑风暴、PPT 教学 　　所需材料：PPT、白纸、笔 　　所需时间：头脑风暴 5 分钟；PPT 教学 10 分钟 内容四：社会发展对艾滋病防治工作的推动作用。 　　教学方法：小组讨论、PPT 教学 　　所需材料：PPT、白纸、笔 　　所需时间：小组讨论 15 分钟；PPT 教学 5 分钟

社会发展与艾滋病防治

一、社会发展的含义和原则

众所周知,20 世纪 80 年代以来,社会发展的新趋势包括下列三个方面。

(1) 从经济发展转移到满足人的基本需求到人的全面发展。

(2) 从一国内部寻求发展转向国际发展。

(3) 从单纯的经济因素到经济、社会、自然和人四者的相互关系上。

经过反思,20 世纪 80 年代以来提出了三种发展的理论：可持续发展理论,以人为中心的人类发展理论,社会发展理论。

(一) 社会发展理论的定义

社会发展的本质是在发展过程中追求社会公平,以使每一个社会成员、特别是弱势人群,都有平等的机会参与分享经济发展的成果；社会发展主要通过对弱势人群赋权和对社会制度、组织及机制进行干预,来实现和谐、可持续的发展；社会发展促进地方、国家及全球的社会制度、组织及机制发生积极的变化,以使之承担责任并具有包容性和回应性。

(二) 社会发展的目标与任务

(1) 一个目标。推动社会公平,即社会发展通过赋权弱势人群以使其有效参与发展过程,从而最终推动社会公平。

(2) 两个任务。

① 促进弱势人群积极、有效地参与到发展过程之中。

② 积极促进现行制度与机制发生积极变化,以使之承担责任并具有包容性和回应性。

(三) 社会发展的基本策略

赋权——通过参与式的方法赋权弱势人群,使他们能积极、有效地参与到发展过程之中。

社会干预——清除障碍；创造与拓展参与的路径与机会。通过对现行（正规与非正规）制度及机制进行积极干预，例如，在参与发展项目中，从决策设计到执行的过程中，关心社会发展与社会公平，确保发展过程中弱势人群能从中受益。清除阻碍弱势人群参与的社会障碍，创造与拓展边缘人群参与的路径与机会。

（四）社会发展的基本原则

(1) 公正优先的发展原则。
(2) 权利为本的发展原则。
(3) 优先关注弱势人群的原则。
(4) 参与原则。
(5) 包容性原则。
(6) 社会责任原则。

二、社会发展与艾滋病防治的关系

（一）艾滋病防治需要社会发展的原因

与历史上曾经对人类造成严重危害的各种传染病一样，艾滋病的传播既有其生物、病理原因，也有其政治、经济和社会文化原因。如果只强调感染者的个人行为，忽视制约其行为背后的政治经济和社会文化因素，只采取医学防治措施而不同时从政治、经济、社会和文化等各方面采取有力措施，绝无可能有效地遏制艾滋病的传播与危害。

从医学的角度看，只要具有交换体液的行为，任何人都有可能感染艾滋病。但事实上，艾滋病传播具有不同地区传播严重程度不同、不同地区主要传播方式不同、不同社会群体受害程度不同的显著特征，其中弱势地区（贫困地区、社会不稳定地区、社会经济变迁或转型地区等）和弱势人群（农村人口、移民劳工、社会边缘人口、少数群体、贫困人口、妇女与儿童等）往往受艾滋病危害最为严重。研究显示，由于缺少生存、教育、医疗、信息等各种基本资源，弱势人群更有可能采取导致 HIV 感染的高风险行为，弱势地区则因生活着更多的弱势人群和严重缺乏公共资源而难以抗拒艾滋病的肆虐。

之所以要在艾滋病防治工作中引入社会发展的视角，正是因为艾滋病绝不仅仅是纯粹的医疗问题，而是一个极为复杂的社会问题。大量的事实证明，艾滋病的传播与缺少社会公正、贫富分化等社会政治问题之间存在着密不可分的关系，如果全社会拒绝向实现更为公正的资源分配与社会发展的方向努力，艾滋病防治工作将很难取得理想的效果。社会发展从权利和实现人类公平发展的角度探讨、分析艾滋病问题，有助于加深对艾滋病赖以传播的社会背景的认识，从而为制定更有针对性的防治策略奠定基础。

（二）艾滋病的社会现象

艾滋病的社会现象可以通过社会发展理论的视角得到解释。

(1) 社会经济发展的不平衡与艾滋病传播的不平衡。
(2) 艾滋病在不同地区、不同时期的主要传播方式不同。
(3) 弱势人群受艾滋病伤害最大。

从国际、国内角度看,艾滋病感染者不仅大多居住于落后的国家和地区,而且还大多数是生活在社会边缘和底层的弱势人群。中国目前的 HIV 感染者也同样高度集中于贫困落后地区,并且是以农村贫困人口为主。以云南和四川两省为例,云南省从 1998 年到 2000 年连续三年的 HIV 感染者职业构成统计数字表明,感染者中农民和无业人员共占全部感染者的比例数在 72% 以上,而四川省 1987 年到 2000 年间 HIV 阳性者的职业构成比表明,农民占 HIV 感染者总数的 76% 以上。

三、艾滋病对社会发展的影响

(一) 艾滋病对我国的经济影响预测

中国专家和国际期货集团(TFGI)等机构使用"艾滋病影响模型"预测了艾滋病对我国经济的影响并形成《艾滋病在中国的社会经济影响》这一报告。这些专家提出在"高发"情形中,艾滋病在中国的流行到 2010 年将造成的国民生产总值损失 159 亿元人民币,累计损失 400 亿元人民币。

(二) 艾滋病作为社会经济的影响

作为一种疾病,艾滋病的特殊性在于它是一个长波的疾病。

第一波:打击个人的健康,病毒潜伏期一般在 8~10 年,病人需要终身服药,大大地降低人们的预期寿命。

艾滋病对预期寿命的打击。南部非洲是全球艾滋病流行最为猖獗的地区,世界卫生组织 2006 年发布的报告指出,津巴布韦男性的平均寿命为 37 岁,女性仅 34 岁,是全世界最低的。在博茨瓦纳、马拉维、赞比亚等国,人均期望寿命也只有 38~39 岁,这在很大程度上与艾滋病导致的早亡有关。

第二波:破坏家庭,使家庭这个社会的细胞在疾病的重击下,不但要担起亲人疾病的重担,而后因社会歧视,家庭可能被抛弃于原来生活的群体之外。

第三波:精准打击社区,我国一些艾滋病高发地区的村落可以证明,艾滋病严重地打击着社会中的边缘弱势群体,导致严重的社会歧视和排斥。

第四波:撼动国家的经济发展、医疗保障体系等。无论是个人还是国家都必须承担因艾滋病而带来的治疗成本,即必须三种或三种以上的药物联合治疗、需终身治疗、成功的治疗需要 100% 的坚持、抗药性是非常值得关注的问题,即便国家的"四免一关怀"政策,还是有严重的医疗负担。

四、社会发展对艾滋病防治的推动作用

(1) 认识和改变造成艾滋病病毒流行的社会因素。

艾滋病在世界或者中国的传播,更多是由各种社会因素造成的,而不是艾滋病病

毒"自然地"传播的结果。艾滋病泛滥迄今未能得到有效遏制的关键,恰恰在于致使其传播的社会历史背景未能得到深刻的认识和根本的改变。如果不消除广泛存在的贫困、不平等和暴力冲突等严重的社会问题,与非洲艾滋病泛滥类似的悲剧就会在许多地方重演。

能否有效地遏制艾滋病传播从本质上讲是一个社会政治问题,取决于政府与社会能否正视艾滋病借以迅速传播的社会历史背景,并作出必要的努力以改变、纠正导致其蔓延的政治、社会与经济因素。防治艾滋病的工作应该以社区建设、社会发展与人类发展为基础来设计与实施,把社区建设与社会组织建设作为主要目标,这样不但防治艾滋病的成功可能性会极大地增加,而且还可以给当地的全面持续发展提供契机与动力。

(2) 转变政府工作人员的态度、实现政府承诺和责任。

包括中国在内的所有191个联合国会员国承诺:在2015年以前实现联合国千年发展目标,其中第6条提出,与艾滋病病毒、艾滋病、疟疾和其他疾病作斗争,遏制并开始扭转艾滋病病毒、艾滋病的蔓延。这既是我国政府向国际社会作出的庄严承诺,也是每一个政府工作人员的责任和义务。在这个过程中,政府工作人员的态度和观念必须发生转变,应当向偏见和臆断发起挑战。一方面,必须反对任何形式对艾滋病病毒感染者的歧视,从整体上把艾滋病"高危人群"改变为"高受害风险群体",平等对待并赋权给他们;另一方面,针对艾滋病对生活在社会边缘和社会下层民众的伤害最为显著,政府必须承担起反对边缘化和促进公平发展的职责,为有效遏制HIV的泛滥、实现弱势群体的权利和全社会的共同福祉奠定基础。

(3) 重新审视并转变主流社会的价值观、实现主流群体和机构的包容性。

在以人为本的艾滋病预防和关怀工作中,主流群体和机构应该致力于促进并确保HIV感染者和弱势人群能够参与到社会发展和文明进步的过程之中,确保他们能像普通人一样享有平等的权利,公平地分享发展的资源和进步的成果。主流社会不仅仅要接受HIV感染者和弱势人群的参与,还要主动地消除阻碍他们参与的障碍以及鼓励社会接受他们。

(4) 增强公民的权利意识、促进相关利益者的有效参与。

人的权利的实现程度是评价防治艾滋病工作的成效与社会发展进程的根本指标。防治艾滋病主要是为了保障个人的健康权,而健康权是一种基本人权,体现着医疗公平等一系列社会基本价值取向。防治艾滋病的目标并不仅仅在于控制艾滋病病毒感染者人数的增加,更在于促进人的健康权的实现,不能仅靠夸大外来威胁以刺激人们应战,而应该首先唤起主体对于自己利益与权利的觉悟,主动参与到事关自己利益的每一项人类行动之中,在保护自己的同时也为人类的共同幸福作出贡献。否则人类不仅仅无法有效应对艾滋病带来的挑战,还可能被一个又一个的传染病搞得疲于奔命,为防病而防病的被动应战也永远不能构成一种对"人的健康权"的整体觉悟,必将极大地削弱我们工作的社会价值。

(5) 增强受艾滋病影响人们的能力和主导权。

增强受艾滋病影响人们的能力和权利意识,是促使他们思考、行动、控制资源并作出决定的过程。这是一种参与的过程,是将决策的责任和资源控制权授予或转移到那些即将受益的人的手中的过程。当受艾滋病影响的人们有机会参与到艾滋病防治工作和其他发展活动中时,发现自己的想法和努力能够起到作用,会让他们感觉自己有了更大的权利和能力。当受艾滋病影响的人们的声音被倾听,他们会感觉自己受到尊重。一旦社区中的人开始更多地倾听彼此的心声,就为社区中的所有人播下了团结合作、共创发展的种子。

只有受艾滋病影响人们的能力和权利得到切实增强,才能确保有更多的机会以促进与他们有关的社会公平和公正;也只有受艾滋病影响的人们真正获得并能有效地利用各种发展的机会和资源时,他们才会开始为自己呼吁、开始实现自己的权利并采取行动满足自己的需求。在这样的基础上,艾滋病防治工作才会获得不断深入发展的持续动力,遏制并逆转艾滋病蔓延的目标才能真正实现!

阅读材料

"借猪还猪"——感染者自己的选择

项目目标:提高 HIV 感染者和艾滋病患者、家庭和试点地区村民对艾滋病的认知水平,提高试点地区 HIV 感染者和艾滋病患者的生活质量。

昭觉县地处四川省凉山彝族自治州,是凉山彝族聚居县的主要代表县之一。自 1995 年发现第一例 HIV 感染者至今,昭觉县确诊登记的 HIV 感染者共 392 例,占凉山州 HIV 感染者人数的 54.83%,这些感染者中多有吸毒史,15~40 岁的占总人数的 96.52%。2001 年 11 月,州、县两级卫生防疫部门对昭觉县三个乡的 14~60 岁人群进行 HIV 感染情况抽样调查发现,竹核乡离昭觉县城 12 千米,全乡有 8 个村,8 573 人,农民年人均纯收入为 985 元,有 HIV 感染者 96 名,感染者主要分布在大温泉、木渣洛、历口 3 个村。2002 年 6 月,昭觉县中英性病艾滋病防治合作项目办公室成立,中英性病艾滋病关怀项目正式启动,并在感染者较多的竹核乡率先进行试点,找到 61 名 HIV 感染者并建档。

根据 HIV 感染者和艾滋病患者所处的实际情况,县项目办决定在全面开展项目的基础上,把侧重点放在两个主要的活动方面:一是社区的宣传动员,一是 HIV 感染者和艾滋病患者的生产自救。这里将主要介绍他们在 HIV 感染者和艾滋病患者的生产自救方面开展的项目活动。

1. 生产自救活动

在对 HIV 感染者和艾滋病患者进行的需求访谈和生产自救的动员会后,HIV 感染者和艾滋病患者生产自救的积极性高涨,纷纷提出了各种项目活动建议。有的 HIV 感染者提出,可以发挥当地沙石河坝的资源优势,把办水泥制砖厂作为生产自救的途径,有的提出可以建设绿色大棚种植蔬菜,还有的建议集资办一个畜牧场、酒厂、瓦厂、中草药种植厂、养殖场以及小型加工厂等。

州、县项目办、组织工作人员在对 HIV 感染者和艾滋病患者提出的各项自救方案进行仔细的现场考察和多次调查论证后,2002 年 10 月,初步选择了水泥砖厂自救方案。并经过与 HIV 感染者和艾滋病患者一道从资源优势、营销策略、工厂管理到投资的预算和预期收益各个方面对投资水泥砖厂进行全面的研究论证,最终在 2002 年 12 月底形成《竹核乡艾滋病病毒感染者和艾滋病患者水泥制砖工厂可行性报告》并上报省项目办等待立项。2003 年 4 月进一步确定了水泥砖厂的参加原则、资金筹集、厂长人选、《劳动协议书》以及监督管理等具体办厂模式。省项目办在经实地考察后初步认同这个自救方案。

但砖厂的筹建组经过深入调查有了新的看法,他们就水泥砖厂的赢利问题重新展开综合分析,提出水泥砖市场竞争大需求小,经济效益前景有可能不看好。而这时 HIV 感染者和艾滋病患者也担心水泥砖厂的劳动强度大,对他们这样的病人不太适合。

建厂方案受到质疑后,大家开始思考养猪的自救途径。在征求县政府、有关职能部门及地方经济专家的意见后发现,生猪项目与水泥砖厂项目相比有几大优点:一是节约项目启动资金;二是仔猪长大产仔猪所需时间短、见效快、所需成本低;三是市场前景好、价格高、效益好;四是劳动强度小,保护了 HIV 感染者的身体健康;五是不需要特别的生产技术。然后县项目办和 HIV 感染者研究提出了"借猪还猪"的具体自救方案,即由项目办筹资金,为选定的感染者 HIV 和艾滋病患者家庭每家送 1~3 头仔猪供其喂养成母猪,受益者 1 年后只需还回同等数量的母仔猪,其余猪崽则归己,归还出的仔猪再送给其他的 HIV 感染者和艾滋病患者家庭喂养,以此循环。

"借猪还猪"项目启动后,项目办与 HIV 感染者和艾滋病患者制定了第一批进入项目的人选的原则,即有饲养能力、无流动性和积极参加项目活动。县畜牧局畜牧师对 HIV 感染者和艾滋病患者进行了生猪喂养培训。同时,项目办和 HIV 感染者和艾滋病患者共同制定了生猪项目的监督方法:签订合同以保证项目正常开展,由村组干部随时观察生猪喂养情况,乡干部和县项目办定期或不定期检查,村医在随访时也有责任观察生猪的生长情况。

首批"借猪还猪"生产自救活动正式实施,县项目办将 67 头仔猪分送给了 35 位 HIV 感染者和艾滋病患者家庭。HIV 感染者和艾滋病患者家庭、村社干部、群众共 100 多人到了送猪现场。HIV 感染者说:"当时感到特别骄傲和很大安慰,党和政府、国际友人都这么关心和帮助我们,不光让我们对生活更加有信心,连全乡的群众也都为我们高兴,大家都受到很大鼓舞。"目前,首批发放到户的生猪长势良好,有些生猪已怀上猪崽,年底可初见成效。

2. 经验

(1) 通过多种渠道了解 HIV 感染者和艾滋病患者的需求。

不但应在需求调查中注意自救方法的收集,而且还应在每次接触 HIV 感染者和艾滋病患者的机会中主动了解他们的需求。例如,随访表中包括需求内容,组织生产自助自救专题讨论,利用 HIV 感染者和艾滋病患者例会、座谈会、培训等机会主动与他们进行交流等都可以及时了解他们需求。

(2) 充分考虑 HIV 感染者和艾滋病患者的选择。

从提出办水泥砖厂、建立绿色大棚种植蔬菜,到办瓦厂、中草药种植厂等,从选定建水泥砖厂到否定建水泥砖厂、另选生猪项目,每一步都是 HIV 感染者和艾滋病患者的选择。项目工作人员要充分考虑 HIV 感染者和艾滋病患者的选择原因和否定理由,自始至终与 HIV 感染者和艾滋病患者共同商讨,才能真正帮助他们开辟生产自救道路。

(3) 多部门参与。

县畜牧局帮助选购品种优良、价格合适的生猪,畜牧兽医站为每头生猪注射疫苗,专家给 HIV 感染者和艾滋病患者提供技术支持。多部门的积极参与和大力支持使生猪项目有了良好的开端。

(4) 科学管理运作。

为确保项目实施成功,首先要确定示范户的选择原则,其次,也需要规范他们的自救行为,如县项目办与生猪饲养户签订的生猪饲养协议规定,每户需保证不随意变卖、转让、宰杀生猪,违反协议者将接受退出项目和罚款的处罚。

(5) 可持续发展。

设计"借猪还猪"的自救方式,可以使一次性投入的自救资金从 35 户 HIV 感染者和艾滋病患者开始产生连续的"投入"效果,每年都能有一批其他 HIV 感染者和艾滋病患者在该生猪项目中获得自救的机会,并且不需要追加投入,最终实现自救的可持续发展。

附录 A

艾滋病项目管理课程教学方法

艾滋病项目管理课程教学方法如表 A1 所示。

表 A1 艾滋病项目管理课程教学方法

方法名称	特点	目标	适用对象
同伴学习	通过分享经验来相互学习	·相互了解和培养自信心，以及与同伴建立亲近关系	·管理人员和辅导员 ·课堂培训
集体讨论	充分讨论，考虑与特定主题相关的所有想法，不拒绝任何想法	·快速发现新的想法和答案	·管理人员和辅导员 ·课堂培训
选题小组讨论	学员讨论一个主题，并给出小组意见	·相互了解 ·达成共识	·管理人员和辅导员 ·课堂培训
模拟	在某项个案研究中学员在小组活动中扮演不同角色，然后讨论、分析角色	·了解其他人的态度、感受和角色 ·增进对人的行为的了解，包括对社会性别角色的了解	·管理人员和辅导员 ·有计划地正式培训
角色扮演	学员根据自己在现实生活中的经历来扮演不同的角色，然后讨论、分析角色	·了解其他人的感受和角色 ·增进对人的行为的了解，包括对社会性别角色的了解	·管理人员和辅导员 ·有计划地正式培训
演示	通过在类似现实情况的场景中展示实际技能或实际过程来增进对实用的知识或技能的了解	·展示实际的过程和技能	·管理人员和辅导员 ·有计划地正式培训
实践	学员实际开展需要他们学习的任务或活动（如教学）	·获得知识、培训技能、测试学习过程	·管理人员和辅导员 ·有计划地正式培训
现场调研、考察	有计划的现场考察，有具体目标	·观察、了解和研究实际情况	·管理人员和辅导员 ·有计划地正式培训

续表

方法名称	特　点	目　标	适用对象
个案研究	给学员描述具体的情况、问题，让他们研究和解决	·从特定的情况获得经验	·管理人员和辅导员 ·有计划地正式培训
问答技巧	培训员提出问题，由单个学员或全体学员回答问题	·认识到特定的情况、问题可以有不止一种解决方案	·管理人员和辅导员 ·有计划地正式培训
交互式讲座	在讲座期间培训员与学员进行对话	·通过积极的倾听来有效地传授知识	·管理人员和辅导员 ·有计划地正式培训
直观参与式课程（VIPP）	通过在卡片或活动挂图上写出想法、信息来交流	·在短时间内充分汇总各种想法 ·鼓励学员明确地表达自己的想法	·管理人员和辅导员 ·有计划地正式培训
快速反应	在课堂上关于一个主题的讲授结束后，立即要求学员对这一主题发表意见	·在短时间内让学员对讲授内容进行反馈 ·增强学员的反应能力及处理应急事件的能力	·管理人员和辅导员 ·有计划地正式培训
小讲课	就一个主题用15分钟左右的时间进行穿插式的讲授，以简单、实用为标准	·用简单、实用的形式，将主题的内涵传授给学员，让其能够迅速掌握相关知识	·管理人员和辅导员 ·课堂培训

附录 B

艾滋病项目管理培训评估问卷

尊敬的参会者：

感谢您对本次活动的积极参与，请耐心填写此问卷，以便我们对本次活动作出可见评价，并在以后的培训活动中加以改进。

1. 您来参加这次多部门管理培训班的目的是_____。
   ① 学习和更新知识。② 加强实际工作技能。③ 明确今后工作的具体思路。

2. 请您根据会议对各个课程分别给出评分。（在相应分数打"√"，1分表示最低）

授课内容	授课老师	差	一般	好	很好	评语
第一天						
多部门合作概述		1	2	3	4	
中国艾滋病流行趋势及面临的挑战		1	2	3	4	
艾滋病防治政策法规及多部门合作国家政策		1	2	3	4	
多部门合作的重要性和挑战		1	2	3	4	
管理的基本概念与技能以及应用		1	2	3	4	
第二天						
项目管理		1	2	3	4	
计划概述及项目计划书版本框架		1	2	3	4	
如何确定策略与活动方案		1	2	3	4	
形势分析和应对分析		1	2	3	4	
计划书中的财务预算与分析		1	2	3	4	
第三天						
督导与评估概述		1	2	3	4	
督导与评估指标应用讲解		1	2	3	4	
督导与评估方法		1	2	3	4	
以研究证据为依据的决策		1	2	3	4	

3. 请您按照以下内容对这次培训进行评估。（在相应分数打"√"，1分表示

最低）

	很差	差	一般	好	很好	评语
培训的针对性和充实性	1	2	3	4	5	
培训内容合理、充实、有逻辑	1	2	3	4	5	
培训的方式、方法	1	2	3	4	5	
培训教师的专业性	1	2	3	4	5	
培训资料清晰、充足、易懂	1	2	3	4	5	
培训过程中的沟通	1	2	3	4	5	
培训的总体效果	1	2	3	4	5	

4. 通过这次培训您达到了您的预期目标吗？（在相应分数打"√"，1分表示最低）

  1 2 3 4 5 6 7 8 9 10

5. 通过这次培训，您觉得对您今后的工作有支持和帮助吗？

  ① 有很大 ② 有一点 ③ 基本没有 ④ 没有

5.1 如果您选①或②，那么您认为最大的帮助和支持是什么？

5.2 如果您选③或④，那么您认为这次培训不尽如人意的地方是什么？

6. 您觉得我们在组织下次培训时，以下哪些方面需要改进？（请您对以下每点都简短提出您的宝贵建议）

教学师资：

教学目的：

教材内容：

教学形式：

教学时间：

附录 C

艾滋病相关网站一览表

政府组织网站

中国疾病预防控制中心性病艾滋病预防控制中心网站 http://www.chinaids.org.cn

全国性病麻风病控制中心网站 http://www.ncstdlc.org

艾滋病网上办公室(繁体) http://www.info.gov.hk/aids

健康教育所 http://www.cnhei.com

中华人民共和国卫生部 http://www.moh.gov.cn

中国疾病预防控制中心 http://www.chinacdc.net.cn

中国艾滋病防治信息网 http://www.aids.net.cn

江苏卫生 http://www.jshealth.com

西安市性病防治监测中心 http://www.xaxbzx.com.cn

青少年艾滋病教育 http://www.cbe21.com/hiv/index.html

中国人口与计划生育 http://www.sfpc.gov.cn/cn/AIDS-HIV.htm

中国特殊需要在线 http://www.specialneeds.org.cn/aids

海南省卫生防疫站 http://www.hnwsfy.com/jkjy/jy-8.htm

广东省疾病预防控制中心 http://www.cdcp.org.cn/aids/aids0.htm

中国药物依赖性研究所 http://www.nidd.ac.cn

世界艾滋病日 http://www.un.org/chinese/events/aidsday/01/aids01.htm

中国教育和科研计算机网 http://www.edu.cn/HomePage/ke_yan_yu_fa_zhan/zhuan_ti/aids/index.shtml

非政府组织网站

中国艾滋病网 http://www.cnukaids.com

艾滋病在线 http://www.china-fpsa.com

香港艾滋病基金会 http://www.aids.org.hk

香港艾滋病资讯网站 http://www.csu.med.cuhk.edu.hk/hkaids

红丝带联谊会 http://www.redribbon.com.tw

中国艾滋病防治网 http://www.linehelp.com/azb

世界艾滋病患者俱乐部 http://www.aidsclub.com

中国性病艾滋病防治协会 http://www.telemedicine.com.cn/casapc

爱知行动 http://www.aizhi.org

性病艾滋病患者健康援助热线 http://www.sosaids.org

联合国艾滋病规划署驻华办事处 http：//www.unchina.org/unaids
关怀艾滋(繁) http：//www.csu.med.cuhk.edu.hk/hkaids/aidscon/index.htm
联合国特别会议（艾滋病病毒/艾滋病）http：//www.un.org/chinese/events/HIV
艾滋的家(繁) http：//www.aids.org.tw/index.htm
母亲的抉择(繁) http：//www.motherschoice.com/chtml/html/sex/html

商业网站

关注艾滋病 http：//www.china.org.cn/chinese/AIZI-c/80640.htm
央视网络艾滋病专题 http：//www.cctv.com/special/289/index.shtml
中国校园网 http：//www.54youth.com.cn/gb/paper226/1
新浪网 http://eladies.sina.com.cn/subject/aids.html
北方网 http://health.enorth.com.cn/system/2001/11/19/000193368.shtml
中华网 http://health.china.com/zh_cn/special_topic/aids
中国网 http：//www.china.com.cn/chinese/AIZI-c/80654.htm
深圳新闻网 http：//www.szed.com/jiaodian/20000215/GB
网易健康频道 http：//www6.163.com/health/item/0,1994,496,00.html
网易女性频道 http://lady.163.com/item/001201/001201_70313.html
安众网 http：//www.anzhong.com/sex/ind.htm
百成医药网 http：//www.bnwmedicine.com
东方艾滋网 http：//www.eastaids.com
艾滋病检测自助站 http：//www.findhiv.com
艾滋病专区(繁) http：//www.webhospital.org.tw/consultation/AIDS
岳阳市楼区皮肤性病研究所 http：//www.yyxb.com/yyxb.htm
北京市朝阳区皮肤性病防治所 http：//www.cystd.com.cn
北京金豪制药有限公司 http：//www.hometest.com.cn
江门市皮肤医院 http：//www.jmpys.com/pfb/sex2.htm
恩威集团 http：//www.enwei.com.cn/enwei_home_doctor/column/aids
迈博资讯 http：//www.medboo.com/wellness/dise/aids.htm
陕西广慈男性病研究所 http：//www.sxguangci.com.cn/STD.htm
南方医院皮肤性病网站 http：//www.fimmu.edu.cn/pfk/index.htm
阳煤总院皮肤性病科 http：//www.derma.com.cn/patients/wszs/azb.htm
上海雄琪生物制品有限公司 http：//www.xqbpld.com
北京地坛医院传染病网 http：//www.bjdth.com
国联医药 http：//www.glmedicine.com/xbfz/xbfz1.htm
艾滋病鸡尾酒药丸(繁) http：//www.anti-aids.com
健康网艾滋病专题 http：//www.999.com.cn/special/aizi

中国生殖健康网 http://www.nn365.com/vernereal.php
中国皮肤病性病防治信息网 http://www.cnderma.com
红丝带之家 http://www.rehabcity.net.cn/jdxc/adis/adis.htm
好医生网 艾滋病专题 http://www.haoyisheng.com/aids/aids_index.jsp
E民医药网 http://www.em800.com/aizibing
健康网 http://www.healthoo.net/news/zhuanti/title/aids.asp
中国家庭医生 http://www.familydoctor.com.cn/sex/xingdaode/aizibing.htm
导医网 http://www.daoyi.com.cn/sex/zformb.asp?bid=36
飞华健康网 http://www.fh21.com.cn
中国皮肤性病专业信息网 http://www.chinaderma.com
37c医学网 http://www.37c.com.cn/topic/010/01001.asp
中国性知识科普网 http://www.x.com.cn/aids/index.html
齐鲁名医在线 http://www.qldoctor.com/liangxing/sexdisease/sexdisease.asp
中华名医网 http://www.chinese-doctor.com/aizibing/index.htm
好路健康网 http://www.healoo.com/homepage/special/aids/aids.htm
爱乐健康网 http://www.ile.cc/sexinfection/index.php
药学网 http://www.yaoxue.net/health/sex
公众健康教育信息服务网 http://www.health.online.sh.cn/bjzs/bj1.htm
中国性科学网 http://www.dysex.com/sex/02.php3
中国心理热线 http://www.zgxl.net/sexlore/fnkh/xbfz.htm
润都健康网 http://www.chinarundu.com/cgi/xingbing.pl
万爱客网 http://www.prediabetes.com/std/sexology.html
上海助医网 http://www.91985.com/jibing/adiz/adiz_index.asp
人民健康网远离毒品艾滋病专题 http://www.wsjk.com.cn/gb/paper316/1
预防艾滋病（人民健康网）http://www.wsjk.com.cn/gb/paper82/5/class008200005

——《中国疾病预防控制中心/性病艾滋病预防控制中心》课题组

主要参考文献

[1] 张亮,王明旭.管理学基础[M].北京:人民卫生出版社,2006.
[2] 毕星,翟丽.项目管理[M].上海:复旦大学出版社,2000.
[3] 徐莉.项目管理[M].武汉:武汉大学出版社,2003.
[4] 蒋景楠.项目管理[M].上海:华东理工大学出版社,2006.
[5] 陈力.组织行为学[M].北京:人民卫生出版社,2005.
[6] 韩孟杰,胡杰.中国艾滋病防治督导与评估框架使用手册(试用)[M].北京:人民卫生出版社,2008.
[7] 程峰,李建华.性病艾滋病综合干预督导评估手册[M].上海:第二军医大学出版社,2002.
[8] 金新政,余仲民.卫生管理系统工程[M].武汉:武汉大学出版社,1998.
[9] 程晓明,罗五金.卫生经济学[M].北京:人民卫生出版社,2003.
[10] 龚震宇,陈恩富.世界艾滋病流行趋势和防制对策[J].疾病监测,2002,17(10):388-391.
[11] 朵林,张芸.博茨瓦纳的艾滋病防治经验[J].卫生软科学,2006,20(5):506-507.
[12] 张毅宏,李志和.加强多部门合作提高艾滋病综合防治能力[J].中国卫生工程学,2006,5(4):249-250.
[13] 王玲,梅振华.多部门合作机制在艾滋病防治工作中的应用探讨[J].现代预防医学,2006,33(3):366-367.
[14] 余凯成.人力资源管理[M].大连:大连理工大学出版社,2006.
[15] Richard L Daft,Raymond A Noe.组织行为学[M].杨宇,闫鲜宁,于维佳,译.北京:机械工业出版社,2004.
[16] 董时富.生物统计学[M].北京:科学出版社,2002.
[17] 倪宗瓒.卫生统计学[M].4版.北京:人民卫生出版社,2000.
[18] Parker R,Aggleton P. HIV and AIDS-related stigma and discrimination:a conceptual framework and implications for action[J]. Social Science & Medicine,2003,57(1):13-24.
[19] Mann J. Statement at an informal briefing on AIDS to the 42nd Session of the United Nations General Assembly[J]. Journal of the Royal Statistical Society,1998,151(1):131-136.
[20] 曹晓斌.AIDS相关歧视产生的原因、表现形式及消除策略[J].中国艾滋病性

病,2005,11(3):235-236.

[21] 施小明,高建华.山西省某既往有偿献血地区村民艾滋病歧视及其影响因素的研究[J].中华流行病学杂志,2006,27(10):917-918.

[22] 翁乃群.艾滋病传播的社会文化动力[J].社会学研究,2003(5):84-94.

[23] 阎志华,吴尊友.羞辱和歧视对艾滋病防治工作的负面影响[J].中国艾滋病性病,2005,11(4):310-311.

[24] 施小明,郑锡文.HIV/AIDS 相关的羞辱与歧视[J].中国艾滋病性病,2004,10(1):67-69.

[25] 李现红,何国平,王红红.艾滋病相关羞辱与歧视的研究[J].中华护理杂志,2007,42(1):78-80.

[26] 冯连贵,丁贤彬,彭传轮.消除艾滋病相关社会歧视的策略[J].重庆医学,2006,35(24):2295-2296.

[27] 史文雅,张开宁.向对艾滋病患者的羞辱与歧视进行挑战[J].国外医学-社会医学分册,2003,20(3):111-115.

[28] 史灵梅,肖武.全球艾滋病的流行现状及发展趋势[J].旅行医学科学,2008,12,14(4):1-4.

[29] 郭岩.社会动员的概念方法与过程[J].河海大学学报(哲学社会科学版),2004(6).

后　　记

本书的编写来源于艾滋病项目管理系列课程培训班的授课经历。2007年在国务院防治艾滋病工作委员会办公室——中英艾滋病策略支持项目的支持下,从在湖北省举办第一期艾滋病项目管理培训班开始,经过两年的历练,在全国范围内共举办了8期培训班,我们的艾滋病项目管理培训的理念、内容、方法以及效果逐渐走向了成熟,并不断地得到了丰富和深化。于是,编者在此基础上对艾滋病项目管理内容从理论和实践两个方面进行了归纳与提炼,同时认真吸纳了各省市艾滋病防控专家以及学员们的建议,编写了本书。

该书的付梓发行凝结了全体编者的辛勤劳动,在该书的编写过程中,编委会全体成员同心同德,精诚合作。为了使教程的内容更容易被广大艾滋病防控一线工作者所接受,我们团队的年轻讲师不畏艰苦,深入艾滋病防控基层进行试讲。为了完善和优化教程内容,团队全体成员不辞辛苦、分工协作,对国内外相关文献进行了系统检索、归纳和总结。

该书的编写得到了国务院防治艾滋病工作委员会办公室(国艾办)、中英艾滋病策略支持项目办公室、家庭健康国际组织的大力支持和指导,使我们深刻感受到了国家对艾滋病防控及人民健康的高度关注,在此表示诚挚的谢意。本书的撰写还得到了诸多专家的倾力支持和热切关注,他们为本书的编写和修改投入了极大的热情和精力,衷心地感谢国际健康家庭组织的程峰主任、David博士、卢兰兰女士,国艾办与中英项目办的余冬宝主任、杨芳项目官员,国家疾病预防控制中心的许娴官员,协和医科大学的张孔来教授、廖苏苏教授、马少俊博士,北京大学的郭岩教授,四川大学的张建新教授,以及清华大学的景军教授,他们为本书的编写提供了大量的宝贵意见,并一直给予我们的工作以极大的支持和帮助。最后还要感谢湖北省防治艾滋病工作委员会办公室、湖北省疾病预防控制中心、华中科技大学同济医学院医药卫生管理学院、华中科技大学同济医学院卫生项目管理培训与研究中心等机构的领导、同仁和朋友们的支持和帮助。

他山之石,可以攻玉。如果该书能为我国艾滋病防控管理工作提供些许参考,我们将感到万分荣幸,由于我们的认识水平和掌握知识的有限,书中难免存在纰漏,欢迎广大读者批评指正。

方鹏骞

2009年6月